全国高等院校医学实验教学规划教材

编审委员会主任委员 文格波
编写委员会总主编 姜志胜

机能实验学

主　　编 金海燕　易光辉　谭健苗
副 主 编 谢志忠　田绍文　冯大明
编　　委 (以姓氏汉语拼音排序)
陈　凯　陈临溪　陈岳榕　邓海峰
冯大明　郭紫芬　胡　弼　黄红林
金海燕　雷建军　雷小勇　李　洁
廖端芳　刘德平　刘峰涛　罗其富
漆辉洲　苏　琦　孙文清　覃　丽
谭健苗　唐圣松　田绍文　涂　剑
庹勤慧　谢志忠　杨君佑　杨永宗
杨玉凤　易光辉　袁中华　曾勇智
张　弛　张海涛　赵战芝　郑　兴
周寿红　周支香　朱建思

科学出版社
北京

内 容 简 介

本教材是为高等院校医学或理学有关专业教学而编写的一本以机能实验理论与方法为主要内容的教科书。全书内容分为以下几个部分:①机能实验基本理论知识与基本实验技能训练:主要介绍医学机能实验中实验动物的选择、常用器械和仪器的工作原理与使用方法、常用生理溶液的配制、动物实验的基本操作技能。②动物实验项目:根据器官与系统设置实验项目,将生理学、病理生理学和药理学等三门学科的部分单项实验进行了综合设计,使之相互融合,以利于培养学生综合分析问题和动手解决问题的能力。③病例讨论、制剂与处方:通过这部分内容的学习与实习,学生可将医学基础课程所学知识融会贯通,为下一步临床课程的学习打下基础。④设计性实验与研究性实验:介绍设计性实验和研究性实验的基本知识。⑤人类疾病动物模型的制备方法:有志于从事相关领域科研工作的学生以及现从事生理学、病理生理学、药理学教学与科研工作的人员可资参考。

图书在版编目(CIP)数据

机能实验学 / 金海燕,易光辉,谭健苗主编 . —北京:科学出版社,2013. 1
全国高等院校医学实验教学规划教材
ISBN 978-7-03-036323-7

Ⅰ. 机… Ⅱ. ①金… ②易… ③谭… Ⅲ. 实验医学-医学院校-教材
Ⅳ. R-33

中国版本图书馆 CIP 数据核字(2013)第 001289 号

责任编辑:邹梦娜 / 责任校对:宋玲玲
责任印制:肖　兴 / 封面设计:范璧合

科学出版社出版
北京东黄城根北街 16 号
邮政编码: 100717
http://www.sciencep.com
骏杰印刷厂印刷
科学出版社发行　各地新华书店经销
*
2013 年 1 月第　一　版　　开本:787×1092　1/16
2013 年 1 月第一次印刷　　印张:13
字数:298 000

定价:34. 80 元

(如有印装质量问题,我社负责调换)

全国高等院校医学实验教学规划教材
编审委员会

编写委员会

序　一

医学是一门实践性很强的学科，而医学实验教学是医学教育的重要组成部分，是保证和提高医学人才培养质量的重要环节和必要手段。教育部、卫生部《关于加强医学教育工作提高医学教育质量的若干意见》中提出“高等学校要积极创新医学实践教学体系，加强实践能力培养平台的建设，积极推进实验内容和实验模式的改革，提高学生分析问题和解决问题的能力”，进一步明确了医学实验教学的重要性。

随着现代医学模式的转变、医学教育标准的推行和我国卫生服务发展要求的变化，进一步提高医学教育质量，构建具有中国特色社会主义医学教育体系，已成为高等医学教育界高度关注的重大课题。在这一背景下，我国医学实验教学的改革近年来也进行了积极探索和实践，许多高校通过树立以学生为本、知识传授、能力培养、素质提高、协调发展的教育理念和以能力培养为核心的实验教学观念，建立有利于培养学生实践能力和创新能力的实验教学体系，建设满足现代实验教学需要的高素质实验教学队伍，建设仪器设备先进、资源共享、开放服务的实验教学环境等有力措施，全面提高实验教学水平。

此次，南华大学医学院协同国内相关高校共同编写了《全国高等院校医学实验教学规划教材》，在推进医学实验教学教材建设上迈出了新的一步。这套教材涵盖了解剖学、显微形态学、医学免疫学、病原生物学、机能学以及临床技能学的实验教学内容。全套教材贯彻了先进的教育理念和教学指导思想，把握了各学科的总体框架和发展趋势，坚持了“四个结合”，即理论与实验结合、基础与临床结合、经典与现代结合、教学与科研结合，注重对学生探索精神、科学思维、实践能力、创新能力的培养，不失为一套高质量的精品教材。

愿《全国高等院校医学实验教学规划教材》的出版进一步推动我国医学实验教学的发展。

中国高等教育学会基础医学教育分会理事长

北京大学医学部副主任

王宪

2010年2月

序　二

医学实验教学在整个医学教育过程中占有极为重要的地位，提高医学实验教学质量必将有助于提高医学教育的整体水平。随着现代生命科学及其各种实验技术的飞速发展，大量先进的医学实验教学理念与方法进入实验教学体系，医学教育内容与环境发生了日新月异的变化。近年来，国内很多医学院校对传统医学实验教学模式进行积极改革和有益尝试，积累了值得借鉴的经验。2008年，国家教育部、卫生部联合印发《本科医学教育标准——临床医学专业（试行）》，对本科临床医学专业毕业生的思想道德与职业素质、知识、技能培养目标提出了更高的明确要求。

在这一背景下，南华大学《全国高等院校医学实验教学规划教材》编写委员会组织相关学科专业的专家教授，共同编写了这套实验教学规划教材。全套教材共九本，包括：《系统解剖学实验》、《局部解剖学实验》、《显微形态学实验（组织学与胚胎学分册）》、《显微形态学实验（病理学分册）》、《医学免疫学实验》、《病原生物学实验（医学微生物学分册）》、《病原生物学实验（人体寄生虫学分册）》、《机能实验学》、《临床技能学》。

本套规划教材的编写，吸收了南华大学等多个高校多年来在医学实验教学方面的改革创新成果，强调对学生基础理论、基本知识、基本技能以及创新能力的培养，打破现行课程框架，构建以技能培养为目标的新型医学实验教学体系，注重知识的更新，反映学科的前沿动态，体现教材的思想性、科学性、先进性、启发性和实用性。借鉴国内外同类实验教材的编写模式，内容上将医学实验教学依据医学实验体系进行重组和有机融合，按照医学实验教学的逻辑和规律进行编写。

本套规划教材适用对象以本科临床医学专业为主，兼顾预防医学、医学检验、口腔医学、麻醉学、医学影像学、护理学、药学、卫生检验等专业需求，涵盖基础医学全部课程的实验教学。各层次、各专业学生可按照其专业培养的特点和要求，选用相应的实验项目进行教学与学习。

本套规划教材的编写出版，得到了科学出版社和南华大学的大力支持，凝聚了各位主编和全体编写、编审人员的心血和智慧。在此，一并表示衷心感谢。

由于医学实验教学模式尚存差异，加上我们的水平有限，本套规划教材难免存在缺点和不当之处，敬请读者批评指正。

总主编　姜志胜

2010年2月

前　言

机能实验课程是指由生理学、病理生理学、药理学三门课程的实验教学融合而成的一门实验课程。机能实验课程的开设，可减少实验消耗、提高教学效率，达到资源共享、事半功倍的教学效果。南华大学医学院（原衡阳医学院）在20世纪末，即已尝试开设机能实验课程；经过多年的教学实践和教学研究，该课程取得了良好的教学效果，获得了多个省级教学成果奖。在此基础上，该课程教学人员编写了《机能实验学》教材。欢迎业内人士对本教材提出宝贵意见，以利于现阶段的实验教学和下阶段的教材改版。

编　者

2012年12月

目录

第一篇 机能实验学的基本知识

第二篇 机能实验

第三篇　病例讨论、制剂与处方

第三篇 病例讨论、制剂与处方

第一篇　机能实验学的基本知识

第一章　绪　论

第一节　机能实验学概述

生理学、病理生理学和药理学三学科的理论教学内容紧密相关，其基本理论一脉相承，互相渗透，而实验研究与实验教学使用的方法和仪器设备大多相互通用。在传统医学教学模式下，虽然理论教学内容紧密相关，但学科界限明显，各自拥有教学实验室和相对独立的实验内容，难以满足承先启后与融会贯通的教学要求，不利于培养学生综合分析问题的能力和创新思维。近年来，各医学院校对传统的医学实验教学模式进行改革，将生理学、病理生理学和药理学实验室合并为实验中心，实行实验教学环境、人员、仪器设备等资源的整合、共享及合理配置。在三门学科的理论和技术方法的支撑下，统一安排课程，交叉融合实验内容，创立了一门新的课程体系《机能实验学》。

《机能实验学》是一门实践性很强的课程，继承并发展了生理学、药理学和病理生理学实验课程的核心内容，并且更加强调学科之间的承上启下与交叉融合，更加重视新技术和新方法的应用，要求学生在学习中，理论联系实际，大胆实践操作和积极思考。在对学生进行系统、规范的实验技能培养的同时，机能实验学也更加注重学生综合分析问题能力、动手解决问题的能力和创新能力的培养。

《机能实验学》课程主要由三部分内容构成：①机能实验基本理论知识和基本实验技术与方法。主要介绍医学机能实验中实验动物地选择、常用器械和仪器的工作原理与使用方法、常用生理溶液的配制、动物实验的基本操作技术。②动物实验项目。本教材在这部分内容的编写中，根据器官与系统设置实验项目，将部分生理学、病理生理学和药理学三学科的单项实验进行了综合设计，使之相互融合，在一项实验中可观察到实验动物的生理学，病理生理学变化和药物的作用，以利于培养学生综合分析问题和动手解决问题的能力。③扩展性实验（设计性实验）和研究性实验。介绍扩展性实验和研究性实验的基本知识。本教材还编写了人类疾病的动物模型复制方法，以培养自学能力和创新精神，为立志将来从事研究工作的学生、生理学、病理生理学和药理学工作者提供参考。

根据认知规律，在教学进度与教学内容的安排上，可将《机能实验学》教学分为三个阶段进行：

第一阶段：机能实验基本理论知识与基本技能训练阶段。学习有关实验动物学的基础理论知识和机能实验常用仪器的结构和使用常识，课堂训练动物的捉拿、固定、编号、麻醉、常用手术方法和生命信息检测及记录方法。

第二阶段：综合实验阶段。进行比较复杂的、多实验项目的综合性实验，进一步强化实验操作技能，熟悉机能实验方法。培养学生观察记录实验结果及整理实验数据的能力，但重点是对实验结果进行科学的分析与推理，得出科学的实验结论。这一实验阶段中，还可进行部分临床病例讨论，为学习后续临床课程、进行临床医学实践打基础。

第三阶段：扩展性实验和研究性实验阶段。所谓“扩展性实验”，是指在综合性实验基础上，由学生在实验中自主设计或增加观察指标、致病因素、药物剂量和药物种类，以此获取更多实验现象，提高实验的复杂程度和分析难度。例如，在“急性犬失血性休克及救治”这一综合性实验基础上，学生可以增加中心静脉压、肺动脉楔压或心室内压测定，可以注射内毒素或创伤动物，也可给予不同剂量的各种血管活物药物进行比较治疗。所谓“研究性实验”，其严格的概念是：“探索科学未知的实验”或“科学研究实验”。在第三阶段实验教学中，由学生独立完成自主设计扩展的综合性实验，有条件的学生，可在教师的指导下，选择课题，进行研究性实验。

第二节　机能实验学教学目的和要求

(1) 掌握机能实验学的基本理论和基本实验技能，熟悉机能实验常用仪器设备的正确使用和基本维护。

(2) 重视实验课程，培养认真操作，仔细观察，准确记录，正确分析结果的科学作风，写出符合科学标准规范的实验报告。

(3) 提高自学、独立工作、分析问题和解决问题的能力，为临床学习和工作打好基础。

(4) 自主培养求知和探索的欲望，强化创新意识。

(5) 在本课程结束时，应圆满完成教学大纲规定的学习任务。

第三节　实验报告的撰写

实验报告是学生完成实验后对实验进行的文字总结，学生应以实事求是的科学态度撰写实验报告，其主要内容包括以下几个方面。

1. 一般情况介绍　实验者姓名、年级、班组（或第几实验室）、实验分组、实验日期（年、月、日）、天气（阴或晴）、实验室温度和湿度。

2. 实验名称　例如：实验性家兔高血钾症及其治疗、急性失血性休克及其救治、急性弥散性血管内凝血等均为具体的实验名称。

3. 实验目的　实验内容不同其目的和要求也不同，主要包括下列内容：①实验类型；②用何种动物、方法及实验技术复制实验动物模型；③观察指标或项目；④实验预期目的。

4. 实验动物　对实验动物的描述应包括种属、名称、性别、体重、健康状况。

5. 药品与器材　实验中使用的主要药品名称和仪器设备名称（实验教材中已有规定，不必重述。如果实验中临时变更，可作说明）。

6. 观察指标　教材中已有规定，不必重述。如有变更，可作说明。

7. 实验方法与步骤　应简明扼要叙述主要实验方法、实验技术和操作顺序（实验步骤），不要一字不漏照教材抄写。

8. 实验结果　是实验报告中最重要的部分。根据实验目的，将实验过程中对观察到的现象所作原始记录（包括笔记、图画、仪器输出的打印结果）进行归类、条理化、系统化整理和计算处理。不可仅凭记忆描写实验结果。实验结果表达方式有三种：

（1）叙述式：对观察到的实验现象客观地用文字加以描述，要有时间和顺序上的先后层次，不可使用也许、可能、似乎、大概、好像等不确定性词语。

（2）表格式：对实验获得的数据归类列表，能清楚地反映观察现象的差异，有利于相互比较，表格应有表题和计量单位。

（3）简图式：二种或二种以上的实验现象之间的对应关系可用直线或曲线图表示，归类数据也可用直方图、比例图表示。

三种方式并用，有利于对实验结果的分析与讨论。

9. 实验结果分析与讨论　实验结果分析与讨论是应用所学理论知识解释实验中观察到的实验现象和结果，要重点说明因果关系、一般性规律与特殊性规律之间的关系，同时，对本次实验存在的问题与不足以及实验中出现的“异常现象”加以分析。不可凭空想象或漫无边际的做文章。

10. 实验结论　实验结论是根据实验结果揭示的事实回答实验提出的问题，应简明扼要、高度概括、符合逻辑。

第四节　机能实验学实验室守则

（1）学生进入实验室，必须整齐穿戴白大衣，必须保持高度的组织性和纪律性，必须保持实验室的清静，必须服从实验中心管理人员的管理与监督。

（2）学生实验前必须认真预习实验指导，明确实验内容、实验目的、实验原理、基本操作规程、技术要求以及注意事项。

（3）实验过程中服从安排，合理分工和分配时间，严格按实验步骤顺序进行操作，仔细观察实验现象，正确收集整理实验信息与结果，中途不得擅自离开实验室，保证实验质量。

（4）正确使用仪器设备，严格按仪器操作规程进行操作。使用精密仪器时只能调用当次实验有关的程序，不得它用。如因违规操作造成实验结果延误或失败，则追究当事人责任，如损坏仪器除赔偿经济损失外还予酌情罚款处理。

（5）虚心听取带教老师的指导，遵守实验室安全规则。如发生意外事故应立即报告以便及时处理。

（6）爱护公物，严禁随意蹬踏桌椅和墙面。不得将实验仪器设备、器材、动物等带出实验室。违规者按有关规定予以处罚。

（7）实验完毕时，认真清洗器皿、整理仪器、清点器械、打扫卫生，关闭水龙头，切断电源，经指导老师检查许可后方能离开。

（8）根据要求，认真书写实验报告，按时交放实验报告柜以便教师批阅。

（金海燕）

第二章　实验动物的基本知识

在机能实验学的教学和科研实验中，无论是急性动物实验，还是慢性动物实验，首先要考虑的问题是正确地选择合适的实验动物，这是决定实验成功与否的关键。

第一节　实验动物的选择原则

从理论上讲，绝大部分哺乳类动物和两栖类动物都能用于医学实验，但不同类型的实验有不同的实验目的和要求，因此，不能根据实验者个人的喜好随意选择一种动物进行某一项实验。应该针对实验目的和要求，结合各种实验动物生物学特性和解剖生理特征，根据以下原则进行实验动物选择。

1. 易获性原则　小型啮齿类动物具有多胎性、繁殖周期短、易于饲养的特点，因此，方便大量采购，多用于教学实验；而一些不具有多胎性，繁殖周期长的动物，如灵长类动物、受国家保护的稀有品种动物，则不宜用于机能教学实验和科研实验。

2. 经济性原则　猪、羊等家畜也具有多胎性、繁殖周期短、易于饲养的特点，但体形大、采购成本高，通常很少用于机能教学实验和科研实验。

3. 可控性原则　有些动物，尤其是大体型犬科动物，具有较强的攻击性，容易对没有防护经验的实验者（学生）造成伤害，甚至传播疾病，一般教学实验不宜选择。如有特殊实验要求，应选择小型犬科动物，由专业人员缚捉与麻醉。

4. 相似性原则　根据实验目的和要求，机能实验需选择与人体功能、代谢、结构及疾病特点具有相似性的动物，否则，将影响实验结果。如研究皮肤散热功能就不能选择无皮肤汗腺的犬类动物，研究基础代谢功能就不能选择基础代谢与人类不具有相似性的两栖类动物。

5. 重复性和均一性原则　为保证实验结果可重复再现以及实验结果的稳定性和可靠性，应选用标准化实验动物，排除因遗传上的不均质引起的个体反应差异和动物所携带微生物、寄生虫及潜在疾病对实验结果的影响。

第二节　机能实验常用实验动物

根据上述选择原则，机能学教学实验中常用动物包括：①犬、猫、兔、豚鼠、大白鼠和小白鼠等哺乳动物；②蟾蜍、青蛙等两栖动物。

（一）犬（dog，*Canis familiaris*）

犬（图 1-2-1）属哺乳纲、食肉目、犬科、犬属，在医学实验中犬属于中等体型实验动物，其循环系统、泌尿系统、消化系统和神经系统较发达，血管、输尿管、尿道和消化腺排出管粗大坚韧，便于分辨和插管；外周神经干粗壮易辨认；又具有与人基本相似的消化过程。犬的这些解剖生理特点，使其适用于循环、泌尿、消化系统实验以及神经系统的部分实验。犬还能用于复制许多病理模型，如水肿、炎症、电解质紊乱、酸碱平衡紊乱、缺氧、休克、DIC、心律失常、肺动脉高压、肝淤血、实验性腹水和肾性高血压等。此外，犬易于驯养，经训练后能很好配合，可在清醒状态下进行实验，因而适用于慢性实验，如高血压、放射病和神经官能症等。犬对手术的耐受性较强，体型大，常用于做许多其他小型实验动物不能耐受的手术，例如：胃瘘、巴甫洛夫小胃、肠瘘、膀胱瘘、胆囊瘘和颈动脉桥等。待犬从这些手术创伤中恢复，再复制胃炎、肾炎、肠炎、肝炎或高血压等病理模型，以观察相应器官的功能代谢变化。

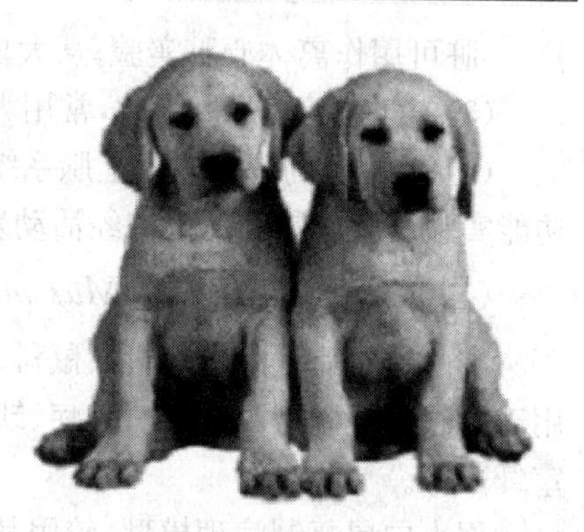

图 1-2-1　犬

（二）家兔（rabbit，*Oryctolagus cuniculus*）

家兔（图 1-2-2）属哺乳纲、兔形目、兔科动物，在生物医学实验中属小型实验动物，机能实验常用家兔品种主要有三种：①中国本兔：又称白家兔，毛色多为纯白，红眼睛，是我国长期培育的一种品种，成年兔体重 1.5～3.5kg；②青紫蓝兔（山羊青兔或金基拉兔）：毛色银灰，成年兔体重 2.5～3.5kg；③大耳白兔（日本大耳白）：毛色纯白，红眼睛，两耳长而大，血管清晰，便于静脉注射和采血，成年兔体重 4～6 kg。此外，我国在 20 世纪 80 年代引入了新西兰纯种白兔（简称新西兰白）用于科学研究实验，其毛色纯白，红眼睛，成年兔体重 2.5～3.5 kg，在饲养过程中，当品系退化淘汰后，也用于机能教学实验。

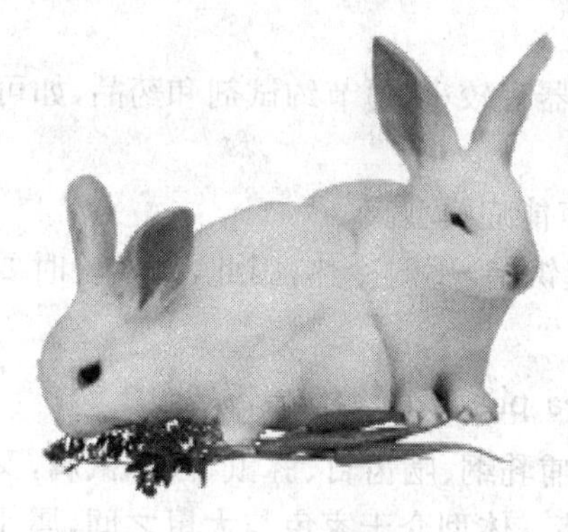

图 1-2-2　家兔

家兔性情温驯，多胎且便于大量繁殖，容易获得，是机能教学实验中最常用的实验动物。其颈部迷走、交感和主动脉神经（又称减压神经）各自成束，这些解剖特点使其成为血压的神经体液性调节和减压神经的传入性放电观察最适宜的动物。此外，家兔还适用于呼吸、泌尿生殖、神经、感官、血液和循环系统的实验。

家兔可用于复制各种病理模型，如水肿、炎症、电解质代谢紊乱、酸碱平衡紊乱、失血、失血性休克、DIC、肺癌、动脉粥样硬化、高脂血症、心律失常、慢性肺源性心脏病、慢性肺动脉高压、肺水肿、肝炎、胆管炎、阻塞性黄疸、肾性高血压、肾小球性肾炎、急性中毒性肾功能不全等。

（三）大白鼠（rat，*Rattus norvegicus*）

大白鼠（图 1-2-3）属哺乳纲、啮齿目、鼠科、大鼠属，喜啃咬，具有一定攻击性。机能实验教学中属小体型动物，可用于复制病理模型，如水肿、炎症、缺氧、休克、DIC、胆固醇肉芽肿、心肌梗死、肝炎、肾性高血压、各种肿瘤等。用大白鼠复制病理模型，较其他实验动物有以下特点：

（1）大白鼠和小白鼠相似，多胎且便于大量繁殖，对实验要求同种、纯种、同性别和同年龄的条件比较容易满足，生活条件也容易控制，当实验需要用大量动物而小白鼠不能满足实验要求时，应首选大白鼠，如不对称亚硝胺口服或胃肠道外给药，能诱发大白鼠食管癌，而在小白鼠则很少引起食管癌，因此，在这种情况下，采用大白鼠较为合适。

（2）大白鼠较小白鼠体积大，便于实验操作。例如：可用于直接记录血压，其血压反应较家兔好；可用于研究休克、DIC 时血液循环的变化；后肢可用作肢体血管灌流实

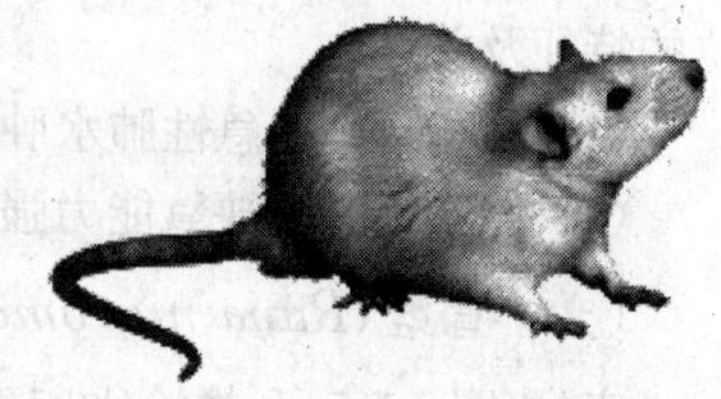

图 1-2-3　大白鼠

验;心脏可用作离体心脏实验;从大白鼠胸导管采取淋巴,研究疾病时淋巴的变化。

(3) 大白鼠无胆囊,因此,常用大白鼠胆管收集胆汁,研究疾病时胆汁功能。

(4) 大白鼠的垂体-肾上腺系统功能很发达,常用作应激反应和肾上腺、垂体等内分泌功能实验。大白鼠的高级神经活动发达,因此,也广泛用于神经官能症的研究。

(四) 小白鼠(mouse, *Mus musculus*)

小白鼠属哺乳纲、啮齿目、鼠科、小鼠属,是机能实验教学中使用的最小鼠属动物,也能用于复制病理模型,如水肿、炎症、缺氧、多种癌、肉瘤、白血病、多种传染病、慢性气管炎、心室纤颤等。

用小白鼠复制病理模型,较用其他实验动物具有以下主要特点:

(1) 小白鼠价格低廉,多胎且便于大量繁殖,对实验要求同种、纯种、同性别和同年龄的条件容易满足,生活条件容易控制,所需饲养和占用空间小。因此,只要符合实验要求,应尽量采用。由于其容易满足统计学的要求,适合于需要大量动物的实验,如胰岛素、促肾上腺皮质激素的生物效价测定,毒物半致死量的测定。

(2) 小白鼠对许多疾病有易患性,因而适用于研究这类疾病,如血吸虫病、疟疾、流感、脑炎等疾病。小白鼠的纯种品系甚多,每系有其独特的生物特性,对某些疾病易患,例如,C3HA 系对癌瘤敏感,C58 系则抗癌,广泛应用于各种肿瘤的研究;C57 系对动脉粥样硬化敏感,因此,常用于研究动脉粥样硬化。

(3) 当进行组织学研究,特别是电镜观察时,小白鼠器官较小,可节约试剂和药品,如可用于研究慢性气管炎时肺组织的病理变化。

(4) 小白鼠具有发达的神经系统,可用于复制神经官能症模型。

(5) 小白鼠对外界环境适应性差,比较娇嫩,经不起饥饱,不耐冷热,因此,做实验时要耐心细致,动作要轻,以免影响实验结果。

(五) 豚鼠(guinea pig, *Cavia porcellus*)

豚鼠(图 1-2-4)属哺乳纲、啮齿目、豚鼠科、豚鼠属,又名天竺鼠、荷兰猪、海猪。体型介于家兔与大鼠之间,属小型实验动物。多胎、便于大量繁殖,性情温顺、喜群居,嗅觉、听觉发达。可用于复制水肿、休克、炎症、心律失常、传导阻滞等病理模型。

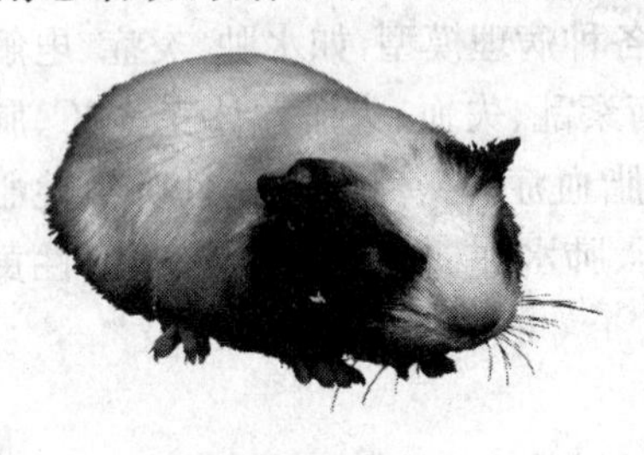

图 1-2-4 豚鼠

用豚鼠复制病理模型,较用其他实验动物具有以下主要特点:

(1) 过敏反应灵敏,给其注射马血清,很容易复制出过敏性休克模型。常用实验动物接受致敏物质的反应程度依次为:豚鼠>兔>犬>小鼠>猫>蛙。

(2) 听觉系统发达,耳蜗对声波变化敏感,有利于观察耳蜗微音器电位和听神经动作电位的特征及关系。

(3) 可复制典型急性肺水肿的动物模型。

(4) 由于豚鼠抗缺氧能力强(比小鼠强 4 倍,比大鼠强 2 倍),不适于各类缺氧性实验。

(六) 青蛙(*Rana nigromaculata*)和蟾蜍(*Bufo gargerizans*)

青蛙(图 1-2-5)和蟾蜍(图 1-2-6)属两栖纲、无尾目、蛙科和蟾蜍科,其心脏在离体情况下,能有节奏地搏动很长时间,因此,常用于研究心脏生理功能和某些致病因素、药物对心脏功能的影响。蛙类的腓肠肌和坐骨神经，可用来观察外周神经的生理功能，有害因子对周围神经肌肉或神经肌肉接头的作用。肠系膜和舌可用来观察炎症微循环变化。蛙的腹直肌可用于胆碱能物质的生物测定。

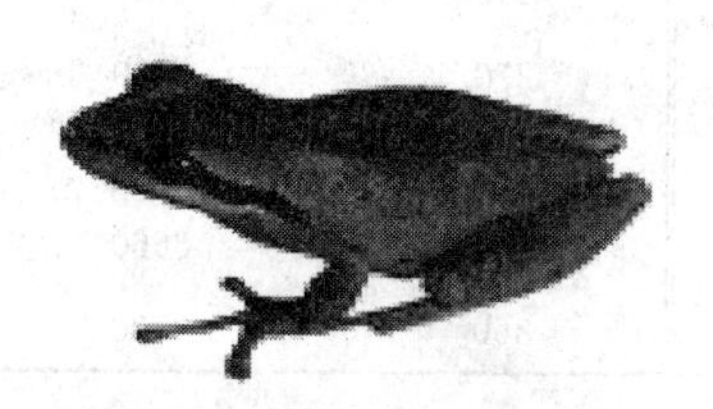

图 1-2-5　青蛙

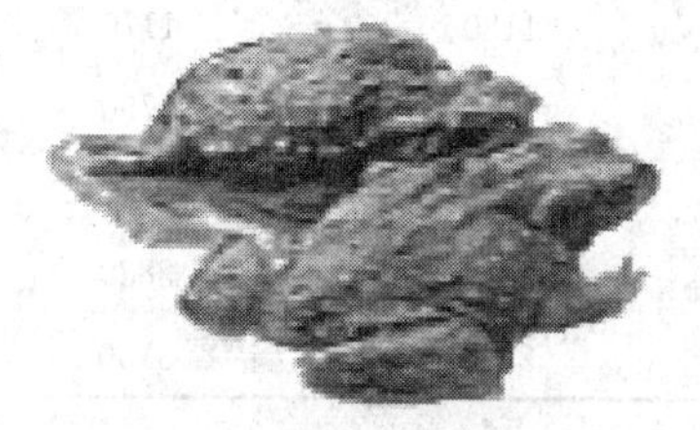

图 1-2-6　蟾蜍

第三节　实验动物健康状况判定、年龄与性别辨认

动物年龄、性别、健康情况及个体差异对实验结果往往有直接影响，不同实验对这些条件有具体的要求。一般来说，最好做到性别相同、年龄一致或接近、个体状态大致相同的健康活泼动物作为实验对象，随机分配到实验组和对照组。

（一）哺乳类动物健康的一般判定法

1. 一般状态　体格发育良好，喜活动、喜吃食，眼睛有神，反应灵活。

2. 毛发　皮毛柔软而有光泽，无脱毛或毛发蓬乱现象。

3. 腹部　不膨大、无腹泻(肛门周围无稀便或分泌物污染)。

4. 其他　瞳孔清晰、结膜不充血，鼻端湿而凉，皮肤无破伤、感染等。

（二）动物年龄的判断

不同的实验对动物年龄有不同的要求，一般情况下，常采用发育成熟的青壮年动物。实验动物只有记录出生日期，才能准确计算其年龄。一般可根据动物的某些生理特征和体重判定它们的年龄。

1. 犬(表 1-2-1)

表 1-2-1　犬的年龄与牙齿特点的关系

年龄	牙齿特点	年龄	牙齿特点
2～3 周	仅有乳齿	2 岁	下切齿尖锐端消失，牙白色
2～6 个月	有切齿及犬齿	3 岁	中切齿尖锐端消失，牙白色
5～8 个月	生臼齿并换恒齿	4 岁	上切齿尖锐端消失
8 个月以后	全部恒齿长成	5 岁	上中齿发黄
1 岁	牙齿生齐，纯白光泽		

2. 兔(表 1-2-2)

表 1-2-2　青紫蓝兔年龄与体重的关系

年龄(天)	雄性体重(g)	雌性体重(g)	年龄(天)	雄性体重(g)	雌性体重(g)
初生	46～50	43～48	120	2100～2300	1700～2000
20	170～200	153～180	150	2855～3000	2100～2500
45	620～700	570～650	180	3150～3500	2900～3100
50	820～950	790～900			

表 1-2-3 大耳白兔年龄与体重的关系

年龄(天)	雄性体重(g)	雌性体重(g)	年龄(天)	雄性体重(g)	雌性体重(g)
30	530	530	210	3200	3510
60	1180	1170	240	3400	3990
90	1710	1790	270	3500	4240
120	2380	2370	300	3630	4380
150	2880	2880	830	3660	4460
180	2890	3150	360	3730	4550

3. 大白鼠(表 1-2-4)

表 1-2-4 大白鼠年龄与体重的关系

年龄(天)	体重(g)	年龄(天)	体重 g
20	18	140	216
40	40	160	228
60	80	180	240
80	130	200	250
100	165	320	260
120	195		

4. 小白鼠(表 1-2-5)

表 1-2-5 小白鼠年龄与体重的关系

年龄(天)	体重(g)	年龄(天)	体重(g)
10	4	70	25
20	8	80	27
30	14	90	28
40	18	100	30
50	22	120	31
60	24		

5. 豚鼠(表 1-2-6)

表 1-2-6 豚鼠体重与年龄的关系

年龄(天)	体重(g)	年龄(天)	体重(g)
初生	60～80	60	240～300
7	100～120	90	330～400
20	150～200	120	400～470
30	170～220	180	520～600

(三) 性别

性别对一些实验的影响不大,可以雌雄搭配或各半,混合应用。但另一些实验,性别对于实验结果有影响，如骨折愈合受雌鼠动情期影响，因此，疾病模型宜选用雄鼠。

1. 哺乳类动物（表 1-2-7）

表 1-2-7　哺乳类动物性别的辨认方法

性别	雄性	雌性
体型	体大，躯干前部较发达	体小，躯干后部较发达
性征	拨开生殖孔有性器官突起，有时明显可见睾丸	乳头较明显
其他	肛门和外生殖器距离较远	肛门和外生殖器距离较近

2. 蟾蜍的性别辨认　用右手拇指及食指挟皮肤提起时，雄的通常会发出叫声，而雌的不会叫。另外，可观察动物前趾蹼上有无棕黑色的小突起（常分布在拇指和食指的蹼上），如有则为雄，没有则为雌。提起动物时，前肢做拥抱状则为雄，前肢呈伸直状则为雌。

第四节　实验动物的生理指标正常值

常用实验动物的血压、心率、心搏出量及呼吸频率正常值见表 1-2-8。

表 1-2-8　常用实验动物血压、心率、心搏出量及呼吸频率正常值

动物种类	动脉血压（mmHg）		心率（次/min）	心搏出量（L/min）	呼吸频率
	收缩压	舒张压			
狗	112（95～136）	56（43～66）	120（100～130）	2.3	18（11～37）
兔	110（95～130）	80（60～90）	205（123～304）	0.23	51（38～60）
猫	120	75	116（110～140）	0.33	25（20～30）
豚鼠	77（28～140）	47（16～90）	280（260～400）		90（69～104）
大白鼠	98（82～120）	69（43～108）	328（216～600）	0.047	85（66～114）
小白鼠	111（95～138）	81（67～90）	600（328～780）		163（80～230）

第五节　机能实验中的动物保护问题

（一）概述

机能实验必须使用动物，实验过程中将给动物造成巨大的痛苦和不安或剥夺其生存权利，这似乎与善待动物和保护动物的伦理观念相矛盾。人类如何对待动物的伦理学争论是从 18 世纪兴起的，由于不同国家和民族的文化背景、宗教信仰不同，人们对待动物的态度也千差万别，但基本的主流观点是：“动物因为有感觉和有趣地生活着而应当有正常的地位，人类应该尊重所有的生命”。从这一基本观点出发，形成了两种对待动物的伦理倾向，即极端的“动物保护主义”和温和的“3R”原则。

极端的“动物保护主义”认为，人类无权使用动物进行痛苦的或无痛的实验，无论实验本身对人类或动物有多大益处，一律不允许。据此理念，从 20 世纪 70 年代起，某些国家的激进动物保护主义组织打着人道主义的旗帜，频繁聚众围攻肉类食品公司、医学研究机构、高校实验室和教室，放走动物、捣毁设备、焚烧资料。这一系列的举动对肉类食品生产、生物医学研究和教学秩序造成的强烈冲击和破坏，使许多对人类或动物有益的工作陷于停顿，因此，极端的“动物保护主义”不利于人类社会的发展和进步。

比较理性的动物保护主义者从人类和动物的最高利益为出发点思考动物保护问题，主张进行对人类或动物有益的实验，同时，又要合理保护动物，以免无必要的痛苦、不安和死亡。1959 年 W. M. S. Russell 和 R. L. Burch 提出“3R”原则就是这种理性思考的结果。所谓“3R”，即 Replacement（代替）、Reduction（减少）和 Refinement（优化），其基本思想是尽可能采用其他手段代替实验动物，减少实验动物使用量，设法改进动物实验方法以减轻动物疼痛和不安。如今，“3R”原则已被广泛接受并努力付诸实施。

（二）保护实验动物的“3R”原则及其实施现状

1. 代替 实验动物替代物的研究从 20 世纪 60 年代起步，至今已取得了多方面的进步，例如：

（1）用低等动物代替高等动物，如用果蝇作遗传学研究和应激反应研究，用两栖类动物代替哺乳动物研究心脏功能。

（2）用体外培养器官、组织和细胞代替实验动物，如用体外培养的血管内皮细胞和平滑肌细胞代替活体动物研究动脉粥样硬化，用鸡胚培养病毒。

（3）用免疫学方法代替动物，如用高效单克隆抗体搜寻抗原鉴定病毒的存在，以代替用小鼠接种的方法。

（4）计算机仿真、模拟动物实验。

替代物研究的最新范例是我国用仿真宇航员代替犬和大猩猩进行有风险的太空飞行实验。

2. 减少 为尽量减少实验动物的使用，主要采取如下措施：

（1）用低等动物代替高等动物，减少高等动物的使用量。

（2）使用高质量动物，以质量取代数量。如使用遗传质量高度均一的“近交系”动物。

（3）合用动物。鼓励不同学科的研究人员尽可能地合用同一批动物进行实验研究或分别取各自所需的组织与器官。

（4）改进实验设计与统计方法。如有人用同胎、同性别的牛犊研究饲料对乳脂量的影响，仅需两头牛，一头作对照，一头作实验，所获实验结果与用 110 头的结果相似。

3. 优化 可通过以下改进动物实验方法和实验技术手段的方式减少动物的痛苦、不安和死亡：

（1）使用微创伤技术。可将临床上常用的微创手术方法移植到动物实验，如采用内镜或导管从动物体内取样检查组织病变情况，以避免解剖动物取样。在不造成动物严重创伤的情况下，可重复取样，既减少了动物使用量，又能保证研究的持续性和重复性。

（2）使用微量分析技术。微量分析技术需要的样品少，可对动物反复多次取样，而又不使动物因过多丧失体液或血液产生痛苦或不安。

（3）改进麻醉方法。虽然实验前对动物进行了麻醉，但在较长时间的实验过程中还应及时合理的补充麻醉药或镇静药，以减轻动物的痛苦与不安。

（4）施行安乐死术。实验结束后，动物难以存活而必须处死时，应施行安乐死术，以尽人道主义责任。不可将动物弃之不管，任其痛苦的自然死亡或用粗鲁的手段宰杀。

（三）在机能实验过程中学生应如何保护动物

国务院 1988 年批准由国家科委颁发的《实验动物管条例》第六章第二十九条规定：“对

实验动物必须爱护，不得戏弄或虐待”。1998 年由卫生部颁发的《医学实验动物管理实施细则》第三章第十六条规定“进行各种动物实验时，应当按动物实验技术要求进行。要善待动物，手术时进行必要的无痛麻醉”。

本实验室根据上述国家法规的基本精神，制定如下动物保护守则：

(1) 实验前不得以恶作剧的形式戏弄或虐待动物，如拔除须毛、提拉耳朵、倒提尾巴或后肢、以锐器伤害动物身体和皮毛。

(2) 严格按要求对动物进行无痛麻醉，在没有达到麻醉效果前，不能进行实验。

(3) 长时间实验过程中，如遇麻醉失效，应及时补充麻醉剂。

(4) 实验手术操作要柔和、准确，避免粗鲁的动作或随意翻弄、牵扯动物内脏器官。

(5) 实验结束后，对能够存活的动物要给予及时治疗和照顾，使之迅速恢复健康。

(6) 对于难以存活而必须处死的动物，应以过量麻醉施行安乐死，不能弃之不管，任其痛苦死亡或以粗鲁的手段宰杀。

（金海燕）

第三章　机能实验常用器械和仪器

第一节　常用手术器械

一、哺乳类手术器械

(一) 手术刀

手术刀用于切割各种软组织,也可用于切割软骨。手术刀由刀片和刀柄组成。根据不同的手术要求,可选用形状、大小不同的刀片,用血管钳夹持安装刀片,勿以手持安装伤及手指。常用执刀方法有 4 种(图 1-3-1)。

1. 执弓式　手执刀柄的方式类似于执小提琴弓,动作范围大且灵活,适于作腹部、颈部和股部的皮肤切口。

2. 握持式　手执刀柄的方式类似于执西餐刀具,用于切割较长的皮肤切口、大块组织或截肢。

3. 执笔式　以执笔的方式手执刀柄,动作灵巧精细,适于小切口或切割细小的组织,如眼部手术、颈部手术。

4. 反挑式　以执笔的方式手执刀柄,但刀刃朝上,用开向上挑开组织,以免误伤深部组织(图 1-3-7)。

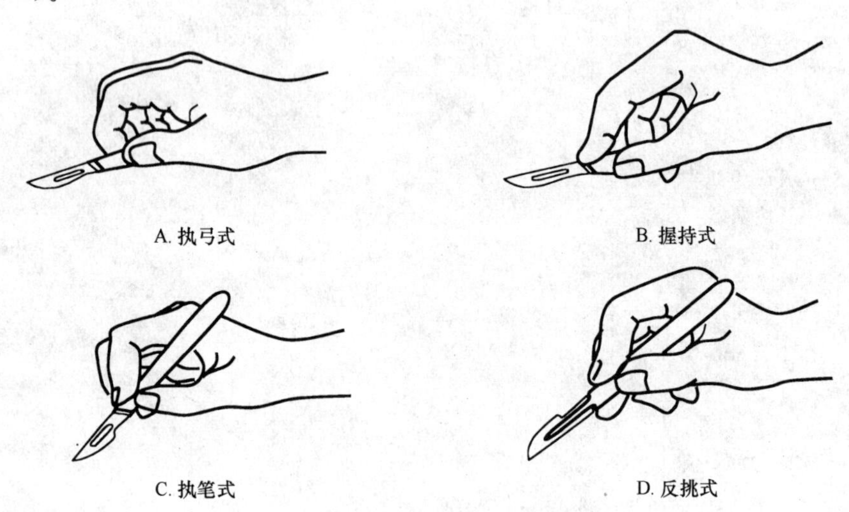

图 1-3-1　执刀方法

(二) 手术剪

手术剪可分为普通手术剪和眼科剪两大类,根据剪刀前端形状不同可分为圆头剪、尖剪,直剪、弯剪,此外,还有长短之分。

弯手术剪用于给动物剪毛,直手术用于剪皮肤、脂肪、肌肉以及血管、神经等组织。眼科剪常用于血管、输尿管剪口以便插管或剪神经、脏器包膜，不能用于剪皮肤、肌肉和骨骼。

执剪的方法是以拇指和无名指分别插入剪柄环，中指紧靠无名指前的柄环外，食指轻压在剪柄和剪刀交界处(图 1-3-2)。

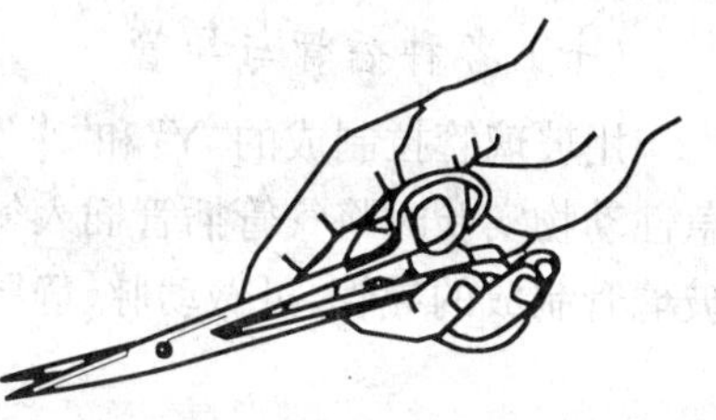

图 1-3-2　执剪法

（三）止血钳

止血钳可分为大小、弯直、无齿、有齿等类型。根据不同的止血部位和组织，选用不同类型的止血钳。

直止血钳和无齿止血钳主要用浅表手术部位止血或组织分离。弯止血钳主要用于较深的手术部位或内脏止血，有齿止血钳不宜夹持血管、神经和脆弱组织，以免造成组织损伤。小巧的蚊式止血钳适于小血管止血、分离小血管和神经干周围的结缔组织，不宜钳夹皮肤、大块或坚硬的组织。

止血钳的执钳方式与手术剪相同(图 1-3-3)。

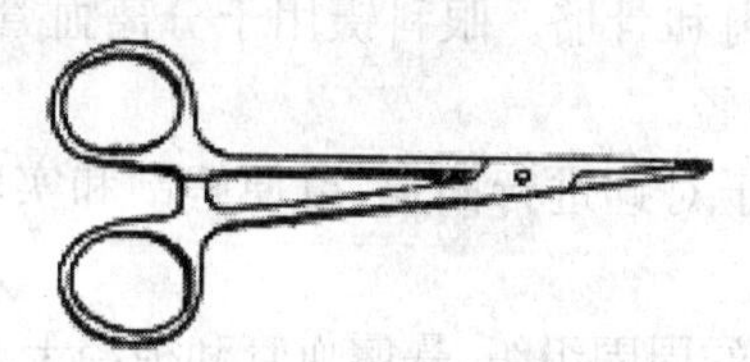

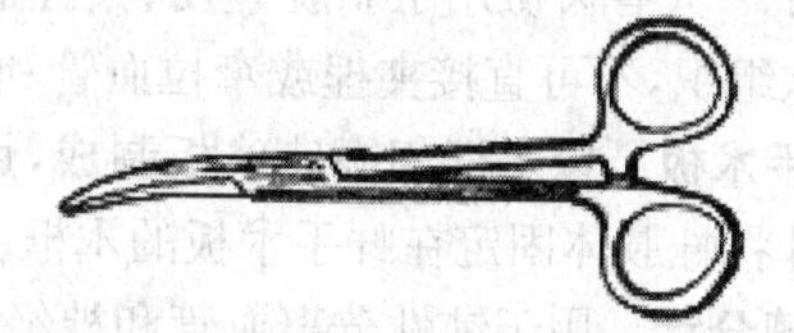

图 1-3-3　直、弯止血钳

（四）镊子

镊子有大小、弯直、无齿、有齿之分。根据手术需要选择不同类型。

无齿镊用于夹捏皮下组织、脂肪组织、黏膜组织和血管。有齿镊适用于夹捏皮肤、筋膜、肌腱等坚韧的组织，不宜夹捏血管、神经干和内脏等软组织。小巧的眼科镊适于分离血管、神经干或夹镊细小软组织。

执镊方式类似于执毛笔，以拇指对食指和中指(图 1-3-4)。

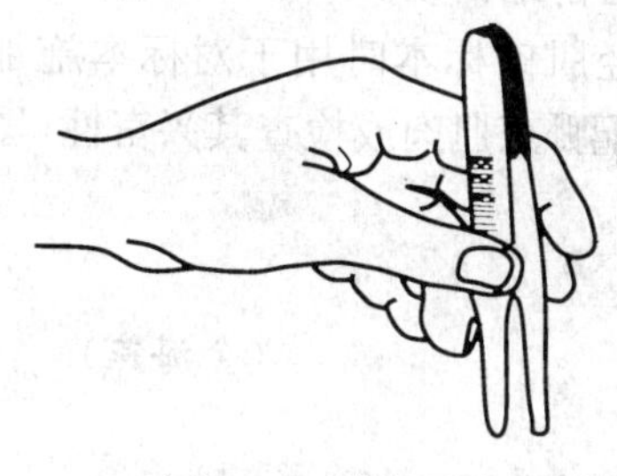

图 1-3-4　执镊法

（五）动脉夹

动脉夹有大小之分。根据动脉的粗细或手术操作空间大小选用。用于夹闭动脉阻断血流，以便插动脉导管(图 1-3-5)。

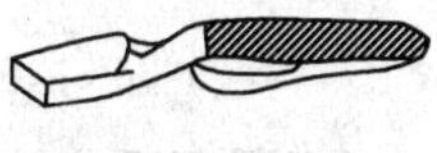

图 1-3-5　动脉夹

（六）玻璃分针

玻璃分针用于钝性分离血管和神经干的周围组织，以暴露血管和神经干(图 1-3-6)。

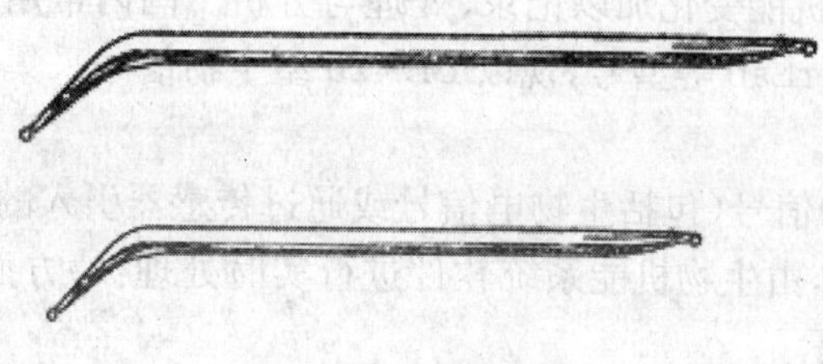

图 1-3-6　玻璃分针

（七）各种插管与导管

用玻璃管拉制成的“Y”和“卜”形气管插管有大小之分，可根据动物气管直径大小选用。急性动物实验时将气管插管插入气管，以保持实验动物呼吸通畅。用粗细不同的塑料管和玻璃管制成的导管，可做动脉、静脉、淋巴管、输尿管插管。

二、两栖类手术器械

1. 剪刀 普通大粗剪用于剪皮肤、肌肉和骨骼等粗硬组织。眼科剪用于剪血管、神经、心外膜等细软组织，不能用于剪粗硬组织。

2. 金属探针 用于破坏蛙类的脑和脊髓组织（图 1-3-7）。

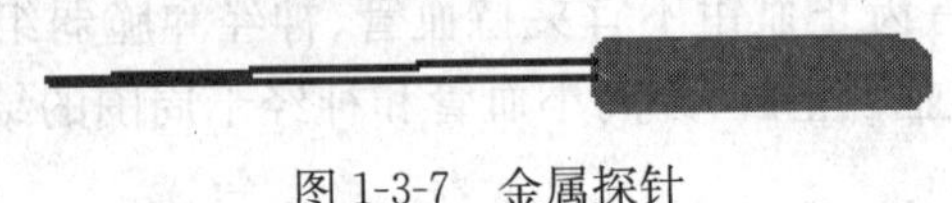

图 1-3-7 金属探针

3. 镊子 大有齿镊用于剥脱蛙皮、夹捏肌肉和骨骼。眼科镊用于分离血管、神经或夹捏细小的软组织，不可直接夹捏或牵拉血管和神经。

4. 蛙手术板 以木框相嵌玻璃板制成，用于对蛙进行固定，以便解剖和实验。可用图钉或大头针将蛙肢体固定在蛙手术板的木框上。

5. 玻璃分针 用于钝性分离血管和神经干的周围组织，暴露血管和神经干。

6. 蛙心夹 用于夹住蛙心尖部位，夹尾孔穿线与张力换能器相连，以描记蛙心舒缩活动。

7. 锌铜弓 制备神经肌肉标本时用于对标本施加刺激，以判断神经分支支配哪束肌肉或检查其兴奋性（图 1-3-8）。

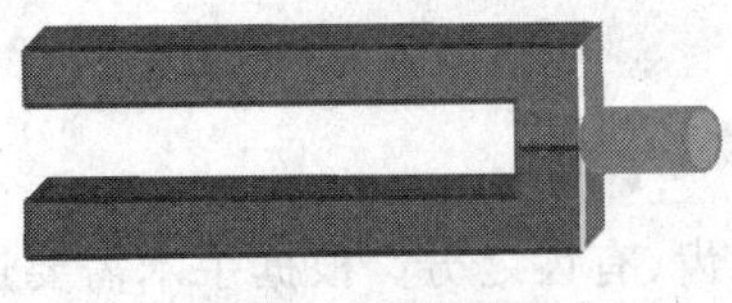

图 1-3-8 锌铜弓

（金海燕）

第二节 生物信号采集处理系统

一、概 述

生物信号采集处理系统是由计算机、前置放大器、数据采集卡组成的 4 通道生物信号放大、采集显示、记录与数据处理系统。通过该系统可以探测到实验动物机体和离体器官中的生物电信号以及张力、压力、温度等非生物电信号的波形，从而对实验动物在不同的生理、病理或药理实验条件下的机能变化加以记录、处理与分析。国内常用生物信号采集处理系统有 BL-420、PcLab、PowerLab 等型号，现以 BL-420 型生物信号采集处理系统为例介绍其基本原理和使用操作方法。

1. 基本原理 生物信号（包括生物电信号或通过传感器引入的电信号）经放大滤波、模数转换后传输到计算机，由生物机能系统软件进行实时处理：一方面显示波形；另一方面实施存储。如图 1-3-9 所示。

2. 组成部分 BL-420 型生物机能实验系统主要由三部分组成：计算机、BL-420 系统硬

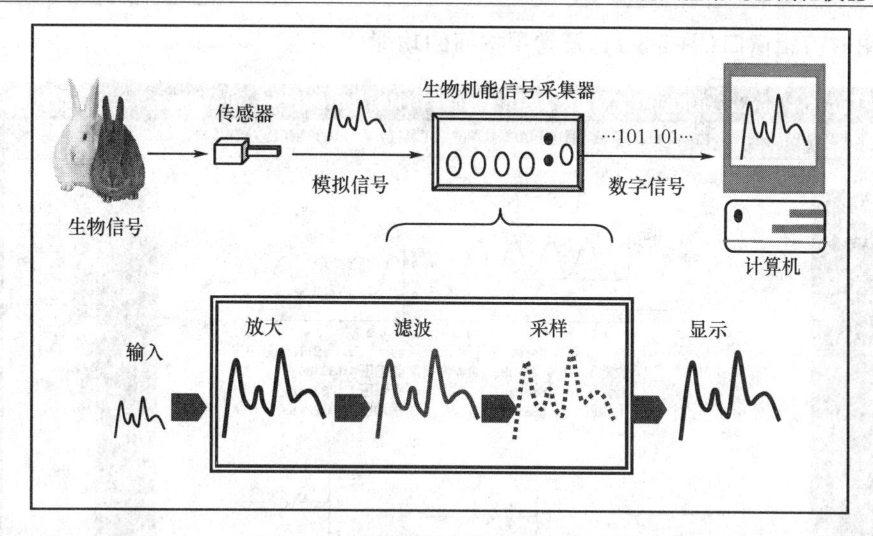

图 1-3-9　生物机能实验系统工作原理

件、BL-生物信号显示与处理软件。

3. BL-420 主界面(图 1-3-10)

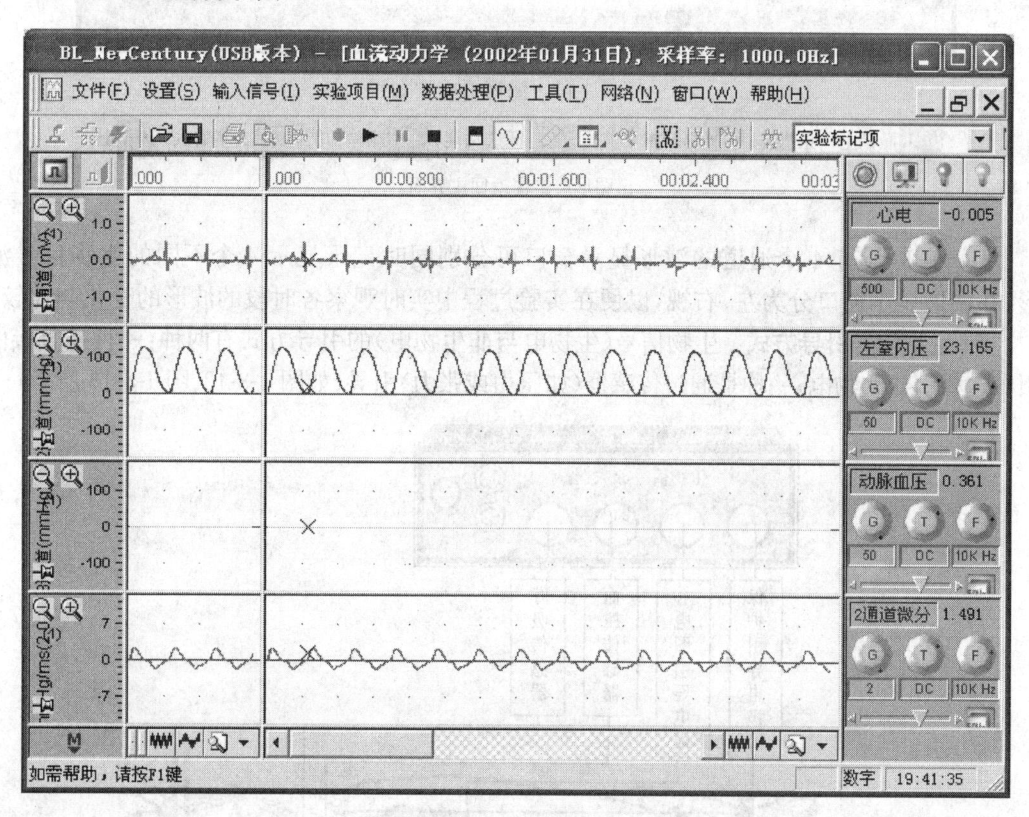

图 1-3-10　BL-420 主界面

打开反演数据文件；保存文件；打印文件；打印预览；打开上一次实验设置；实时数据记录；启动实验；实验中途暂停；停止实验；通道背景颜色；背景标尺格线；添加标记；参数设置；图形剪辑；图形剪辑；数据剪辑

4. 图形剪辑窗口(图 1-3-11)**及常用按钮的功能**

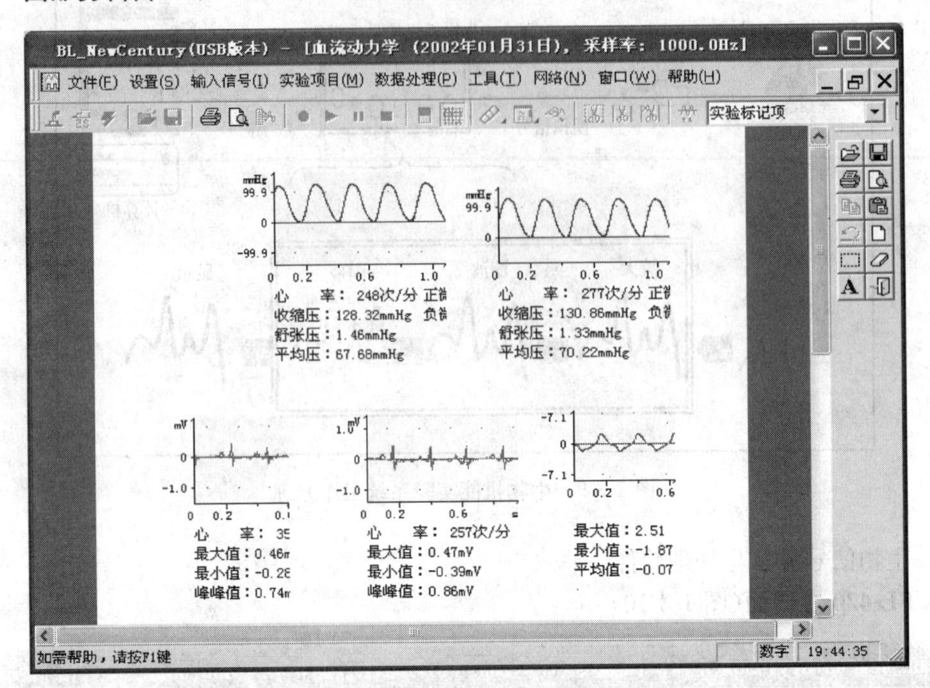

图 1-3-11 图形剪辑窗口

撤销上一条操作；刷新整个剪辑；框选功能；擦除功能；A 文字输入；退出图形剪辑窗返回主界面。

BL0-420 设有 4 个通道的波形显示窗口可分别同时记录显示 4 个不同的生物信号波形，在波形显示窗口分为左、右视，以便在实验过程中实时观察各时段的波形的变化与比较。

5. 生物信号引导方式 生物信号(生物电与非生物电)的引导方式有两种：一种是直接由引导电极引导生物电；一种是通过传感器(如压力或张力)引导(如图 1-3-12、图 1-3-13 所示)。

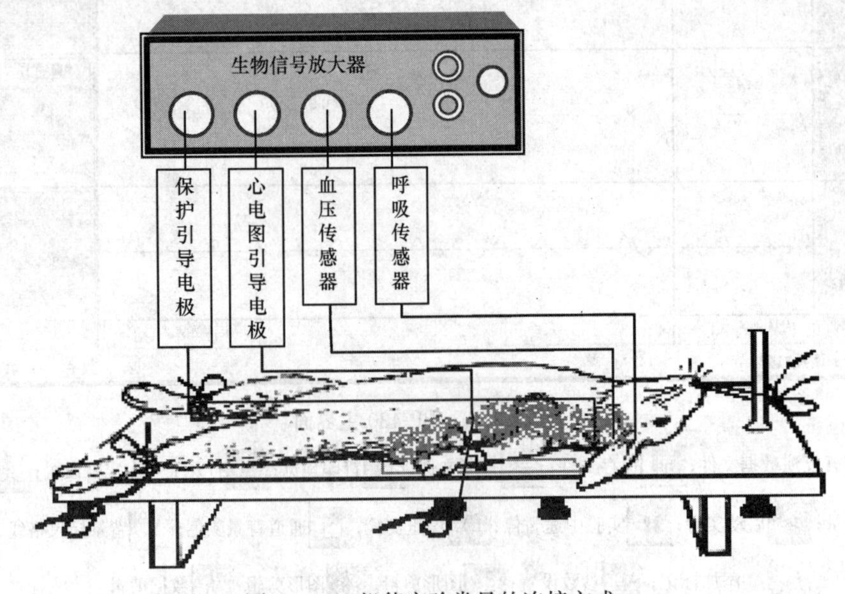

图 1-3-12 机能实验常见的连接方式

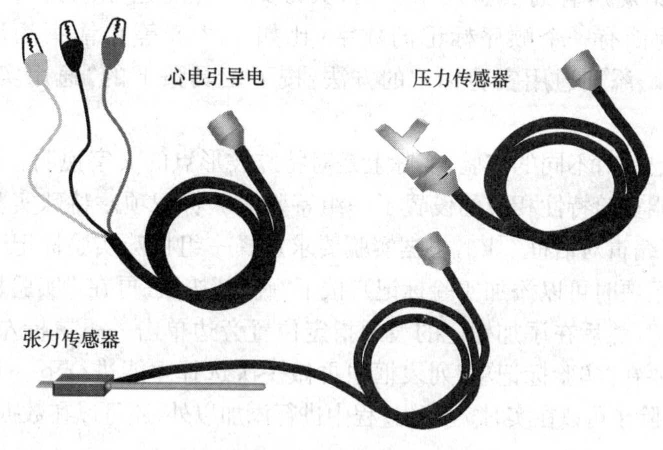

图 1-3-13　传感器

二、实验操作步骤

1. 打开 BL-420 主界面　先接通电源启动计算机，后开启放大器电源开关，双击 Windows 桌面上的"BL-420 生物机能实验系统"的图标，进入 BL-420 主界面。

2. 输入实验标题等相关数据　主界面的[设置]菜单里有[实验标题]、[实验人员]、[实验相关数据(包括动物名称、重量、麻醉方法、麻醉剂、剂量)]等子菜单。按要求输入实验标题等相关数据。

3. 启动 BL-420 系统生物信号采样与显示　有四种方法可以启动 BL-420 系统的生物信号采样与显示(如图 1-3-14 所示)，比较常用是从 BL-NewCentury 软件的"输入信号"菜单中进入。其方法是在 BL-420 主界面菜单条的"输入信号"菜单中选择需要采样与显示的通道号及所进行实验的相应信号种类，然后在工具条中启动[▶]波形显示按钮即进入实验实时采样与显示状态。

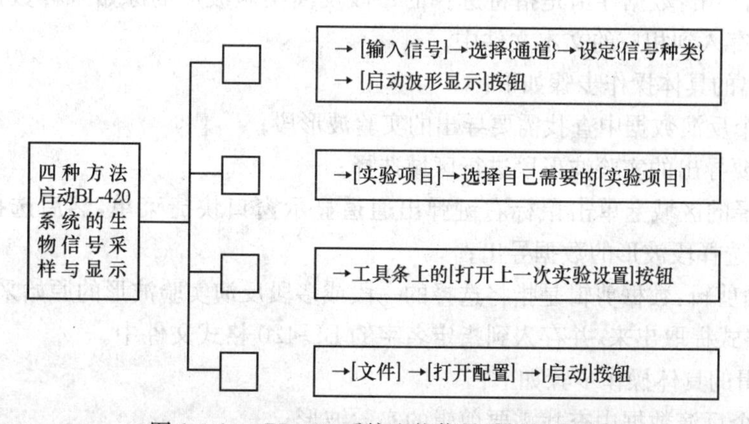

图 1-3-14　BL-420 系统生物信号采样与显示

4. 实验标记　在实验过程中对各实验观察项目添加标记，以明确实验过程中的变化时段，同时也为实验数据反演时查找方便。BL-420 生物机能实验系统有两种类型的实验标记方式，分别是通用实验标记和特殊实验标记。

通用实验标记对所有的实验效果相同，其形式为在通道显示窗口的顶部显示一向下箭头，箭头的前面有一个顺序标记的数字（比如 1、2、5 等），箭头的后方则显示添加标记的绝对时间。添加通用实验标记的方法：按下工具条上的“通用实验标记”命令按钮即可。

特殊实验标记针对不同的实验，实际上是对特殊波形点的文字说明。BL-420 系统已针对每个常规的机能实验特性相应的设置了一组特殊实验标记项。特殊实验标记的方法：单击“打开特殊标记编辑对话框”[L]，根据实验要求选择一组特殊实验标记（如果在对话框中没有所需要的标记项时可以添加实验标记），按下“确定”按钮，再在“实验标记项”列表框中选择一项特殊标记，然后在添加标记的波形指定位置旁边单击一下鼠标左键即可。添加一次特殊标记后需要在“实验标记项”列表框中再做一次选择才能进行下一项标记。另外，对于特殊实验标记，除了可以在实时实验的过程中进行添加以外，还可以在数据反演时进行添加、编辑或删除的操作。

5. 停止实验 BL-420 系统的工具条上有一个“记录”[ ]命令按钮，这是一个双态命令按钮，即每按下一次其所代表的状态就改变一次，在实验过程中可以通过按下“记录”命令按钮来保存数据，也可以弹起“记录”命令按钮不保存数据。

当完成实验时按下“停止”[ ]按钮即结束实验。同时弹出存盘对话框，其默认存盘文件名为 data 子目录的“temp”文件，如果在实验过程中由于不可预知原因造成系统死机时，其实验数据也存盘文件名为 data 子目录的“temp”文件，该文件也可以根据自己的需要随意改变最后的存盘方式。

6. 实验数据的编辑整理与打印 从工具条上选择“打开文件”命令，然后选择实验结束时存盘的文件名按“确定”按钮即可进行实验数据反演。对于反演的数据，①拖动显示窗口下面的滚动条来选择不同时间段的波形与数据；②通过窗口下方的滚动条和反演按钮窗口中的查找命令按钮查找所需要的数据；③选择工具条上的“开始”命令按钮，让存盘的实验数据像实时采样反演。

(1) 数据导出：数据导出是指将选择的一段反演实验波形的原始采样数据以文本形式提取出来，并存入到相应的文本文件中。

数据导出的具体操作步骤如下：

a. 在整个反演数据中查找需要导出的实验波形段；

b. 将需要导出的实验波形段进行区域选择；

c. 在选择的区域上单击鼠标右键弹出通道显示窗口快捷菜单，然后选择数据导出命令，就完成了选择段波形的数据导出；

(2) 数据剪辑：数据剪辑是指将选择的一段或多段反演实验波形的原始采样数据按 BL-420 的数据格式提取出来，并存入到指定名字的 BL-420 格式文件中。

数据剪辑的具体操作步骤如下：

a. 在整个反演数据中查找需要剪辑的实验波形；

b. 将需要剪辑的实验波形进行区域选择；

c. 按下工具条上的数据剪辑命令按钮，或者在选择的区域上单击鼠标右键弹出快捷菜单并且选择数据剪辑功能，就完成了一段波形的数据剪辑；

d. 重复以上 3 步对不同波形段进行数据剪辑；

e. 在停止反演时，一个以“cut. tme”命名的数据剪辑文件将自动生成，也可以为这个数据剪辑文件更改文件名。

(3) 图形剪辑：图形剪辑是指将通道显示窗口中选择的一段波形连同从这段波形中测出的数据一起以图形的方式发送到 Windows 操作系统的一个公共数据区内，以后您可以将这块图形粘贴到 BL-NewCentury 软件的剪辑窗口中或任何可以显示图形的 Office 应用软件如 Word、Excel 或画图中，方法是选择这些软件“编辑”菜单中的“粘贴”命令即可。图形剪辑的目：一是为了实现不同软件之间的数据共享；二是将多幅波形图剪辑在一起，形成一张拼接图形以便打印。

数据导出的具体操作步骤如下：

a. 在实时实验过程或数据反演中，按下“暂停”按钮使实验处于暂停状态，此时，工具条上的图形剪辑按钮处于激活状态，按下该按钮将使系统处于图形剪辑状态；

b. 对有意义的一段波形进行区域选择(可以只选择一个通道的图形也可同时选择多个通道的图形)；

c. 所选择的图形将自动粘贴到图形剪辑窗口中，在此进行编辑整理；

d. 选择图形剪辑窗口右边工具条上的退出按钮，返回反演窗；

e. 重复步骤 a、b、c、d 剪辑其他波形段的图形，然后拼接成一幅整体图形，此时可以打印或存盘，也可把这张整体图形复制到其他应用程序。

三、生物信号采集操作流程举例

1. 用 1 通道观察记录兔动脉血压变化(如图 1-3-15 所示)

(1) 1 通道的输入接口上安装血压压力传感器，压力传感器连接兔动脉插管；

(2) 打开计算机和前置放大器电源，点击显示器桌面 BL-420 图标；

(3) 进入主界面后，选择“输入信号”栏目中的“1 通道”，弹出“1 通道”子目录；

(4) 在“1 通道”子目录中选择“压力”信号；

(5) 鼠标单击工具条上的“开始”命令按钮。

(6) 根据信号窗口中显示的动脉血压波形，再适当调节动脉插管的位置或实验参数以获取最佳的实验效果。

以上的步骤(3)、(4)、(5)可由下面的 2 步来代替：

(1) 选择“实验项目”中的“循环实验”项，弹出“循环实验”子目录；

(2) 在“循环实验”子目录中选择“兔动脉血压调节”实验模块。

2. 用 1 通道观察减压神经放电，2 通道做减压神经放电的积分图，3 通道做减压神经放电的频率直方图(如图 1-3-15 所示)

(1) 在 1 通道的输入接口上连接好神经放电引导电极，并且用引导电极的神经钩钩住减压神经；

(2) 选择“输入信号”栏目中的“1 通道”，弹出“1 通道”子目录；

(3) 在“1 通道”子目录中选择“神经放电”项；

(4) 鼠标单击工具条上的“开始”命令按钮开始实验；

(5) 根据监听器发出的声音和信号窗口中显示的波形，再适当调节减压神经的引导位置或实验参数以获取最佳的实验效果；

(6) 选择"数据处理"栏目中的"积分"命令，弹出"积分参数设置"对话框；将"积分参数设置"对话框中的显示通道设置为 2 通道，再适当调节对话框中的其他参数，确定后按"确定"按钮；

(7) 选择"数据处理"栏目中的"频率直方图"命令，弹出"频率直方图参数设置"对话框。将"频率直方图参数设置"对话框中的显示通道设置为 3 通道，再适当调节对话框中的其他参数，确定后按"确定"按钮；

(8) 此时，在 1 通道上将出现两根水平线，您可以使用鼠标来移动这两根水平线，方法是：在某一根水平线的附近按下鼠标左键，在按住鼠标左键不放的情况下移动鼠标即可上下移动您选择的水平线。这两根水平线用来过滤信号幅度绝对值低于下线或高于上线的波形，即这两根过滤线之外的信号波形在频率记数时将不予统计，这样可以有效地消除信号噪声的影响。

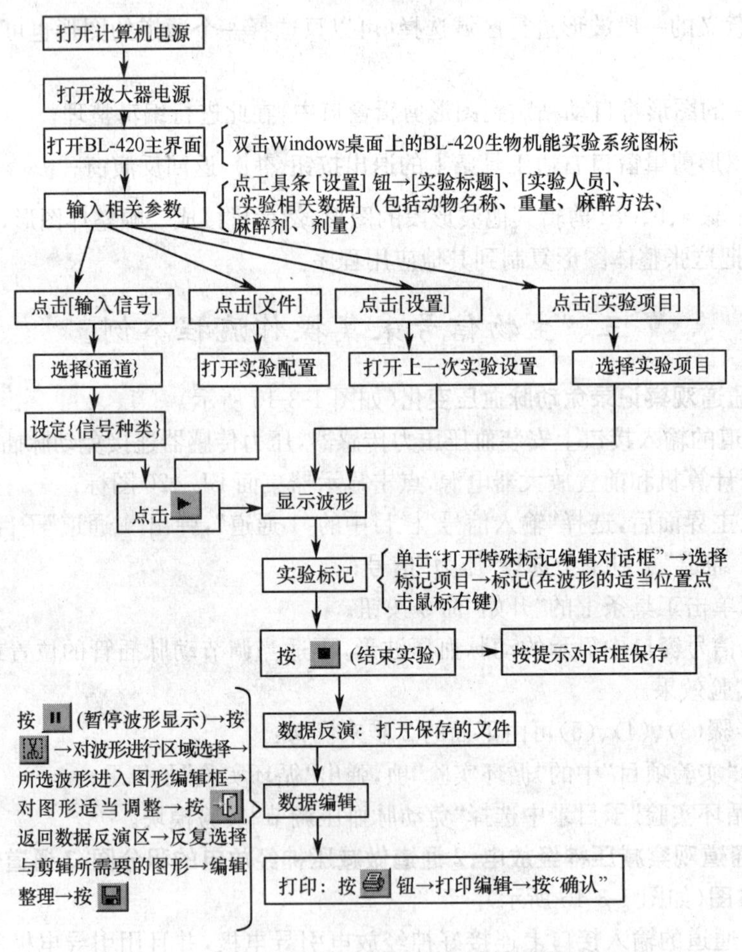

图 1-3-15　BL-420 生物信号采集处理系统操作流程图

（雷建军）

第三节　医学图像分析系统

一、概　　述

医学图像分析系统具有微循环图像和生理参数集成观测，数字录像，动态图像测量分析，静态图像处理分析等功能。在机能学实验教学中常用于循环系统实验，如休克实验观测实验动物肠系膜的微循环变化及生理参数的测量。现以 BI-2000 型医学图像分析系统介绍其基本原理和使用方法。

二、BI-2000 医学图像分析系统的组成

BI-2000 医学图像分析系统由硬件和软件两大部分组成。

（一）BI-2000 医学图像分析系统硬件部分

（1）480 线专业级彩色摄像头，PAL 制式复合视频输出。

（2）Matrox 专业捕捉卡，包含电视输出，电视接收，AGP G400 显卡，图像捕捉，MJPG 数字录像，转接盒多个功能模块。

（3）XSZ-H7S 双目生物显微镜，最大 1600 倍。

（4）显微镜配套恒温控制和电子温度显示的实验台。

（5）显微镜头防雾装置。

（6）专业直通摄像接口和大视野摄像接口。

（7）6mm 广角摄像镜头。

（8）防盗版加密狗(并口)。

（二）BI-2000 医学图像分析系统软件部分

（1）静态图像捕捉，1020×765，800×600，400×300 幅面可选，采用标准 Windows 图像格式：BMP 非压缩，JPG 压缩格式。

（2）数字录像功能，支持定时录像和实时录像。

（3）图像统一校色，多图打印，适用学术论文图像打印。

（4）交互几何测量(包括直线、曲线，面积，周长测量)。

（5）自动几何测量功能。

（6）细胞自动计数，含杂质滤除，填补空洞，分割目标，清除目标，提高计数准确度。

（7）动态图像分析功能，数字录像交互分析，可以测量如变化幅度，速率，频率等参数，适合心肌细胞药理分析等。

（8）免疫组化分析，自动测量阳性分布面积，平均灰度和平均光密度，积分光密度(IOD)等参数，支持灰度分割，色度分割和手工分割三种方式。

（9）序列图像体积测算，用于序列切片图像目标体积计算。

（10）微循环图像实验，包括图像和心电，血压和呼吸等生理参数综合观测，血管直径，血流速度，血流量测算，15 种实验参数交互测量和记录，图像和生理波形同步记录和回放，实验图文报告打印。

（11）离子通道图像分析，可以分析离子通道输出波形，测量通道开，关闭时间。

(12) 水迷宫跟踪分析软件，可以自动辨识目标，跟踪目标轨迹，按象限和环两种方式统计时间，路程和6个时段有效率。

(13) 电子病例图像数据库管理软件，支持保存病人信息，诊断信息，每个病例最多4幅图像，可以模糊查询，修改，删除和打印。

(14) 多媒体教学管理功能，包括数字录像教学，教学切片图像数据库，支持教学切片说明和图像对比放大功能。

(15) 电视输出教学功能，支持Word，PowerPoint等课件图文声音输出到一个或多个教室电视播放。

三、BI—2000图像分析系统的功能结构图(图1-3-16)

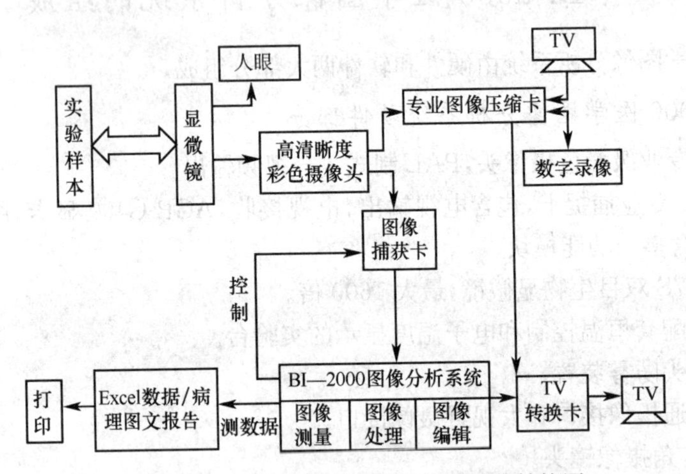

图1-3-16 BI-2000图像分析系统的功能结构图

四、微循环观察测量分析操作

(一) 开启实验程序

启动电脑→打开BL-420生物机能试验系统→点击桌面【微循环420】→观察微循环及各种生理参数。

(二) 界面说明

微循环观察测量窗口界面如图1-3-17所示。

从图1-3-17中可以看出，微循环观察、测量和分析均在单个界面中完成，实验者不必在多个窗口来回切换。

整个界面分成视频控制、实验参数设置、数据处理、系统时间和微循环各个步骤测量记录五大部分组成。

在窗口的左上部是供动态观察的视频图像，由于采用了视频直通(Overlay覆盖)技术，可以满屏达到768×576实时25帧/秒的速度，没有任何滞后。可以实时观察显微镜下捕获的图像，请调整视频范围和焦距，使其达到最佳状态。

视频控制部分可以直观地控制视频图像的亮度、色度、对比度和饱和度参数，视频来源切换(如来自摄像头的视频复合信号和录像机/数码相机的S端子信号)，捕获图像大小选择

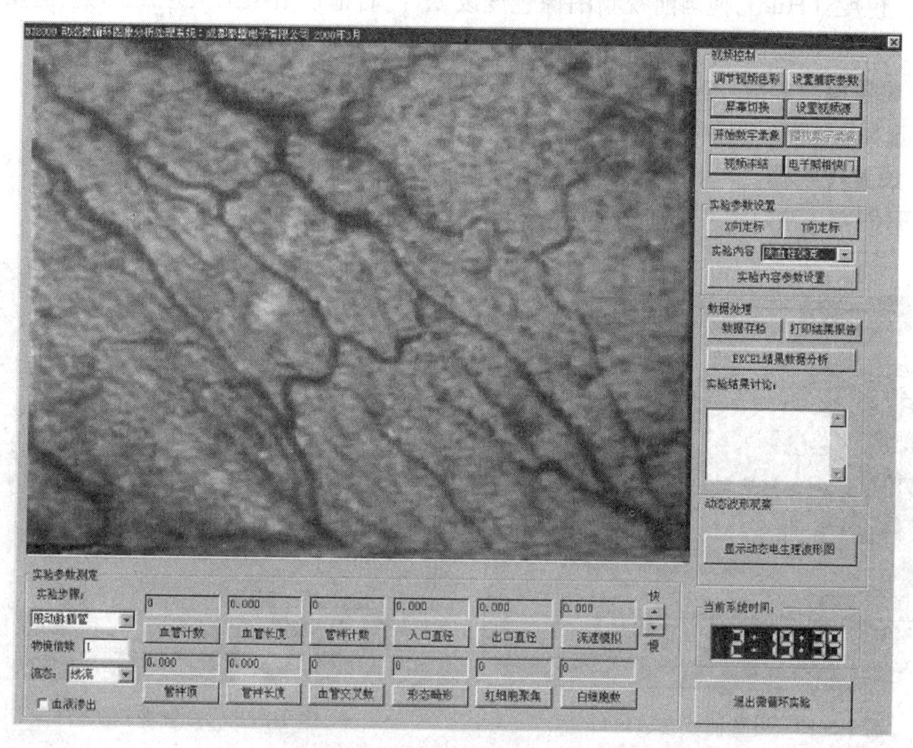

图 1-3-17　微循环观察测量窗口

等参数设定；同时用户可以鼠标点击视频区实现满屏（1024×768 和 800×600 分辨率）切换，屏幕切换可以让用户更好地观察目标；数字录像功能可以实现即时录像，视频数据采用 MJPEG 格式动态实时压缩，视频冻结实现冻结画面，便于教学和细微观察，电子照相快门实现不停顿后台捕获图像，用户退出后可以用于保存和分析。

数字电子时钟显示系统当前时钟，可以方便准确地控制实验进度，如失血/用药时间等。

1. 调节视频色彩　如果对图像的色彩不满意，选择“调节视频色彩”，系统弹出下列对话框：

色彩调节包括以下参数，可以同时调节这四个参数，以达到想要的图像显示效果（图 1-3-18）：

（1）色彩饱和度：（Saturation）：使当前视频图像色彩饱和度改变，向右拖动滑条加大色彩饱和，图像彩色效果变强，向左拖动滑条，饱和度减低，图像色彩变暗。

（2）亮度：（Brightness）：使当前视频图像亮度改变，向右拖动滑条，亮度加大，图像变白，向左拖动滑条，亮度减低，图像变暗。

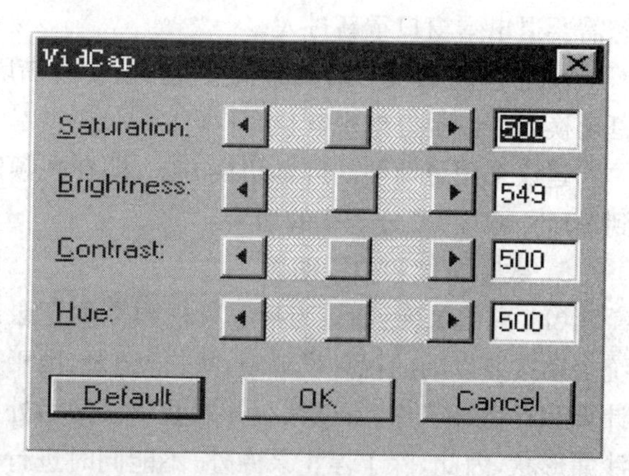

图 1-3-18　调节视频色彩窗口

（3）对比度：（Contrast）：使当前视频图像对比度改变，向右拖动滑条，对比度加大，向左拖动滑条，对比度减低。

(4) 色度:(Hue):使当前视频图像色度改变,向右拖动滑条加大色度,向左拖动滑条,色度减低。任意调节这几个参数,满意后按OK,保存退出,Default恢复默认值。

2. 设置捕获参数 选择"设置捕获参数",系统改变捕获的图像大小:

请选择MJPEG视频格式,图像大小为704×576 24位真彩色模式(图1-3-19)。

3. 设置视频源 如果要改变输入视频的来源,如从S-端子输入,可以选择"设置视频源"按钮(图1-3-20):

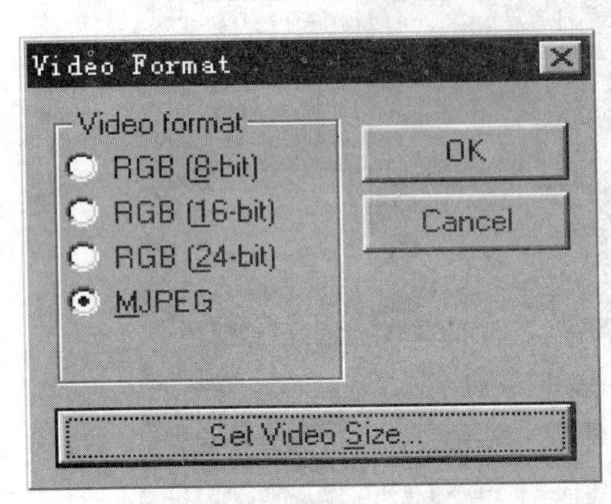

图1-3-19 设置捕获参数窗口

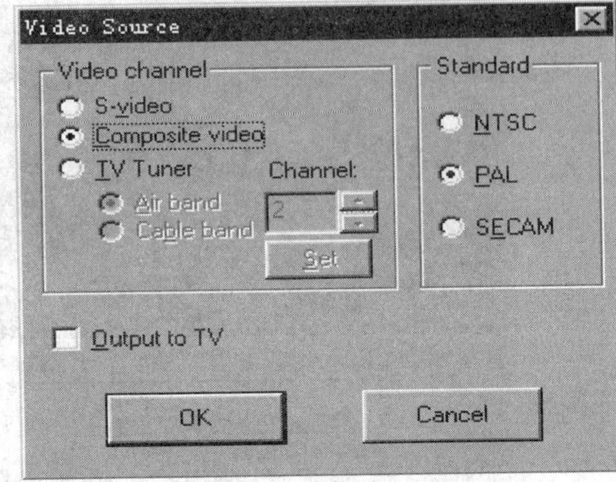

图1-3-20 设置视频源窗口

视频通道栏可以选择"S端子"(S-video),"复合视频"(Composite video),"电视信号"(TV Tuner)三者之一输入;摄像头的默认输入应该是"复合视频"。

视频制式一般情况下请选择"PAL",这是我国以及欧洲地区的电视标准制式。如果要选择其他制式,必须要与该设备标准一致,否则会捕捉到错乱的图像。

选择"Output to TV"选项,可以把输入信号进入捕获卡的同时直接进入输出到电视,这样您可以在计算机屏幕上观察的同时,在电视上同样可以看到视频图像。

完成修改,请按OK保存设置,Cancel取消设置。

注意:"设置视频源"和"设置捕获参数"的参数都要在下次启动视频捕捉后才有效,所以您需要退出本窗口重新进入。

4. 全屏幕切换 以鼠标点击视频区实现满屏(1024×768和800×600分辨率)切换,屏幕切换后可以更好地观察目标;

建议采用更简便的屏幕切换方式,即在视频区域内直接双击鼠标左键,实现1024×768到800×600屏幕分辨率的切换。

5. 数字录像和拍取图像

(1) 开始录像:如认为某一段视频需要记录时,可以选择"开始数字录像"功能,这时系统自动按照以前的视频设置模式进行记录,由于数字压缩需要计算机更多资源,如实时压缩计算和存盘等工作,所以系统开始数字录像后处于满负荷工作状态,鼠标光标由箭头转化为沙漏形状,因此,除了停止录像外,不能同时进行其他测量操作,但可以继续观察。开始录像后,按钮文字自动变成"保存数字录像"。

(2) 停止录像:在视频区域内点击鼠标右键,鼠标光标由沙漏形状变成箭头,同时磁盘灯停止闪烁。

(3) 保存数字录像：由于数字录像暂时以日期-时间的形式保存，所以停止数字录像后，必须选择“保存数字录像”按钮确认保存。选择该按钮后，屏幕弹出下列对话框(图1-3-21)：

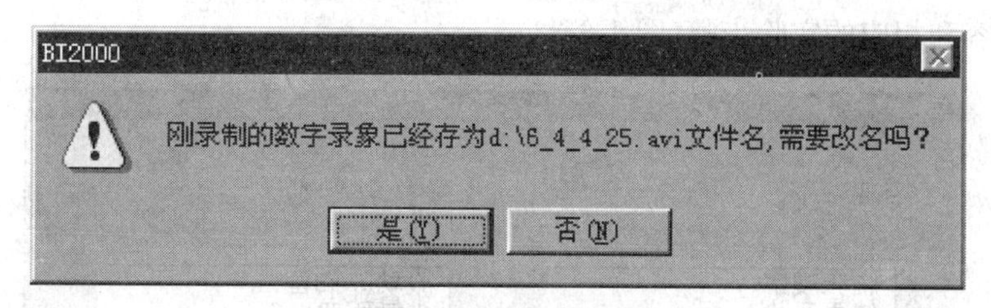

图 1-3-21　保存数字录像窗口

系统提示已经按月-日-时-分方式为该录像取名，如果需要重新命名，按“是”。在接下来的对话框内输入想要的名字，点击确定即可。不想改名请按“否”。

系统自动将数字录像文件保存到程序运行目录的 database\video\子目录下面，以便于用户管理。

6. 播放/停止播放数字录像　对刚才录制的数字录像，可以选择“播放数字录像”按钮直接播放，这时视频区自动切换到播放状态，按钮文字变成“停止播放数字录像”，再次点击，视频区域切换回到观察状态。

7. 视频冻结　选择“视频冻结”按钮，这时视频区动态图像成凝固状态，按钮文字变成“视频解冻”，再次点击，视频区域切换回到观察状态。

8. 电子照相快门　如果认为当前视频图像需要捕获下来，可以选择“电子照相快门”，这时系统自动拍取一幅图像，但并不退出观察状态，因此，可以选择该按钮拍取任意多幅图像。

退出微循环测量窗口以后，可以对这些图像进行保存、测量、分析等功能。

9. 系统定标　在测量开始以前，如果以前没有定标，应该选择定标。

(1) X 方向定标：X 方向定标时，请把微分刻度标尺放到显微镜视野下，尽量保持水平方向(可以轻微旋转摄像头来调整)，确定后，选择“X 方向定标”，在微分刻度尺某刻度的起点按下鼠标左键不放，移动到刻度终点，松开鼠标。系统弹出对话框(图 1-3-22)。

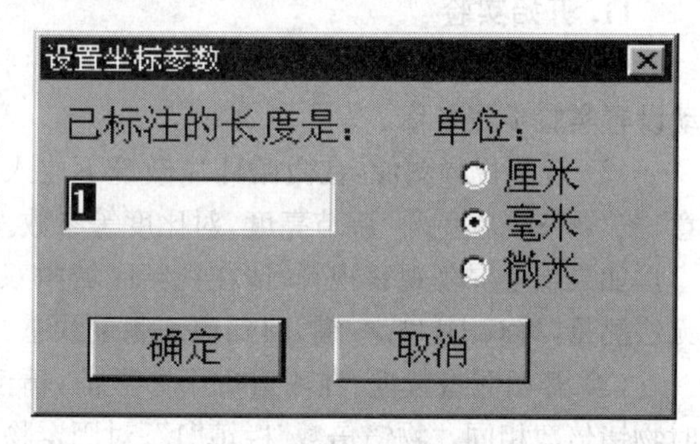

图 1-3-22　X 方向定标窗口

在“已标注的长度”栏中输入标尺的实际长度，选择“单位”，按“确定”，完成 X 方向定标。

系统自动保存定标信息，供以后打开图像测量使用。

注意：由于大多数图像 X 和 Y 方向像素比例不同，所以需要同时对 XY 两个方向定标。并且摄进的标尺越水平越精确。

(2) Y 方向定标：Y 方向定标时，请把微分刻度标尺放到显微镜视野下，尽量保持垂直方向(可以轻微旋转摄像头来调整)，确定后，选择“Y 方向定标”，其他步骤同“X 方向定标”。

一旦定标完成，定标数据已经记录在系统注册表中，下次可以不再定标。但是如果选择上述定标功能并“确定”会再次写入定标信息，请注意不要误操作。

10. 实验内容和步骤设置 点击“实验内容参数设置”按钮，弹出下列对话框，可以编辑新的实验内容和相应的实验步骤（图 1-3-33）。

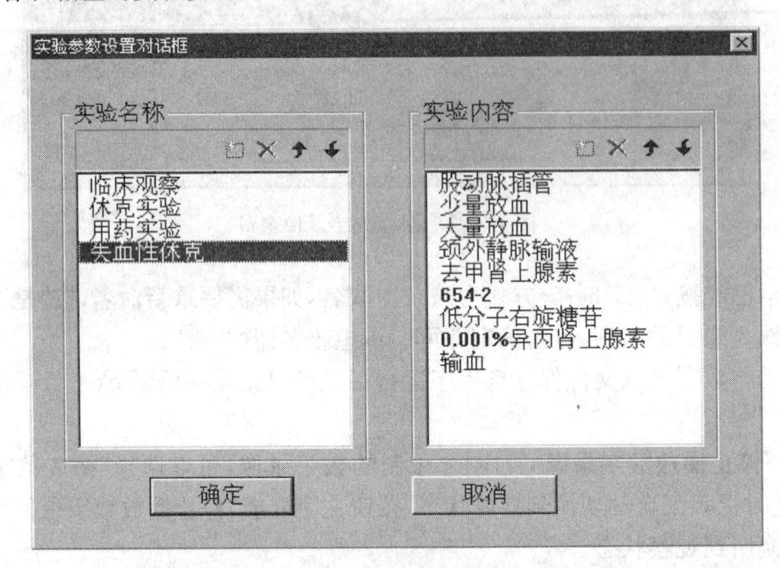

图 1-3-23 实验内容参数设置窗口

在实验名称和实验内容栏内点击鼠标，可以输入或修改相应的名称，如果需要删除、移动排列次序，请点击上部的按钮，鼠标移动到每个按钮上面都会给出相应的操作提示。

按“确定”按钮，系统保存已做的任何修改并退出，按“取消”，不保存修改退出。

参数文件保存在当前程序目录的 SYPARM. DAT 文件中，请不要删除此文件。

11. 开始实验

（1）确定实验内容：点击“实验内容”下拉列表，选择您需要的微循环实验内容，系统自动设置实验步骤名称。

（2）观察视频图像：在微循环显微镜下放入实验活体，调节好焦距，如果图像色彩不满意，按“调节视频色彩”调节亮度，对比度等参数。

如果想全屏幕观察视频，请在视频区域内双击鼠标左键，系统切换到全屏幕观察，这时无法测量，再双击鼠标左键，回到原来测量状态。

（3）开始测量数据：在测量每个参数前，请读出当前的物镜倍数，如果物镜倍数与定标时物镜倍数相同，“物镜倍数”栏填“1”，对固定物镜来说，该栏一直为“1”，但如果是可调物镜倍率，该栏中填入当前物镜倍数/定标物镜倍数的比值。建议对可调物镜，定标在 1 倍物镜下进行，以后该栏内可以输入当前物镜的实际倍数。

计数类测量，如“血管计数”，“血管交叉数”，您点击相应功能按钮后，鼠标指针自动限制在视频区域范围内，只需要点击相应的计数位置，系统自动显示计数值，点击计数完毕，请点击鼠标右键退出计数。

状态选择类功能有“实验步骤”下拉列表，“流态”下拉列表和“渗出”选项，下拉列表选择时在该类选项上点击鼠标左键，系统自动弹出选项供选择。“渗出”选项为开关选择，打勾表示选中，有渗出。系统自动记录测量数据。

直线类测量，点击相应功能按钮后，在测量的起始点按下鼠标左键不放，拖动到终点放开鼠标左键，测得的长度信息自动记录到相应的栏内。

流速模拟测量，点击相应功能按钮后，选取一段有代表性的相对较直的血管，顺着血液流速方向拉出直线（类似直线测量方式），调节流速请按"快"/"慢"按钮，直到接近为止。

这种流速测定方式提供了最大的操作简便性，但由于人为的观察判断导致一定的误差。如果需要精确测定流速，可以数字录像，然后在"多媒体教学"的"录像播放"中提取相邻两幅图像，确定目标的两个位置后，精确测出流速数据，但是这种方式定位目标难度较大。

观察系统时钟，是否该进入下一步，点击"实验步骤"选项，选择下一步骤的名称，系统自动提示是否所有参数已经测量完毕。重复以上步骤。

在进行参数测定时，系统自动对每一步提示数据测定的完整性备用户自查。测定完成后，各个步骤数据选择数据处理部分的按钮可以完成存档、打印等功能。

12. 数据存档和分析　数据处理部分包括所有步骤的测量结果保存为 EXCEL 数据文件、马上调出 EXCEL 程序进行分析、实验结果讨论区可以输入多行讨论内容，最后打印本次微循环实验报告。

(1) EXCEL 数据存档：选择该功能可以将测量完成的微循环各个阶段数据保存成 EXCEL 数据格式。选择该按钮后，在文件保存提示框内输入文件名称，按"确定"即可。

(2) EXCEL 结果数据分析：选择该功能，系统自动调入 EXCEL 程序进行分析刚才保存的实验结果数据。

注意：要实现该功能，用户事先应该安装有 OFFICE97 以上版本的软件。

(3) 图形整理：在完整记录实验过程的各种生理指标图形曲线，选取经处理因素后各个具有典型变化的图形曲线段，用软件工具剪切、粘贴整合成完整的实验报告图形曲线。

(4) 实验结果讨论区：在结果讨论区内点击鼠标左键，出现直线光标后您可以输入结果讨论内容，按回车可以输入多行文本，本内容主要用于直接打印到微循环实验报告中。

13. 打印微循环实验报告　当测量完成所有数据后，如果需要输入实验结果，请在实验结果讨论区内输入，然后选择打印，这时弹出下列对话框：

系统自动输入有关打印实验报告的有关内容和参数，实验者也可以在该对话框中修改。

准备好打印机后，选择"开始打印"，系统自动打印微循环实验报告；"取消打印"，则退出打印请求，回到微循环观测窗口。

（刘德平　漆辉洲）

第四节　血气分析仪

一、概　　述

血气分析仪可测定血液的 pH、PO_2（氧分压）和 PCO_2（二氧化碳分压），并由仪器根据血红蛋白（Hb）的浓度（g/L）计算出 SO_2（血氧饱和度）、HCO_3^-、BB（缓冲碱）、BE（剩余碱）等诊断指标，是呼吸系统、循环系统、血液系统的机能学实验常用设备。

二、基本结构

各种型号的血气分析仪基本结构是相同的。主要由六个部分组成：

(1) 电极与检测系统：在血样通道上依次排列有pH、PO_2、PCO_2三种电极和参考电极，检测到的电极微电变化被输送到微处理器。

(2) 液流系统：由进样孔、试剂瓶、蠕动泵、电磁阀、废液槽、废液瓶物连接管道组成，其作用为吸取、输送血样本到检测电极并清洗检测后的血样本及废液。

(3) 单片微机系统：其中含有固化程序，用于计算检测结果和控制操作界面的人机对话。

(4) 显示打印系统：由内置LCD液晶显示器和内置打印机组成，可即时显示和打印检测结果。

(5) 供气系统：含有两个气瓶和减压表，向仪器供应按一定比例混合的氧气和二氧化碳气体。

(6) 电源：为各系统提供稳压电源。

国内医院和实验室使用最多的血气分析仪是瑞士产AVL系列和英国产RapideLab系列产品，其中AVL Compact-3为小型全自动血气分析仪，有高度安全设计的进样口和废液液位控制，消除了病毒感染的可能性，一次测量只需55微升全血，从进样到出结果只需20秒钟，快速简便。免保养电极使保养变得非常简单，在所有同类产品中试剂和定标气消耗最少，保证了长期使用节省费用。配有内置热敏打印机、可视的人机对话屏幕操作程序，功能齐备的自诊断程序。基本实现了操作全自动化，很方便学生使用，其检测的精确性、可重复性和工作的稳定性也很高。

三、操作方法

以Compact3型血气分析仪为例，介绍学生能短时间学会的简单操作方法。

(1) 打开仪器电源开关和供气瓶减压阀开关，按Compact3操作程序表(参见后面的附表)进行定标和输入检测项目(此项操作由教师事先完成)。

(2) 准备样本：采集动物动脉血样前，用1ml注射器吸取少量0.3%肝素生理盐水，将管壁湿润后推出，取血后将针头刺入小软木塞以隔绝空气。

(3) 样本测量：采用注射器注射样本测量方式。仪器必须处于READY状态才可以开始测量。

```
READY        17:20
For measurement
open the flap
User programs ?
```

注意：在开始测量前，应将注射器在手中滚动10秒钟以混匀样本，并排出气泡。

MEASUREMENT
Inject sample or
select aspiration
Aspiration ?

打开进样口盖板将注射器插入进样口并缓慢注入样本。

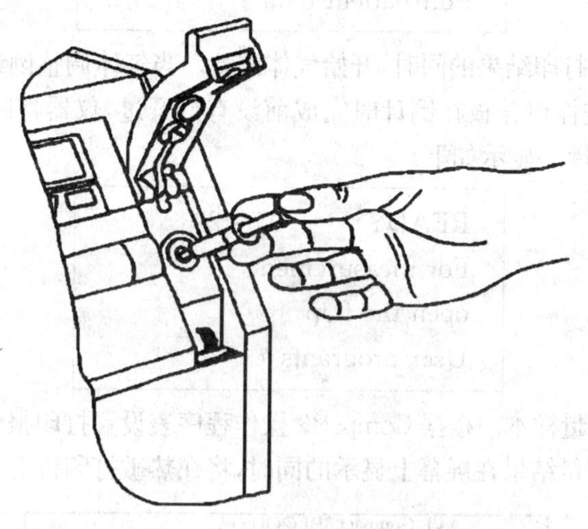

图 1-3-24　注射器测量方式

当注入了足够样本量后，仪器立即发出声响提示并显示以下内容：

MEASUREMENT 020
Remove syringe
close the flap

移走注射器并关上进样口盖板。被放大照明的测量室通道使操作者能观察到样本的移动并确定有无堵塞和气泡。仪器实现全自动测量。

注意：如果在仪器吸样和测量倒计时未到达 000 时再次打开进样口盖板，仪器会发出连续的"BB"声音报警，关闭进样口，才能停止报警。如果在仪器测量时打开进样口盖板，此次测量将被取消。

MEASUREMENT 019
Edit patient data ?

在测量期间可输入病人和动物的相关资料，如编号、性别、年龄等，如果安装了条形码扫描仪，在测量期间还可将病人数据扫描输入。

当测量完成后，测量参数 pH，PCO_2 和 PO_2 值及计算参数值将显示并打印出来，同时，仪器自动进行气体调整，其倒计时时间显示于屏幕右上角。

```
CONDITIONING     091
pH          7.402
PCO2        41.0
PO2         98.9
BE          4.0
Edit patient data ?
```

测量完成,显示并打印结果的同时,开始气体调整。当气体调整倒计时到 20 秒时,(*20)将在屏幕上闪动,若进样口盖板在倒计时完成前没有打开过,仪器将回到 READY 状态。提示可以进行下一次测量。显示如下:

```
READY        17:22
For measurement
open the flap
User programs ?
```

(4) 打印结果:测量样本前根据 Compact3 操作程序表设置打印报告的具体内容。仪器自动测量样品结束后,测量结果在屏幕上显示的同时,将在热敏打印机上打印出来(图 1-3-25)。

AVL Compact 3BLOOD GAS ACID BASE REPORT	
Pat.Name:	
Age: 36 F	
Pat.no.: 18	病人数据
Sample: CAPILLARY cap.	
Th,4-Jul-96 15:54	........日前、时间
No.: 30	........样本号
Baro 724.8 mmHg	........大气压
#tHb A 15.2 g/dl	
#Temp 37.0 38.2 ÀC	输入参数值
pH 7.200 7.184	
pCO_2 17.0 17.9 mmHg	测量参数值
BE - 19.3 mmol/L	
BEecf - 19.8 mmol/L	
BB 28.7 mmol/L	计算参数值
HCO_3 6.4 mmol/L	
pO_2 126.3 133.4 mmHg	........测量参数值
O2sat 97.4 %	........计算参数值
Op.ID.:	........操作者ID号码
#Input values	

图 1-3-25 打印的报告

四、注 意 事 项

(1) 取血时应严格按抗凝要求操作,以防血凝块阻塞测量室通道。

(2) 仪器不能正常工作或出现故障应立即找有关技术人员检修。

附:表 1-3-1:Compact3 操作程序表。

(金海燕)

表1-3-1 COMPACT 3 操作程序表

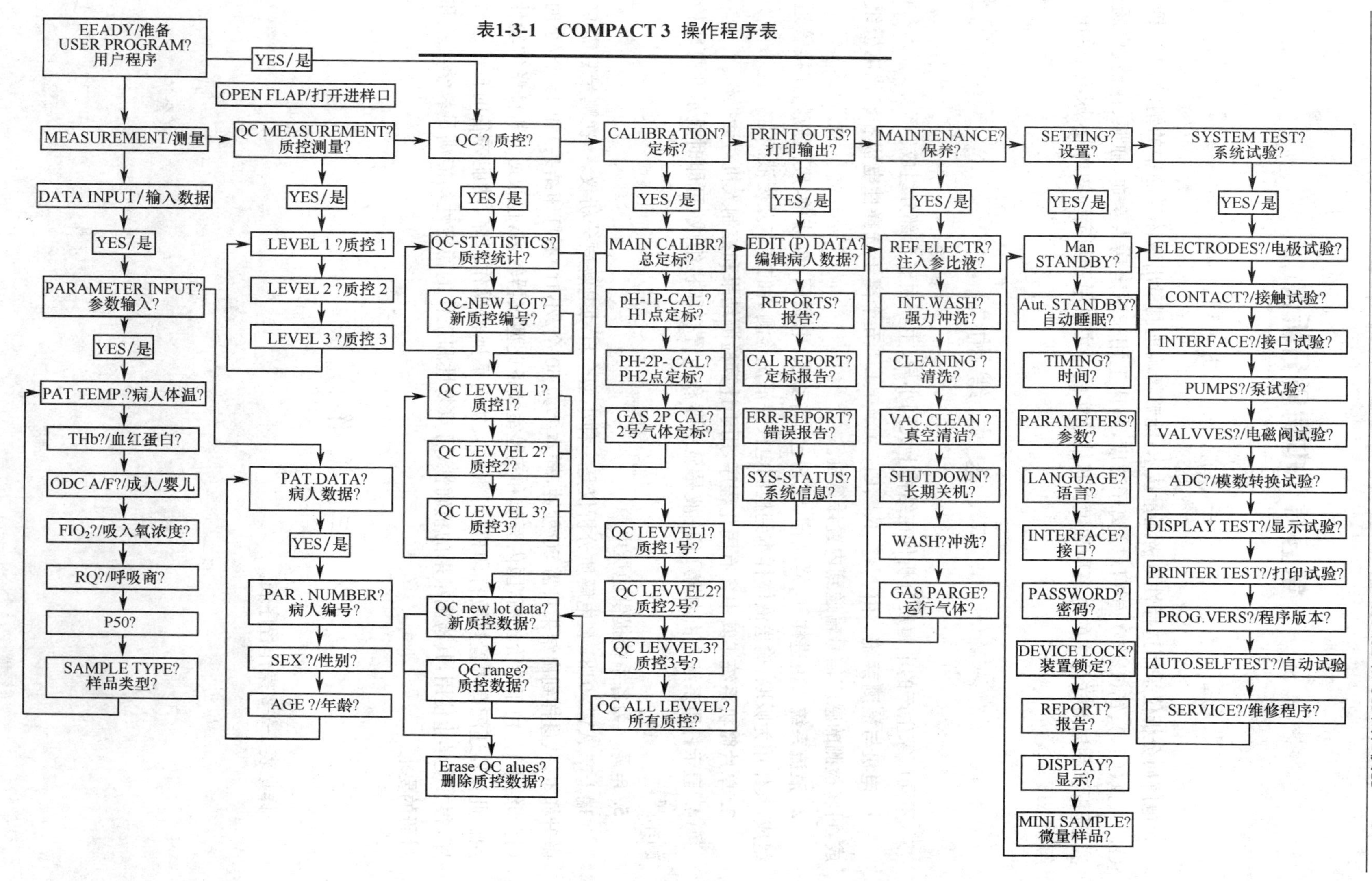

第五节　电解质分析仪

一、概　　述

电解质分析仪采用选择性电极测量技术，能够精确地测量出液体样品中的钠(Na^+)、钾(K^+)、氯(Cl^-)、钙(Ca^{2+})、锂(Li^+)离子浓度，临床上用于测定病人全血、血浆、血清、胃肠液、透析液和尿液样品中的电解质浓度。机能学实验中主要用于测定动物血液、尿液中的电解质浓度。

二、基 本 结 构

不同厂家生产的电解质分析仪在结构上大同小异，主要由五个部分组成：

1. 电极与检测系统　由 Na^+、K^+、Cl^-、Ca^{2+}、Li^+五个离子选择性电极和参比电极组成，可将检测的感应信号输送到内置计算机。

2. 液流系统　由进样针、样品槽、试剂包、蠕动泵、电磁阀、废液槽、废液瓶物连接管道组成，其作用为吸取、输送液体样本到检测电极并清洗检测后的样本及废液。

3. 单片微机系统　其中含有固化程序，用于计算检测结果和控制人机对话操作。

4. 显示打印系统　由内置 LCD 液晶显示器和内置打印机组成，可即时显示和打印检测结果。

5. 电源　为各系统提供稳压电源。

瑞士产 AVL 9181 型电解质分析仪是一种小型全自动电解质分析仪，一次测量只需 95 微升样本，从进样到出结果只需 50 秒钟，样本率为 60 个/小时(不打印结果)和 45 个/小时(打印结果)。由于性价比高，国内医院和实验室装备此型仪器较多，也很适合机能学实验使用。此仪器还配有内置热敏打印机、可视的人机对话屏幕操作程序，功能齐备的自诊断程序，很方便学生使用，其检测结果的精确性、可重复性和工作的稳定性均能满足教学实验和科研的要求。

三、操 作 方 法

详见表 1-3-2 操作程序表。

(金海燕)

表1-3-2　操作程序表

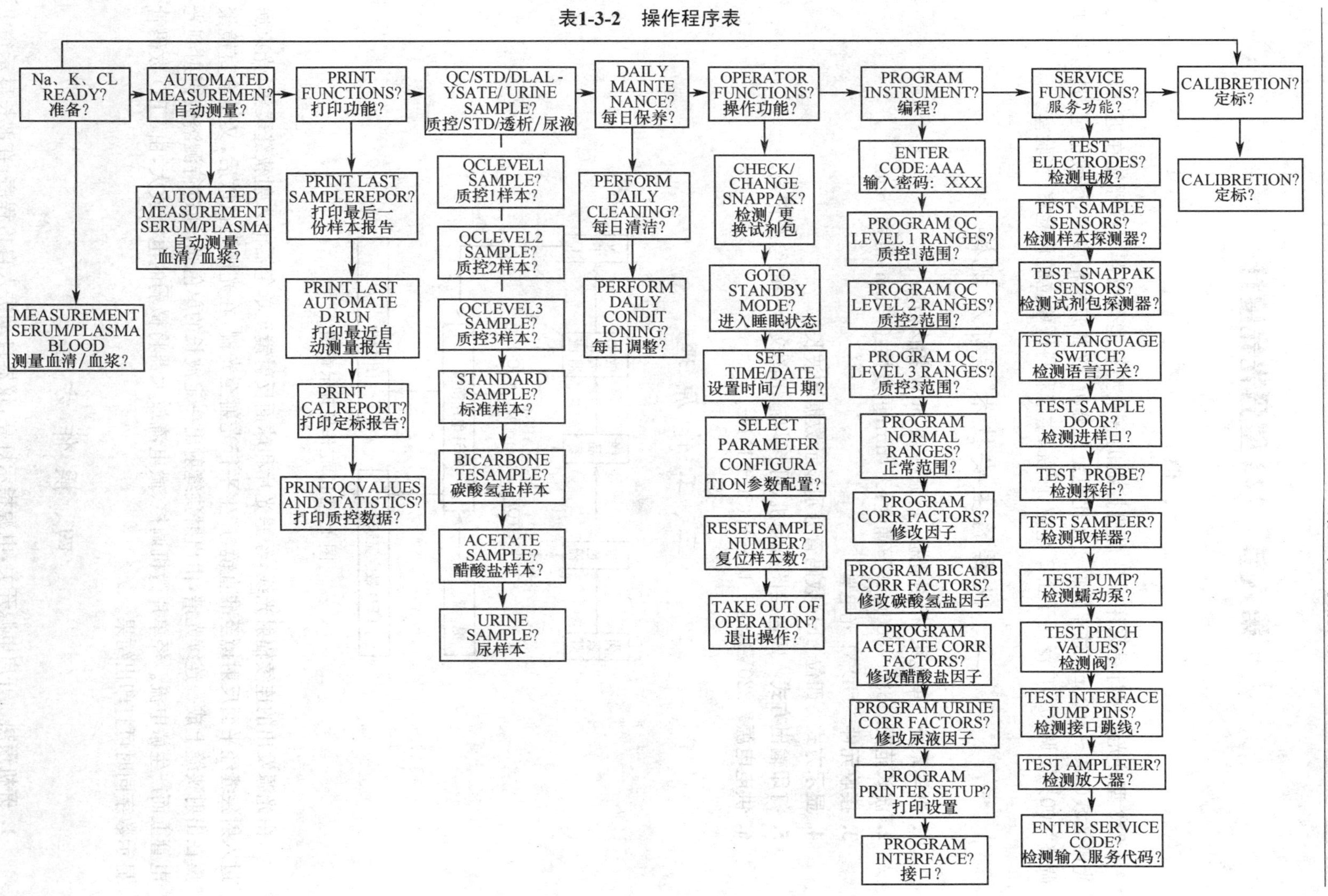
Na、K、CL READY? 准备?
MEASUREMENT SERUM/PLASMA BLOOD 测量血清/血浆?
AUTOMATED MEASUREMEN? 自动测量?
AUTOMATED MEASUREMENT SERUM/PLASMA 自动测量 血清/血浆?
PRINT FUNCTIONS? 打印功能?
PRINT LAST SAMPLEREPOR? 打印最后一份样本报告
PRINT LAST AUTOMATE D RUN 打印最近自动测量报告
PRINT CALREPORT? 打印定标报告?
PRINTQCVALUES AND STATISTICS? 打印质控数据?
QC/STD/DLAL - YSATE/ URINE SAMPLE? 质控/STD/透析/尿液
QCLEVEL1 SAMPLE? 质控1样本?
QCLEVEL2 SAMPLE? 质控2样本?
QCLEVEL3 SAMPLE? 质控3样本?
STANDARD SAMPLE? 标准样本?
BICARBONE TESAMPLE? 碳酸氢盐样本
ACETATE SAMPLE? 醋酸盐样本?
URINE SAMPLE? 尿样本
DAILY MAINTE NANCE? 每日保养?
PERFORM DAILY CLEANING? 每日清洁?
PERFORM DAILY CONDIT IONING? 每日调整?
OPERATOR FUNCTIONS? 操作功能?
CHECK/ CHANGE SNAPPAK? 检测/更换试剂包
GOTO STANDBY MODE? 进入睡眠状态
SET TIME/DATE 设置时间/日期?
SELECT PARAMETER CONFIGURA TION参数配置?
RESETSAMPLE NUMBER? 复位样本数?
TAKE OUT OF OPERATION? 退出操作?
PROGRAM INSTRUMENT? 编程?
ENTER CODE:AAA 输入密码：XXX
PROGRAM QC LEVEL 1 RANGES? 质控1范围?
PROGRAM QC LEVEL 2 RANGES? 质控2范围?
PROGRAM QC LEVEL 3 RANGES? 质控3范围?
PROGRAM NORMAL RANGES? 正常范围?
PROGRAM CORR FACTORS? 修改因子
PROGRAM BICARB CORR FACTORS? 修改碳酸氢盐因子
PROGRAM ACETATE CORR FACTORS? 修改醋酸盐因子
PROGRAM URINE CORR FACTORS? 修改尿液因子
PROGRAM PRINTER SETUP? 打印设置
PROGRAM INTERFACE? 接口?
SERVICE FUNCTIONS? 服务功能?
TEST ELECTRODES? 检测电极?
TEST SAMPLE SENSORS? 检测样本探测器?
TEST SNAPPAK SENSORS? 检测试剂包探测器?
TEST LANGUAGE SWITCH? 检测语言开关?
TEST SAMPLE DOOR? 检测进样口?
TEST PROBE? 检测探针?
TEST SAMPLER? 检测取样器?
TEST PUMP? 检测蠕动泵?
TEST PINCH VALUES? 检测阀?
TEST INTERFACE JUMP PINS? 检测接口跳线?
TEST AMPLIFIER? 检测放大器?
ENTER SERVICE CODE? 检测输入服务代码?
CALIBRETION? 定标?
CALIBRETION? 定标?

第六节 723型分光光度计

一、概 述

723型分光光度计是采用单片微机控制的普及型智能化仪器。仪器能在近紫外、可见光谱区域（330～800nm）对样品物质作比色定量分析，仪器波长精度高，读数稳定，具有自动调整“100％”、调“0”，广泛用于工矿企业、医院、学校和科研单位的化验室、实验室。

二、仪器的主要技术指标及规格

1. 光学系统 单光束，衍射光栅；光源：12V 30W 钨卤灯。

2. 波长范围 330～800nm；正确度：±1nm；重复性：0.5nm；带宽：6nm。

3. 接收元件 GD-31 光电管。

4. 显示方式 四位 LED 数码管分别显示数据和波长。

5. 打印输出方式 四色绘图打印机，可打印输出图文合一的绘图记录。

6. 供电电源 220V×（1±10％），（50±1）Hz。

三、工作原理

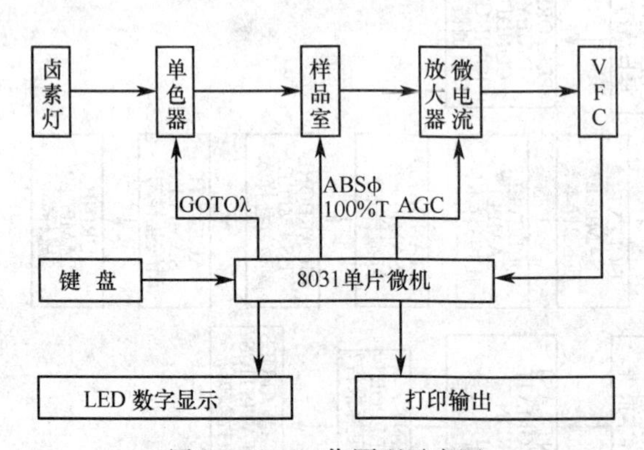

图 1-3-26 工作原理示意图

由光源发出的连续辐射光线，经滤光片和球面反射镜至单色器的入射狭缝聚集，光束通过入射狭缝经平面反射镜至准直镜，产生平行光射至光栅，在光栅上色散后，又经准直镜聚焦在出射狭缝上成一连续光谱，由出射狭缝射出一定波长的单色光，通过待测溶液再射到光电管上而产生微电流。经单片微机调控、微电流放大器将微弱的电流放大，由 LED 数码管显示数字同时可打印出结果。

四、操作方法

1. 开机预热 开启电源开关，电源指示灯亮，仪器自动进入自检程序，在波长显示窗上显示 723C 字样，而后自动寻找“0”级光。当“0”级光找到后，进入 100％线校正及相应自动控制能量增益，在波长显示窗上显示 320.0，表示从 320nm 开始校正仪器 100％线，每隔

1nm 递增进行校正，直到 820.0nm，然后仪器波长自动返回 500.0 nm，表示仪器顺利通过自检。

2. 测定方式设定（[T/A]键） 仪器显示窗有 T（透光度）、A（光密度）、C（浓度）三种方式，用相应①、②、③数字设定，仪器开机后，初始状态为光密度 ABS。

3. 波长设定（[λGOTO]键） 仪器在 330.0～800.0nm 范围内任意设定仪器波长，最小设定变化为 0.1nm，同时仪器还允许在 320～820nm 波长范围内设定使用，波长显示窗显示仪器当前波长值。设定过程：按[λGOTO]键→波长显示窗熄灭⟶输入所需波长值→按[ENTER]键确认→ 待数据显示窗显示数据稳定后，波长设定完成。

4. 调零及调满度（[ABS.0 100%T]键） 仪器作定量测试时，先把全部装有参比溶液（一般指试剂空白对照溶液）的比色皿插入样品架，然后使样品架置于参比[R]位置，按[ABS.0 100%T]键，仪器自动进行调零/调满度工作，用拉杆改变样品架位置，分别使 S1～S3 各比色皿置于测量光路，按[ABS.0 100%T]键，这样就消除各比色皿的配对误差，这项工作在实验前已完成。

5. 样品测定 把参比溶液、被测溶液分别倒入比色皿中，插入样品架，使参比溶液比色皿置于[R]位置，按[ABS.0 100%T]键，仪器自动进行调零/调满度，此时读数窗显示为零。用拉杆改变被测样品位置，分别使 S1～S3 各比色皿置于测量光路，待读数窗所显数据稳定后做好记录。

五、注 意 事 项

(1) 开机预热，仪器在自检时不能按动任何按键，以避免误操作。

(2) 测前装样和测后取样都要先将样品架拿出来避开接触主机。

(3) 比色皿只能拿毛玻面，装液量要大于比色皿容量的二分之一，小于四分之三，比色皿外壁若有残液，必须用擦镜纸擦净，透明面置于光路。

(4) 比色皿用后倒去溶液，冲洗干净倒扣于滤纸上。

(5) 不要开通仪器暂停使用的部分功能。

(6) 仪器不能正常工作、出现故障应立即找有关技术人员检修。

（刘德平 漆辉洲）

第四章 机能实验常用生理溶液

第一节 常用生理溶液的制备

机能实验常用的生理溶液主要分为两栖类生理溶液和哺乳类(包括鸟类)生理溶液两大类,其成分含量根据用途不同差别较大,配制时应特别注意。常用的生理溶液有"生理盐水 Normal Saline"、"任氏液 Ringer"、"任洛液 Rinnger-Locke"、"台氏液 Tyrodo"、"克氏液 kreds"、"德耶隆液 De Jalon",各生理溶液的配方见表 1-4-1。

表 1-4-1 常用生理溶液的成分、含量及用途

成分	生理盐水 Normal Saline		任氏液 Ringer	任洛液 Rinnger-Locke	台氏液 Tyrodo	克氏液 kreds	德耶隆液 De Jalon
NaCl(g)	9.00	6.50	6.60	9.00	8.00	6.90	9.00
KCl(g)			0.14	0.42	0.20	0.35	0.42
$MgSO_4 \cdot 7H_2O$(g)*					0.26	0.29	
$NaH_2PO_4 \cdot 2H_2$(g)			0.007		0.065		
KH_2PO_4(g)						0.16	
$CaCl_2$(g)			0.12	0.24	0.20	0.28	0.03
$NaHCO_3$(g)			0.20	0.20	1.00	2.00	0.50
葡萄糖(g)			2.00	1.00	1.00	2.00	0.50
蒸馏水(ml)	加至 1000	加至 1000	加至 1000	加至 1000	加至 1000	加至 1000	加至 1000
通气			空气	O_2	O_2 或空气	O_2+5%CO_2	O_2+5%CO_2
用途	哺乳类	两栖类	两栖类器官组织	哺乳类心脏	哺乳类肠肌	哺乳类或鸟类	大白鼠子宫

*:生理溶液的成分各家主数稍有差异,也有用氯化镁($MgCl_2$)提供 Mg^{2+}

为了延长生理溶液的保存时间和配制方便,常常将各成分配制成母液分别储存,临用时用母液配成应用液(见表 1-4-2)。

表 1-4-2 最常见的几种生理溶液的应用液配制

母液成分	任氏液	任洛液	台氏液
20%NaCl 溶液(ml)	32.5	45.0	40.0
10%KCl 溶液(ml)	1.4	4.2	2.0
10%$CaCl_2$ 溶液(ml)*	1.2	2.4	2.0
5%$NaHCO_3$ 溶液(ml)	4.0	2.0	20.0
1%NaH_2PO_4 溶液(ml)	1.0		5.0
5%$MgCl_2$ 溶液(ml)			2.0
葡萄糖(g)**	2(可不加)	1~2.5	1.0
蒸馏水加至(ml)	1000	1000	1000

*:生理溶液中有些成分(如 $CaCl_2$)容易产生沉淀,必须待其他成分完全溶解后缓慢加入。**:生理溶液中有些成分(如葡萄糖)容易发酵产酸改变溶液的 pH,必须在临用前加入

(周支香)

第二节　机能实验常用溶液浓度的单位与稀释法

一、溶液浓度表示法

（一）百分比浓度（%）

1. 重量/体积（W/V）法（g/ml）%　指在 100 毫升（ml）溶液中含溶质的克数（g）。

2. 重量/重量（W/W）法（g/g）%　指在 100 克（g）溶液中含溶质的克数（g）。如 1%碘甘油。

3. 体积/体积（V/V）法（ml/ml）%　指在 100 毫升（ml）溶液中含溶质的毫升数（ml）。

4. 体积/重量（W/V）法（ml/g）%　指在 100 克（g）溶液中含溶质的毫升数（ml）。

（二）比例浓度

指一个单位（包括 1g、1ml、1 效价等）的溶质溶于 X 毫升的溶剂（无特殊说明时用蒸馏水）中的溶液，一般用 $1:X(>100ml)$ 表示。如 1∶1000 肾上腺素。

（三）摩尔浓度（mol/L 或 $mol \cdot L^{-1}$）

1 升（L）溶液中含溶质的摩尔数（克分子数）称为该溶液的摩尔浓度（或称克分子浓度）。如 0.1mol/L NaCl 表示 1000ml 溶液中含 NaCl 5.84g（NaCl 的相对分子质量为 58.44）。

溶液中溶质的物质的量为：$n = c \cdot V$

溶质的质量为：$m = n \cdot M = c \cdot V \cdot M$

例 1：已知浓硫酸的密度为 1.84g/ml，其中 H_2SO_4 含量约为 95%，求每升浓硫酸中所含有的 $n(H_2SO_4)$ 及 H_2SO_4 溶液的浓度。

解：根据物质的量与质量的关系式可得

$$n(H_2SO_4) = m(H_2SO_4) / M(H_2SO_4)$$
$$= 1.84 g/ml \times 0.95 \times 1000\ ml / (98.08 g/mol)$$
$$= 17.9\ (mol)$$

$$c(H_2SO_4) = n(H_2SO_4) / V(H_2SO_4) = 17.9\ (mol/L)$$

例 2：欲配制 0.020 00mol/L $K_2Cr_2O_7$ 标准溶液 250ml，应称取 $K_2Cr_2O_7$ 多少克？

解：$K_2Cr_2O_7$ 的摩尔质量为 294.2 g/mol

$$m(K_2Cr_2O_7) = c(K_2Cr_2O_7) \cdot V \cdot M(K_2Cr_2O_7)$$
$$= 0.02000 \times 250 \times 10^{-3} \times 294.2$$
$$= 1.471(g)$$

二、溶液浓度稀释法

1. 反比法　浓溶液的质量×浓溶液的质量分数＝稀溶液的质量×稀溶液的质量分数

即：$C_1 \cdot V_1 = C_2 \cdot V_2$

$V_1 = (C_2 \cdot V_2) / C_1$

C_1：浓溶液浓度　　V_1：需要浓溶液的量

C_2：稀溶液浓度　　V_2：欲配稀溶液的量

2. 交叉法

a $k-b$
k
b $a-k$
$a-b$

a：浓溶液浓度

k：欲配溶液浓度

b:稀溶液浓度

v:欲配溶液量

x:浓溶液需要量　$x = v \cdot (k-b)/(a-b)$

y:稀溶液需要量　$y = v \cdot (a-k)/(a-b)$

举例:用 95%和 50%乙醇溶液配制 75%的乙醇溶液 450ml,各需多少毫升?

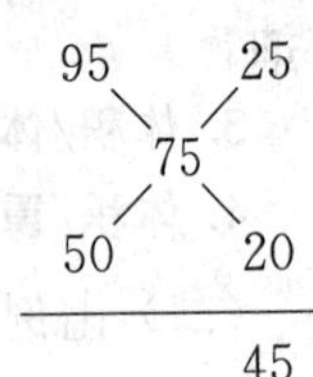

解:$x = 450 \times (75-50)/(95-50)$

$= 250(\text{ml})$

$y = 450 \times (95-75)/(95-50)$

$= 200(\text{ml})$

如 v 未知,x 和 y 中有一个已知时改用下面公式计算:

$x = y \cdot (k-b)/(a-k)$　　$y = x \cdot (a-b)/(k-b)$

举例:把 500ml 95%乙醇溶液稀释成 75%的乙醇溶液,需加水多少毫升?

解:$y = 500 \times (95-75)/(75-0) = 133.3(\text{ml})$

（刘峰涛）

第五章　动物实验的基本方法与技术

动物实验的基本操作技术的内容十分广泛，是实验人员组织实施一项实验学研究的基本功。针对教学实验的基本要求，我们列举了如下最为基本的操作技术。这些操作技术，对完成综合性实验及其他科学实验研究均有重要作用。

第一节　实验动物的捉拿、固定和编号方法

在基础医学实验中，正确捉拿与固定动物，是实验工作的基础，也是实验顺利进行的保证。掌握正确捉拿、固定动物的目的就是防止实验者被动物咬伤抓伤，同时也是为了维持动物的正常生理活动，从而不影响实验观察结果。

一、实验动物的捉拿与固定方法

在基础医学实验中，最常用的动物有小鼠、大鼠、豚鼠、蟾蜍、蛙、家兔和犬，现分别就其捉拿与固定方法依次予以介绍。

1. 小鼠　捉拿时先用右手将鼠尾抓住提起，放在较粗糙的台面或鼠笼上，在其向前爬行时，右手向后拉尾(图 1-5-1)，用左手拇指和食指抓住小鼠的两耳和头颈部皮肤，将其置于左手心中，拉直四肢并用左手无名指压紧尾和后肢(图 1-5-2)，右手即可作注射或其他实验操作。取尾血及尾静脉注射时，可将小鼠固定在金属或木制的固定器上。

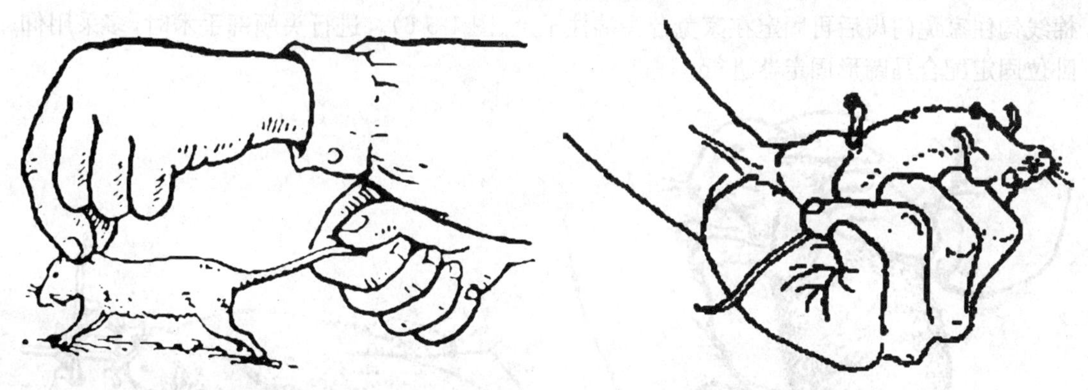

图 1-5-1　捉拿小鼠的方法(一)　　图 1-5-2　捉拿小鼠的方法(二)

2. 大鼠　方法基本与捉拿小鼠相同，但实验者事先应戴帆布防护手套。用右手将鼠尾抓住提起，放在较粗糙的台面或鼠笼上，抓住鼠尾向后轻拉，左手拇指和食指抓紧两耳和头颈部皮肤，余下三指紧捏鼠背部皮肤，如果大鼠后肢挣扎厉害，可将鼠尾放在小指和无名指之间夹住，将整个鼠固定在左手中，右手进行操作。若进行手术或解剖，则应事先麻醉或处死，然后用棉线活结缚四肢，用棉线固定门齿，背卧位固定在大鼠固定板上。需取尾血及尾静脉注射时，可将其固定在大鼠固定盒里，将鼠尾留在外面供实验操作。

3. 豚鼠　豚鼠具有胆小易惊的特性，因此抓取时要求快、稳、准。一般方法是：先用右

手掌迅速、轻轻地扣住豚鼠背部，抓住其肩中上方，以拇指和食指环握颈部，对于体型较大或怀孕的豚鼠，可用另一只手托住其臀部(图 1-5-3、图 1-5-4)。

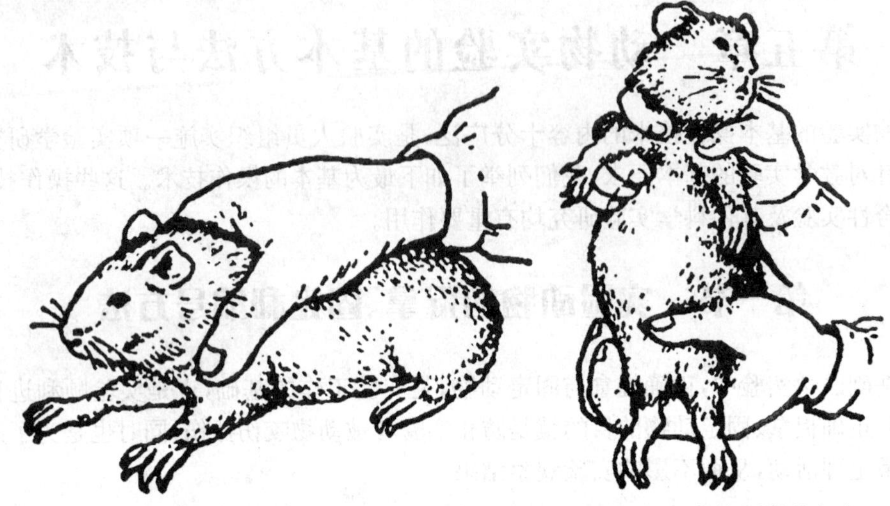

图 1-5-3　捉拿豚鼠的方法　　图 1-5-4　捉拿豚鼠的方法

4. 蛙和蟾蜍　用左手将动物贴紧在手掌中，并以左手中指、无名指、小指压住其左腹侧和后肢，拇指和食指分别压住左、右前肢，右手进行操作。根据实验需要，可用图钉，采取俯卧位或仰卧位固定在蛙板上。抓取蟾蜍时，禁忌挤压两侧耳部毒腺，以免毒液射入眼中。

5. 家兔　用右手把两耳轻轻地压于手心内，同时抓住颈部的被毛与皮肤。用左手托住其臀部，使其躯干的重量大部分集中在左手上(图 1-5-5)，然后按实验要求固定。做家兔耳血管注射或取血时，可用家兔盒固定。作各种手术时，可将家兔麻醉后固定在手术台上。固定方式分仰卧位和俯卧位，仰卧位固定时，四肢用粗棉线固定，头用家兔头固定夹固定或用棉线钩住家兔门齿后再固定在家兔台头端柱子上(图 1-5-6)。进行头颅部手术时，多采用仰卧位固定配合马蹄形固定器进行。

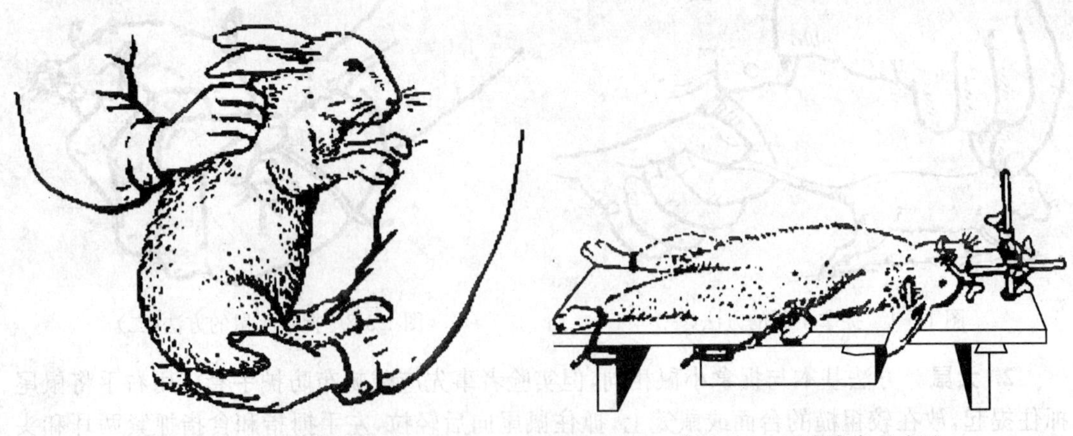

图 1-5-5　捉拿家兔的方法　　图 1-5-6　固定家兔的方法

6. 犬　抓取犬时，需要用特制的长柄钳夹夹住其颈部，套上犬链，然后根据不同的实验要求将其固定。犬嘴的捆绑方法：取一圆形铁柱管(直径约 1cm，长 25cm，可用万能支架上的铁柱管代替)横贯置于犬齿后部的上下颌之间，用较宽的纱布从下颌绕到上颌打第 1 个结扣后，纱布的两端在铁柱管的两端靠犬的头部绕两圈固定。待固定牢靠后，纱布再绕向下颌打第 2

结扣，在铁柱管的两端靠犬的头部绕2圈固定，最后再绕到头颈后打第3个结扣。固定好后，可用手试着拉动或移动铁柱管，如铁柱管牢固，则证明犬嘴捆绑正确，否则需重新捆绑。如实验需要静脉注射时，可先使动物麻醉后再取下长柄夹，解绑，把动物放在实验台上，按实验要求固定。

二、注意事项

（1）捉拿固定某一动物之前，要对该动物的习性有一定的了解。

（2）捉拿固定动物时须小心谨慎，大胆果断，但切不可粗暴。

（3）大鼠牙齿锋利，为避免咬伤，捉拿动作要轻，不可鲁莽，如果大鼠过于凶猛，可待其安静后，再捉拿或用卵圆钳夹鼠颈部抓取。

（4）捉拿动物过程中要以规范性的方法抓取和固定动物，要避免因动作粗暴而造成动物的损伤。例如家兔这样的动物，不能采用抓双耳或抓提腹部的错误捉拿方法。

（5）抓取大鼠或小鼠尾部时动作要轻，防止拉断鼠尾。不可提起动物玩耍！提起动物后，应迅速放在粗糙台面上。

（6）捉拿动物过程中应防止被动物咬伤，若不慎被动物咬伤、抓伤。应及时用碘酒、乙醇消毒，随后到有关医疗机构诊治。

三、实验动物的编号方法

动物实验中，常用的编号标记有染色法、挂牌法、烙印法等3种方法。

1. 染色法　染色法是用有色化学试剂在动物身体明显处如被毛、四肢等不同部位处进行涂染或用不同颜色来区别各组动物，是实验中最常用、最容易掌握的方法。

使用的编号标记液有如下几种：3%～5%的苦味酸溶液（涂染黄色），2%硝酸银溶液（涂染咖啡色），0.5%中性红或品红溶液（涂染红色）。编号原则是先左后右，从前到后。一般把涂在左前腿上的记为1号，左侧腹部记为2号，左后腿记为3号，头顶部记为4号，腰背部记为5号，尾基部记为6号，右前腿上的记为7号，右侧腰部记为8号，右后腿记为9号。若动物编号超过10或更大数字，可使用上述两种不同颜色的溶液，即把一种颜色作为个位数，另一种颜色作为十位数，这种交互使用可编到99号。例如把红色记为十位数，黄色记为个位数，那么，右后腿黄色，头顶红色，则表示是49号，其余类推。

2. 挂牌法　挂牌法是将标有编号的金属制号码牌固定在实验动物的耳部皮肤上，大动物可挂在颈上或笼箱上。

3. 烙印法　烙印法是用刺数钳在动物无体毛或明显部位（如耳、面鼻部和四肢等部位）刺上编号，然后用棉签蘸着溶有乙醇的黑墨汁在编号上涂抹。烙印前，最好对烙印部位预先用75%乙醇消毒，以免造成皮肤局部感染。

（黄红林　陈　凯）

第二节　实验动物的给药方法

实验动物是医学实验研究工作的基本要素之一，如新药开发、对疾病和生命现象的研究等均需要动物进行实验研究。根据实验目的、所选用实验动物种类、药物剂型的不同，对实验动物实施不同的给药方法是十分重要的。本节主要介绍在基础医学实验学教学中常用的一些给药方法。

较常见的给药方法有：摄入法给药、注射法给药、涂布法给药和吸入法给药，其中前两种方法较为常用。

一、摄入法给药

摄入法是经消化道给药，有自动口服给药、强制灌胃给药和经直肠给药3种方式。

1. 自动口服给药 将药物放入饲料或溶于饮水中，由动物自动摄入体内。此法的优点是：操作简便，不会因操作失误而致动物死亡。不足的是由于动物状态和饮食嗜好的不同，饮水和摄取食量的不同，不能保证用药后的药效分析的准确性。同时，放入饲料或溶于饮水中的药物容易分解，难以做到平均添加。因此，该方法适用于动物疾病的防治、药物毒性观测、某些与食物有关的人类疾病动物模型的复制等。

2. 强制灌胃给药 强制灌胃给药能准确掌握给药量、给药时间、发现和记录症状出现时间及经过。但每天强制性操作和定时给药会对动物造成一定程度的机械损伤和心理影响。为减少不良影响，必须充分掌握灌胃技术。方法如下：操作前，将胃管接在注射器上，大致测试一下从口腔至胃（最后一根肋骨后缘）的长度，以估计胃管插入深度。成年动物插管深度一般是：小鼠3cm，大鼠5cm，家兔15cm，犬20 cm。

操作时，动物取直立或平卧体位，固定动物头部，强迫张口，胃管压在舌根部顺上腭缓缓插入至所需深度。插管时注意动物的反应，若动物反应剧烈，应拔出胃管，检查食管是否有损伤，并重新操作。插管完成后应注意检查胃管是否准确插入食管内，以防将药物注入气管（图1-5-7）。给家兔、犬等中型动物灌胃时，应配合使用开口器，以免动物咬坏胃导管（图1-5-8）。

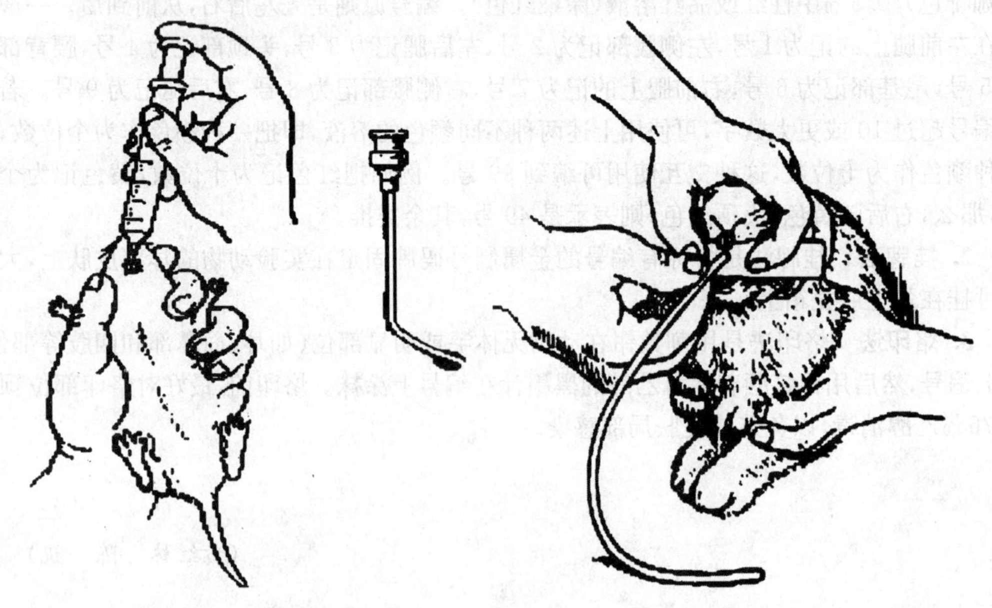

图1-5-7 用胃管强制灌胃给药　　图1-5-8 配合开口器强制灌胃给药

除使用胃管灌药外，有时还可以让动物在人工辅助下自行吞咽药物，如实验者把药物放在豚鼠舌根部，让其闭口咽下。

3. 经直肠给药　根据动物大小选择不同的导尿管，在导尿管的头部涂上凡士林，使动物取蹲位，助手以左臂及左腋轻轻按住动物的头部及前肢，以左手拉住动物尾巴露出肛门，右手轻握后肢。实验者将导尿管缓慢送入肛门。切记不能粗暴用力，插管深度以 7～9cm 为宜。药物灌入后，应抽取生理盐水将导尿管内的药物全部冲入直肠内，然后将导尿管在肛门内保留一会再拔出。

二、注射法给药

1. 皮下注射　对大多数实验动物来说，皮下注射最适宜的部位是颈背、腋下、侧腹或后腿肢体、臀部等。小鼠、大鼠、沙鼠和豚鼠一般用手固定，家兔、犬则固定于实验台上。不同实验动物的注射部位有所不同，犬、猫多在大腿外侧，豚鼠在后大腿内侧或小腹部，大鼠可在左侧下腹部。其操作方法是：用左手轻轻抓起皮肤，右手把注射器针头插入皮肤皱褶的基底部，沿身体纵向将注射器推进 5～10 mm，并将针头轻轻左右摆动，易于摆动表明已刺入皮下。再轻轻抽吸，若无回流液体或血液时即可缓慢注入药液。注射完毕拔出针头，用手指轻压注射部位，以防药液外漏。

2. 皮内注射　皮内注射是将药液注入皮肤的表层与真皮之间。可用于观察皮肤血管通透性变化或皮内反应，多用于接种、过敏实验等。操作时，先剪去注射部位的被毛，消毒局部，然后用左手将皮肤捏成皱襞，右手持针头，将针头与皮肤呈 30°角，沿表层刺入皮内，慢慢注入一定量的药液。此时会感到有很大的阻力，并且注射部位皮肤表面马上呈小丘疹状隆起，皮肤表面上的毛孔极明显。如无以上表现，则药液可能注入皮下，应更换部位重新注射。注射后 5 分钟再拔针，以免药液从针孔漏出。

3. 肌内注射　肌内注射主要用于注射不溶于水而悬于油或其他剂型中的药物。肌内注射应选择肌肉发达、血管丰富的部位，如大鼠、小鼠和豚鼠的大腿外侧缘；家兔、猫、犬、猴的臀部或股部。注射时固定动物，剪去注射部被毛，与肌肉层组织接触面呈 60°角刺入注射器针头，回抽针栓无回血后注入药液（小动物可免回抽针栓）。注射完毕后用手轻轻按摩注射部位，促进药液吸收。

4. 腹腔注射　此注射方法是啮齿类动物常用的给药方法。注射部位应是腹部的左、右下侧外 1/4 的部位，因为此处无重要器官。其中家兔在腹部近腹白线约 1cm 处，犬在脐后腹白线侧缘 1～2cm 处注射。给大鼠、小鼠注射时，左手捉拿动物，使腹部向上，头部略低于尾部，右手持注射器将针头平行刺入达皮下（图 1-5-9），再向前进针 3～5mm，针头能自由活动则说明刺到皮下，然后注射器以 45°角斜刺入腹肌，进入腹腔。进入腹腔时可有落空感，回抽注射器，若无回流血液或尿液时即表示未伤及肝脏和膀胱，可以按一定的速度慢慢注入药液。

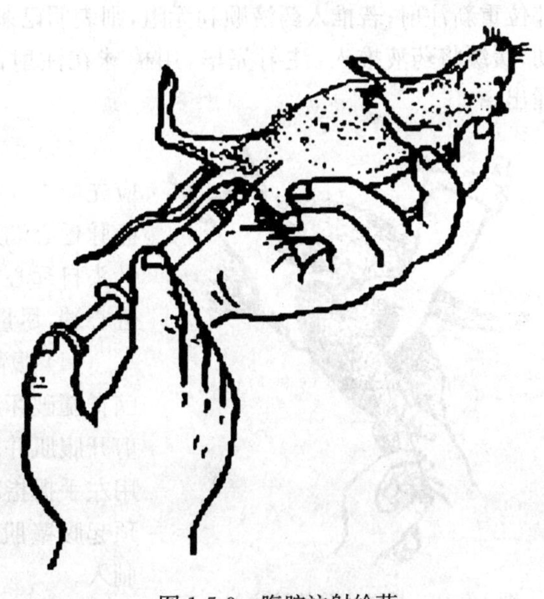

图 1-5-9　腹腔注射给药

5. 静脉注射　静脉注射应根据动物

的种类选择注射的血管。大鼠和小鼠多选用尾静脉，家兔多选用耳缘静脉，犬多选用后肢小隐静脉，豚鼠多选用耳缘静脉或后肢小隐静脉注射。因为静脉注射是通过血管给药，所以只限于液体药物。如果是混悬液，可能会因悬浮粒子较大而引起血管栓塞。

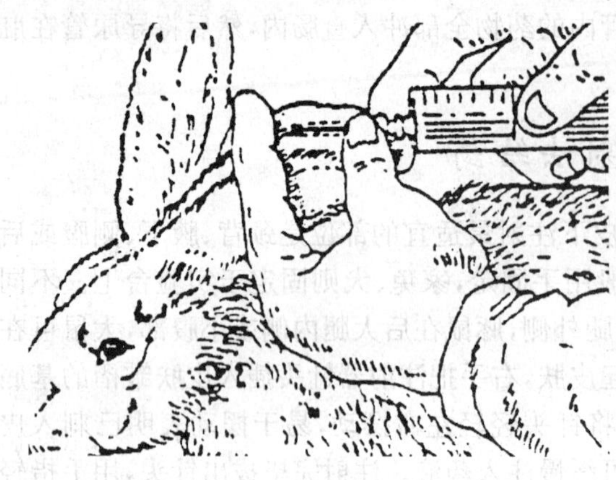
图 1-5-10　耳缘静脉注射给药

(1) 耳缘静脉注射：将动物固定于实验台上，去除耳缘部位的被毛，用乙醇轻轻擦拭，耳缘静脉即清晰可见。用左手食指和中指夹住静脉近心端，拇指和小指夹住耳缘部分，以左手无名指和小指放在耳下作垫，待静脉充盈后，右手持注。射器使针头尽量由静脉末端刺入，与血管方向平行、向心端刺入约 1cm。回抽注射器针栓，有血液回流，即可将药液缓慢注入(图 1-5-10)。注射完毕抽出针头，用棉球压迫注射部位数分钟，以免出血。此方法适用于体型较大的动物，如猿、犬和家兔。

(2) 尾静脉注射：尾静脉注射主要用于大鼠和小鼠。鼠尾静脉有 3 根，两侧及背侧各 1 根，左、右两侧尾静脉较易固定，应优先选择。注射时，先将鼠固定在鼠筒内或扣在烧杯中，露出尾部组织，用 45～50℃温水浸泡鼠尾 1～2min 或用 75％乙醇溶液反复擦拭，以达到消毒、扩张血管和软化表皮角质的目的。选择尾静脉下 1/3 处，用细针头沿血管方向平行、向心端进针(图 1-5-11)。注意药液推入静脉时是否通畅，若阻力较大，注射部位皮下发白，表示针头未刺入静脉内，应换部位重新注射；若推入药液顺利无阻，则表明已刺入静脉内，应把针头和鼠尾固定好，不要晃动，缓缓将药液推入，注射完毕，用棉球在注射部位轻轻揉压，使血液及药液不致回流而漏出。

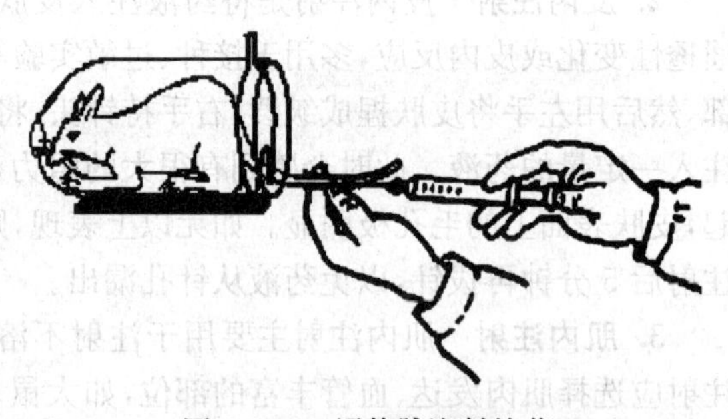
图 1-5-11　尾静脉注射给药

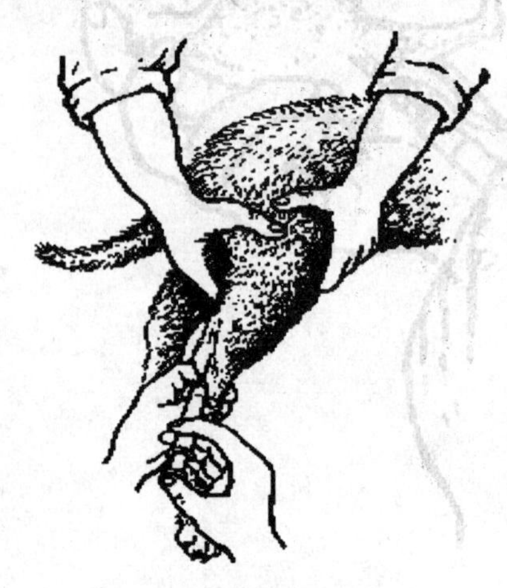
图 1-5-12　后肢小隐静脉注射给药

(3) 前肢内侧头静脉或后肢小隐静脉注射：注射时应先剪去注射部位的被毛，用碘酒和乙醇消毒皮肤，在静脉近心端用橡皮胶带绑紧或用手捏紧，使血管充盈，针头自远心端向心刺入血管，待回抽有血后，放松静脉近心端，尽量缓缓地注入药液(图 1-5-12)。

(4) 腹静脉注射：主要用于蛙和蟾蜍。将蛙或蟾蜍脑脊髓破坏后，仰卧固定于蛙板上，沿腹部正中线稍左剪开腹肌并翻转，可见腹静脉沿腹壁肌肉下行，注射时用左手拇指和食指捏住腹壁肌肉，稍向外拉，中指在下顶起腹壁肌肉，右手持注射器，针头沿血管平行方向刺入。

(5) 浅背侧足中静脉注射：很少用，可用于大鼠、小鼠和豚鼠等。

(6) 股静脉或颈外静脉注射：有时用于大鼠和犬，但必须在麻醉状态下进行。方法是切开皮肤，使用注射器、血管插管等技术，直接对动物实施股静脉或颈静脉的注射给药。

此外，还有脑内注射、椎管内注射、椎动脉注射和关节腔内注射等其他较特殊的药物注射方法。

三、涂布法给药

涂布皮肤方法给药主要用于鉴定药物经皮肤的吸收作用、局部作用或致敏作用等。药液与皮肤接触的时间可根据药物性质和实验要求而定。

大鼠、小鼠可采用浸尾方式经尾部组织给药，主要目的是定性地判断药物经皮肤的吸收作用。先将动物放入特制的固定盒内，露出尾部组织，再将尾部组织通过小试管软木塞小孔，插入装有药液或受检液体的试管内，浸泡 2～6 小时，并观察其中毒症状。

如果是毒物，实验时要特别注意，避免人员因吸入受检液所形成的有毒蒸气而中毒。为此，要将试管的软木塞塞紧，必要时可将受检液表面加上一层液体石蜡。为了完全排除吸入的可能性，可在通风橱的壁上钻一小洞，将受检液置于通风橱内，动物尾部组织通过小孔进行浸尾实验，而身体部分仍留在通风橱以外。

家兔及豚鼠经皮肤给药的部位常选用脊柱两侧的背侧部皮肤。选定部位后，用脱毛剂脱去被毛，洗净脱毛剂后，放回笼内，至少待 24 小时后才可使用。脱毛过程中应特别注意不要损伤皮肤。次日仔细检查处理过的皮肤是否有刀伤或过度腐蚀的创口，以及有无炎症、过敏等现象。如有，应暂缓使用，待动物完全恢复。若皮肤准备合乎要求，便可将动物固定好，在脱毛区覆盖一面积相仿的钟形玻璃罩，罩底用凡士林胶布固定封严。用移液管沿罩柄上开口处，加入待试药物，使受检液与皮肤充分接触并完全吸收后解开(一般 2～6 小时)，然后将皮肤表面仔细洗净。观察时间视实验需要而定。如果是一般的药物，如软膏和各种化妆品，可直接涂抹在皮肤上。药物与皮肤接触的时间根据药物性质和实验要求而定。

(黄红林　陈　凯)

第三节　实验动物的麻醉方法

有创实验常会给动物带来痛苦。为了减轻动物的痛苦及避免动物挣扎而影响实验，须将动物麻醉后再进行实验。麻醉(anesthesia)是指用药物或其他方法可逆性抑制动物局部或全身神经组织活性，使动物部分或整体身体完全失去感觉作用。实验动物的麻醉，关键在于正确选择麻醉方法和麻醉药；同时，要仔细地观察麻醉过程，以利于判断麻醉效果。

一、麻醉方法

实验动物的麻醉方法可分为全身麻醉(general anesthesia)和局部麻醉(local anesthesia)两种。

(一) 全身麻醉

麻醉药经呼吸道吸入或经静脉、肌肉等注射，产生中枢神经系统抑制，致实验动物意识消失而周身无疼痛感觉，这种方法称全身麻醉。

1. 吸入麻醉(inhalation anesthesia)　吸入麻醉是将挥发性麻醉药(如乙醚)或麻醉气体经呼吸道吸入体内，从而发生麻醉作用。

用吸入麻醉法麻醉狗，多采用开放式。先按照狗的大小选择合适的口鼻罩套住犬嘴，内垫数层纱布。若无合适的麻醉口罩，也可用数层长宽各 40cm 的纱布蒙住犬嘴。将犬按倒，一人固定犬的四肢，另一人滴加乙醚于口罩或纱布上，让犬吸入。开始量可稍多些，后逐渐减少。犬吸入乙醚后有兴奋现象，如挣扎、呼吸不规则或加深、肌张力增强等。出现这些现象时给药应暂停 1～2 分钟，待呼吸恢复正常后再继续给药，直到满意的麻醉深度。由于乙醚吸入麻醉会出现兴奋期，因此，可在麻醉前给予适当的镇静性药物和阿托品，前者可降低中枢神经系统的兴奋性，减轻兴奋反应；后者可对抗乙醚刺激口腔和呼吸道黏膜的分泌作用，防止呼吸道阻塞，以免发生麻醉意外。

给猫兔等动物作吸入麻醉时，也可采用口鼻罩法。此外，猫、兔以及豚鼠和大、小白鼠等体型较小的动物可置入一个特制的麻醉箱内，或者放在钟罩或大烧杯内，然后将浸有乙醚的药棉或纱布放入其内，让动物呼吸乙醚空气。待动物卧倒后，将其取出，用开放性点滴法维持，直到合适的麻醉深度。

吸入麻醉法麻醉动物，有时为了保持呼吸道通畅，改善通气功能，常在局部麻醉药作用下给动物做一个气管切口，将一根合适的导管经气管切口插入，呼吸气体和吸入麻醉药都经导管进入体内。这种利用气管内插管的方法进行的吸入麻醉，称气管内吸入麻醉。

在进行吸入麻醉法麻醉动物时，由于麻醉药有挥发性，故操作者应做好自身的防护工作。

2. 注射麻醉　注射麻醉就是将药液抽吸入注射器内，然后通过注射针头注入到动物机体的某个部位，以达到麻醉目的。这是麻醉实验动物的一种常用方法。根据给药部位，注射麻醉可分为静脉注射、腹腔注射、肌内注射和淋巴囊注射四种。

(1) 静脉注射：静脉注射是麻醉药经静脉通过血液循环作用于中枢神经系统，产生中枢神经系统抑制的方法，是常用的全身麻醉方法。这种方法对装注射器针头的要求是，针头号与注射器刻度线在同一个方向上。这样，当针头刺入静脉血管时，其缺口与注射器刻度线都朝上，就不必担心血管壁妨碍注射药液，也便于观察注射剂量与速度。静脉注射部位因动物种类而异。①狗的静脉注射部位通常有两个：一是后肢外侧面的小隐静脉，该静脉在胫腓骨远端自前向后行走；一是前肢内侧的头静脉，其口径比小隐静脉粗。这两支静脉都位于皮下。注射时，先用犬头夹固定头部，以防咬人。然后在注射部位剪毛，用胶皮带捆绑近心端，使静脉充盈，将注射针头刺入血管，回抽有血时，松带，即可注入麻醉药。②家兔常取耳缘静脉为注射部位。耳缘静脉沿耳背内侧行走。注射时先用兔笼固定兔头，或由助手搔抓前肢腋下使动物安静。剪毛并用水湿润，使血管显现。然后左手中指和食指夹住兔耳根部，拇指和无名指捏住耳尖，右手持注射器，从耳尖部进针。兔耳皮肤薄，耳缘静脉表浅，因此进针不能太深，以免刺破血管。③大白鼠和小白鼠可取尾静脉注射。鼠尾背腹及两侧共有四根血管，腹侧一根为动脉，其余三根为静脉。注射时，宜先用鼠固定器固定鼠体，让鼠尾露出。宜选用 4 号针头或 5 号针头，选择最粗的一根血管刺入。

静脉注射麻醉作用发生快，没有明显的兴奋期，几乎立即生效。这样，容易控制麻醉深度，掌握用药剂量。但也要注意：①注射器内抽取药液后应排干净空气；以免将空气注入血管引起血管栓塞。②注入药物的速度一般要慢，尤其是使用 20%氨基甲酸乙酯(乌拉坦)溶液给家兔行耳缘静脉注射麻醉时，速度过快，往往引起动物死亡。③为避免发生麻醉意外(呼吸暂停、心脏停跳、甚至死亡)，可先缓慢注入药物总剂量的4/5，剩下的1/5根据麻醉深度决定是否应该继续注入。

(2) 腹腔注射：与静脉注射相比较，腹腔注射操作简便易行。犬兔等较大动物腹腔内注射麻醉药时可由助手固定动物，使腹部朝上，然后在后腹部外侧约1/3处进针，回抽、判定针头确在腹腔内，即可注入药物。大、小白鼠和豚鼠腹腔内注射麻醉一人操作即可。操作者事先用注射器抽取麻醉药。左手拇指与食指捏住鼠耳及头部皮肤，无名指与小指夹住鼠尾，腹部朝上固定于手掌间，右手持注射器从后腹部朝头的方向刺入，回抽、判定针头确在腹腔内，即可注射药液。

腹腔注射麻醉药物由肠系膜吸收入血，经门静脉入肝再进入心脏，然后才能到达中枢神经系统。因此，麻醉作用发生慢，有一定程度的兴奋期，麻醉深度不易控制，只有静脉注射麻醉失败后才进行。注射时应注意：①进针角度因动物大小而有不同，较大动物针头可与腹壁垂直；鼠类宜使针头与腹壁成30°夹角。②一定要回抽，若回抽到血液、粪便、尿液等，表示针头已刺入脏器，必须拔出重刺。③所用针头不宜太大，以免注射后药液自针孔流出。

(3) 肌内注射：肌内注射麻醉法常用于鸟类。选取胸肌或腓肠肌等肌肉较发达部位。用左手固定动物，右手持注射器，呈90°角迅速刺入肌肉。注射完毕后，用手轻轻按摩注射部位，促使药物扩散以利吸收。对猴、犬、猫、兔则多用两侧臀部或股部进行肌内注射。

(4) 淋巴囊注射：两栖动物(如蛙、蟾蜍)全身有数个淋巴囊，注射麻醉药液易吸收，发生麻醉作用较快。在所有淋巴囊中，以腹部和头背部最常用。注射时一手持蛙，另一手持注射器刺入尾骨两侧皮下淋巴囊，缓慢注入药物。也可将针头刺入口腔黏膜，通过下颌肌层进入胸部淋巴囊注射。

(二) 局部麻醉

用局部麻醉药暂时阻断某些周围神经的冲动传导，使这些神经支配的相应区域产生麻醉作用，称为局部麻醉。局部麻醉方法有表面麻醉、局部浸润麻醉、区域阻滞和神经阻滞。

实验动物常采用局部浸润麻醉，即将局麻药注入手术区的组织内，阻滞神经末梢而达到麻醉作用。常以1%盐酸普鲁卡因溶液，在手术部位作皮下浸润麻醉。于术前，用2ml注射器套上6号针头将1%盐酸普鲁卡因溶液注入手术部位的皮下，并轻加压，使药液扩散、与神经末梢广泛接触，待4～5分钟后，局麻药作用完善即可手术。注意不应随即切开组织致使药液外溢而影响效果。

(三) 麻醉注意事项

(1) 做好术前准备。犬、猫或灵长类动物，手术前应禁食8～12h，以避免麻醉或手术过程中发生呕吐。家兔或啮齿类动物无呕吐反射，术前无需禁食。

(2) 麻醉药可致动物体温缓慢下降。因此在寒冷季节，应设法保温，不使肛温降至37℃以下。

(3) 实验过程中如麻醉过浅，可于一定时间后(如戊巴比妥须在第一次注射后的5min)补充注射一定量的麻醉药(不超过总量的1/5)，并密切观察麻醉效果。

(4) 乙醚是挥发性很强的液体，易燃易爆，使用时应远离火源。平时应装在棕色玻璃瓶中，储存于阴凉干燥处，不宜放在冰箱内，以免遇到电火花时引起爆炸。

二、麻 醉 药

(一) 分类

根据麻醉药的使用方法可将其分为全身麻醉药和局部麻醉药两大类。

全身麻醉药又分为吸入性麻醉药和注射性麻醉药。常用的吸入麻醉药有乙醚、氯仿和氟烷类等挥发性麻醉药。此类麻醉药的作用时间短,麻醉深度易掌握,动物麻醉后苏醒快,但麻醉过程中要随时注意动物的反应,防止麻醉过量或过早苏醒。常用的注射性麻醉药有戊巴比妥钠、硫喷妥钠、乌拉坦、水合氯醛等非挥发性麻醉药。此类麻醉药使用方便,作用时间较长,但不易掌握麻醉深度,且动物苏醒慢。常用的局部麻醉药有盐酸普鲁卡因注射液和盐酸可卡因溶液(表 1-5-1)。

表 1-5-1 实验动物常用麻醉药的使用方法及作用特点

药物	适用动物	给药途径	剂量(mg/kg 体重)	作用时间	特点
乙醚	各种动物	吸入		短,麻醉过程中须持续吸入	常使动物出现明显的兴奋现象。易燃、易爆、易挥发,可强烈刺激吸入者的上呼吸道黏膜
戊巴比妥钠溶液(1%~5%)	犬、兔、猫 豚鼠、 大鼠、小鼠	静脉、腹腔 腹腔 腹腔	30~50 40~50 40~50	长(2~4h),中途加 1/5 量可维持 1h 以上	麻醉力强,有严重的呼吸、心血管抑制作用
硫喷妥钠溶液(1%~2%)	犬、兔、猫 大鼠	静脉、腹腔 静脉、腹腔	25~50 50~100	短(15~30min),适合短时程的实验	麻醉力强,抑制呼吸和心血管活动。可先注射 1/2 或 1/3 的预计剂量,待动物倒下后,再缓慢注入余量
乌拉坦别名氨基甲酸乙酯(20%)	犬、兔、猫 大鼠、小鼠 蛙	静脉、腹腔 皮下、肌肉 腹腔 皮下、淋巴囊	750~1000 1350 1000~1500 2000~2500	2~4h	对呼吸无明显影响,较安全,主要适用小动物的麻醉。尤其对兔子的麻醉作用较强,是家兔急性实验最常采用的麻醉药
氯醛糖(1%)-乌拉坦(20%)混合麻醉药	犬、兔、猫、大鼠	静脉、腹腔 腹腔	500+50	5~6h	氯醛糖安全度大,能导致持久的浅麻醉,对植物性神经中枢的机能无明显抑制作用,常与乌拉坦合用
普鲁卡因溶液(1%~2%)	各种动物	局部注射用于浸润麻醉	视情况而定	30~45min,加用肾上腺素可延长 20%的作用时间	毒性小,短效,对黏膜的穿透力弱。可引起过敏反应,过量时引起中枢神经系统和心血管反应

(二) 麻醉药选用原则

选用何种麻醉药,须看其是否具备以下三个条件:第一,麻醉效果好,麻醉时间能满足实验要求;第二,对动物的副作用及所要观察的指标影响最小;第三,使用方便。

三、麻醉效果的观察

1. 呼吸　动物呼吸加快或不规则,说明麻醉过浅,可再追加一些麻醉药;若呼吸由不规则转变为规则且平稳,说明已达到麻醉深度;若动物呼吸变慢,且以腹式呼吸为主,说明麻醉过深,动物有生命危险。

2. 反射活动　主要观察角膜反射或睫毛反射,若动物的角膜反射灵敏,说明麻醉过浅;若角膜反射迟钝,麻醉程度合适;角膜反射消失,伴瞳孔散大,麻醉过深。

3. 肌张力　动物肌张力亢进,一般说明麻醉过浅,全身肌肉松弛,麻醉合适。

4. 皮肤夹捏反应　麻醉过程中可随时用止血钳或有齿镊夹捏动物皮肤,若反应灵敏,麻醉过浅,若反应消失,麻醉程度合适。

四、麻醉意外及其处理

1. 肌颤与抽搐　可能由于动物在麻醉期体温下降或由于麻醉药的毒性反应引起。遇有这种情况,应针对诱发原因分别处理。乌拉坦麻醉可使动物体温下降,应注意保温。若系药物的毒性反应,尤其是由非麻醉药所引起,可对症处理。

2. 心跳呼吸骤停　多半由于麻醉过深,抑制了延髓心血管运动中枢和呼吸中枢。对此应立即进行人工呼吸,同时作胸外心脏按压。并可从心室内注射肾上腺素(0.1%,1ml),以及从静脉注射中枢兴奋药(如1%山梗茶碱 0.5ml 或 25%尼可刹米 1ml)。

(赵战芝)

第四节　实验动物用药剂量的计算方法

在需要给动物用药时,经常会遇到两个问题:①给多少剂量;②配成何种浓度的药液。下面介绍有关方法。

一、给药剂量的确定

药物对于某种动物的适当剂量来自实践经验,不能凭空推算。为了某一目的准备给某种动物用药时,首先应该查阅该药的有关文献,了解前人的经验。如能查到为了同一目的,给相同种类动物用药的记录,那就可以直接照试。如查不到治疗剂量,但能找到致死量(LD50),也可先参考 LD50 来设计剂量并进行实验。如果查不到待试动物的合适剂量,但知道其他动物的剂量或人用剂量,则需要加以换算。关于不同种类动物间用药剂量的换算,一般认为不宜简单地按体重比例增减,而须按单位体重所占体表面积的比值来进行换算。下面将分述按体重换算和按体表面积换算的方法。

1. 按体重换算方案　已知 A 种动物每千克体重用药剂量,欲估算 B 种动物每千克体重用药的剂量,可先查表 1-5-2,找出折算系数(W),再按下式计算。

B 种动物的剂量(mg/kg)=W×A 种动物的剂量(mg/kg)

表 1-5-2　动物与人体量的每千克体重等效剂量折算系数

A种动物或成人 B种动物或成人	小鼠(0.02kg)	大鼠(0.2kg)	豚鼠(0.4kg)	家兔(1.5kg)	猫 (2.0kg)	犬(12kg)	成人(60kg)
小鼠(0.02kg)	1.0	1.4	1.6	2.7	3.2	4.8	9.01
大鼠(0.2kg)	0.7	1.0	1.14	1.88	2.3	3.6	6.25
豚鼠(0.4kg)	0.61	0.87	1.0	0.65	2.05	3.0	5.55
家兔(1.5kg)	0.37	0.52	0.6	1.0	1.23	1.76	3.30
猫(2.0kg)	0.30	0.42	0.48	0.81	1.0	1.44	2.70
犬(12kg)	0.21	0.28	0.34	0.56	0.68	1.0	1.88
成人(60kg)	0.11	0.16	0.18	0.304	0.371	0.531	1.0

例 1:已知某药对小鼠的最大耐受量为 20 mg/kg(20 g 小鼠用 0.4mg),需折算为家兔用量。查 A 种动物为小鼠,B 种动物为家兔,交叉点为折算系数 W=0.37,故家兔用药量为 0.37×20mg/kg=7.4mg/kg。

2. 按体表面积折算剂量

不同种属动物体内的血浓度和作用与动物体表面积成平行关系,故按体表面积折算剂量较按体重更为精确(表 1-5-3)。

例 2:由动物用量推算人的用量。已知一定浓度的某药注射剂给家兔静脉注射的最大耐受量为 4mg/kg,推算人的最大耐受量为多少?

查表 1-5-3,先横后竖,家兔与人体表面积比值为 12.2,1.5kg 家兔最大耐受量为 4×1.5=6mg,那么人的最大耐受量为 6×12.2=73.2mg;取其 1/3~1/10 作为初试用剂量。

例 3:由人用量推算动物用量。已知某中药成人每次口服 10 g 有效,拟用犬研究其作用机制,应用多少量?

查表 1-5-3,人与犬的体表面积比值为 0.37,那么犬用量为 10×0.37=3.7(g),取其中 1/3~1/10 作为初试用剂量。

表 1-5-3　常用动物与人体表面积比值

	20g 小鼠	200g 大鼠	400g 豚鼠	1.5kg 家兔	2kg 猫	12kg 犬	50kg 人
20g 小鼠	1.0	7.0	12.25	27.8	29.7	124.2	332.4
200g 大鼠	0.14	1.0	1.74	3.9	4.2	17.3	48.0
400g 豚鼠	0.08	0.57	1.0	2.25	2.4	10.2	27.0
1.5kg 家兔	0.04	0.25	0.44	1.0	1.08	4.5	12.2
2kg 猫	0.03	0.23	0.41	0.92	1.0	4.1	11.1
12kg 犬	0.008	0.06	0.10	0.22	0.24	1.0	2.7
50kg 人	0.003	0.021	0.036	0.08	0.09	0.37	1.0

二、药物浓度的确定及给药量的换算

1. 药物浓度表示法　药物浓度是指一定量液体或固体制剂中所含主药的分量。常用的表示法有 3 种。

(1) 百分浓度:是按照每 100 份溶液或固体物质中所含药物的份数来表示的浓度,简写为%。由于药物或溶液的量可以用体积或重量表示,因而有以下不同的表示%浓度方法。

1) 重量/体积(W/V)法:即每100ml溶液中含药物的克数,如5%葡萄糖即每100ml含葡萄糖5g。此法最常用,不加特别注明的药物%浓度即指此法。

2) 重量/重量(W/W)法:即100g制剂中含药物的克数,适用于固体药物,如10%氧化锌软膏即100g中含氧化锌10g。

3) 体积/体积(V/V)法:即100ml溶液中含药物的毫升数。适用于液体药物,如消毒用75%乙醇即100ml溶液中含无水乙醇75ml,相当于W/W法70%乙醇。

(2) 比例浓度:常用于表示稀溶液的浓度,例如1∶5000高锰酸钾溶液是指5000 ml溶液中含高锰酸钾1g;1∶1000肾上腺素即0.1%肾上腺素。

(3) 摩尔浓度(mol/L):1L溶液中含溶质的摩尔数称为该溶液的摩尔浓度。如0.1mol/L NaCl溶液表示1000ml中含NaCl 5.84g(NaCl分子量为58.44)。

2. 给药量的换算

(1) 动物实验所用药物的剂量,一般按mg/kg(或g/kg)体重计算,应用时须从已知药物浓度换算出相当于每千克体重应注射药液量(ml),以便于给药。

例1:小鼠体重18g,腹腔注射盐酸吗啡10 mg/kg,药物浓度为0.1%,应注射多少毫升?

解:0.1%的溶液每毫升含药物1mg,剂量为10 mg/kg相当的容积为10ml/kg,小鼠体重为18g换算成千克为0.018kg,故10×0.018=0.18ml。小鼠常以mg/10g计算,换算成容积时也以ml/10g计算,较为方便,上例18g重小鼠注射,相当于0.1ml/10g,再计算给其他小鼠药量时很方便。如20g体重小鼠,给0.2ml,以此类推。

例2:盐酸苯海拉明给犬肌内注射时的适当剂量为2.5mg/kg。现有1.5%的药液,8.5 kg体重之犬应注射此种药液几毫升?

解:犬1kg体重需给盐酸苯海拉明2.5mg,8.5kg的犬当需盐酸苯海拉明2.5×8.5=21.2mg。1.5%的药液每100ml含药1.5g,即1500mg每1ml含药1500/100=15mg21.2/15=1.4ml此即8.5kg的犬应肌注1.5%盐酸苯海拉明溶液的容量。

例3:盐酸吗啡给小鼠腹腔注射的剂量为15mg/kg。现有药液的浓度为0.1%。体重17g的小鼠应注射药液几毫升?

解:按15mg/kg的剂量计算,17g体重的小鼠应给药15×0.017=0.255mg

0.1%的药液每100 ml含药0.1g,即每1ml含药1.0 mg　0.255/1=0.255。所以17g体重的小鼠应注射0.1%的盐酸吗啡溶液0.26ml。

(2) 在动物实验中,有时须根据药物的剂量及某种动物给药途径的药液容量来配制相当的浓度,以便于给药。

例4:给家兔静注苯巴比妥钠80 mg/kg,注射量为1ml/kg,应配制苯巴比妥钠的浓度是多少?

解:80mg/kg相当于1ml/kg,因此1ml药液应含药物80 mg,现算成百分浓度,1∶80=100∶X,X=8000 mg=8g,即100ml含8g,故应配成8%的苯巴比妥钠。

(3) 溶液稀释的换算可按公式$C_1V_1=C_2V_2$换算,即:稀溶液浓度(C_1)×稀溶液体积(V_1)=浓溶液浓度(C_2)×浓溶液体积(V_2)。

例5:病人需要5%葡萄糖500ml,如果用50%葡萄糖溶液配制,需要多少毫升?

解:$5\times500=50\times V$　　$V=5\times500/50=50$ml

(4)用混合法将两种已知百分浓度溶液配制百分浓度溶液。此法是把需要配制溶液的百分浓度放在两条直线的交叉点上，把已知溶液的浓度放在两条直线的左侧两端，较大的百分浓度放在上面，较小的放在下面，然后每一条直线上把两个数字进行减法计算，将其差写在同一直线的右端，所得到的数字分别写在右边的上面和下面，便表示出需要配制浓度的溶液毫升数。

例 6：有 95%和 15%乙醇溶液，需要配制成 75%乙醇溶液，要取 95%乙醇溶液 60 份和 15%乙醇溶液 20 份，两者混合即成 75%乙醇溶液。

95　　60
　75
15　　20

同样，用蒸馏水作溶剂来稀释已知百分溶液，配制成所需百分溶液。配制方法和上述一样，只是在左下角不是较小的浓度，而是零，所得的数字仍写在右边的上面和下面，便表示出要取多少份溶液和溶剂。

例 7：由 95%乙醇溶液稀释成 75%的乙醇溶液，需要取 95%乙醇 75 份加入 20 份蒸馏水，即配成 75%乙醇溶液。

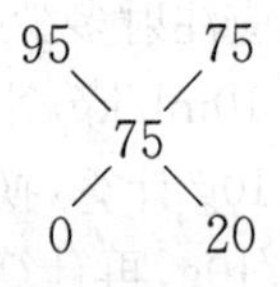

（黄红林　郑　兴）

第五节　哺乳类动物实验常用手术方法

机能学实验以急性动物实验为主。常以血压、呼吸等为指标，以静脉注射，放血等为实验方法。需要暴露气管、颈总动脉、颈外静脉、股动脉、股静脉，并行相应的插管，以及分离迷走神经，减压神经及股神经等。因此手术主要在颈部及股部进行，现分述如下：

一、兔、犬颈部手术

颈部手术的目的在于暴露气管、颈部血管并作相应的插管以及分离神经等。颈部手术成败的关键在于熟悉动物颈部及手术要领，防止损伤血管和神经。现以家兔为例，说明如下：

1. 家兔背位固定于兔台上　颈部剪毛备皮。

2. 动物麻醉　一般作局部浸润麻醉，在颈部正中线皮下注入 1%普鲁卡因：亦可选用 20%乌拉坦作全身麻醉（方法和剂量请参看表 1-5-4）。

表 1-5-4　常用非挥发性麻醉药物的用法及剂量

药物	动物	给药途径	剂量(mg/kg)	作用时间
戊巴比妥钠溶液	犬、兔	静脉	30	2～4 小时，中途加 1/5 量可
（3%～5%）		腹腔	40～50	维持 1 小时以上，麻醉力
	大、小白鼠	腹腔	40～50	强，易抑制呼吸

续表

药物	动物	给药途径	剂量(mg/kg)	作用时间
硫喷妥钠溶液(25%)	犬、兔	静脉		15～30分钟，麻醉力强，宜缓注射
	大白鼠	腹腔		
	小白鼠	腹腔		
氯醛糖溶液(2%)	兔	静脉		3～4小时，诱导期不明显
	大白鼠	腹腔		
乌拉坦(20%～25%)	兔	静脉	1000	2～4小时，毒性小，主要适用小动物的麻醉
	大、小白鼠	皮下或肌内		
	蛙	淋巴囊注射		
	蟾蜍	淋巴囊注射		
盐酸普鲁卡因溶液(1%～2%)	犬、兔	手术部位作皮下浸润麻醉	1%普鲁卡因溶液主要适用小动物的麻醉	

3. 气管及颈部血管神经分离术

(1) 气管暴露术：用手术刀沿颈部正中线从甲状软骨处向下至靠近胸骨上缘作一切口(兔的长约4～6cm，犬的长约10cm)；因兔颈部皮肤较松弛亦可用手术剪沿正中线剪开。切开皮肤后，以气管为标志从正中线用止血钳钝性分离颈部正中的肌群和筋膜即可暴露气管，分离食管与气管，在气管下穿过一条粗线备用。

(2) 颈总动脉分离术：正中切开皮肤及皮下筋膜，暴露肌肉。将肌肉层与皮下组织分开。此时清楚可见在颈正中部位有两层肌肉。一层与气管平行，覆于气管上，为胸骨舌骨肌。其上又有一层肌肉呈V字形走行向左右两侧分开。此层为胸锁乳突肌。用镊子轻轻夹住一侧的胸锁乳突肌，用止血钳在两层肌肉的交接处(即V形沟内)将它分开(注意，切勿在肌肉中分，以防出血)。在沟底部即可见到有搏动的颈总动脉鞘。用眼科镊子(或纹式止血钳)细心剥开鞘膜，避开鞘膜内神经，分离出长约3～4cm的颈总动脉，在其下穿两根线备用。

颈动脉窦分离术：在剥离两侧颈总动脉基础上，继续小心地沿两侧上方深处剥离，直至颈总动脉分叉处膨大部分，即为颈动脉窦。剥离时勿损伤附近的血管神经。

(3) 颈部迷走、交感、减压神经分离术：于家兔颈部，在找到颈动脉鞘后，将颈总动脉附近的结缔组织薄膜镊住，并轻拉向外侧使薄膜张开，即可见薄膜上数条神经。根据各条神经的形态、位置和走向等特点来辨认，迷走神经最粗，外观最白，位于颈总动脉外侧，易于识别。交感神经比迷走神经细，位于颈总动脉的内侧，呈浅灰色；减压神经细如头发，位于迷走神经和交感受神经之间，在家兔为一独立的神经，沿交感神经外侧后行走。但在人、犬此神经并不单独行走，而是行走于迷走、交感干或迷走神经中。将神经细心分离2～3cm长即可，然后各穿细线备用。

(4) 颈外静脉暴露术：颈外静脉浅，位于颈部皮下，其分支为外腭静脉和内腭静脉，颈部正中切口后，用手指从皮肤外将一侧部组织顶起，在胸锁乳突肌外缘，即可见很粗而明显的颈外静脉。仔细分离长约3～4cm的颈外静脉，穿两线备用。

4. 气管及颈部血管插管术 在前述分离术的基础上，按需要选行下列插管术。

(1) 气管插管术：暴露气管后在气管中段，于两软骨环之间，剪开气管口径之半，在向头端做一小纵切口呈倒“T”形。用镊子夹住T形切口的一角，将适当口径的气管套管由切口向心端插入气管腔内，用粗线扎紧后，再将结扎线固定于“Y”形气管插管分叉处，以防气管套管脱出。

(2) 颈总动脉插管术：颈总动脉主要用于测量颈动脉压。为此，在插管前需使动物肝素化，并将口径适宜的充满抗凝液体(也可用生理盐水)的动脉套管(也可用塑料管)准备好，将颈总动脉离心端处结扎(结扎点昼向离心端)，近心端动脉夹夹住，另一线打一活扣置于动脉夹与离心端结扎线之间。插管时以左手拇指及中指拉住离心端的结扎线头，食指从血管背后轻扶血管：右手持锐利的眼科剪，使与血管呈45°角，在紧靠离心端结扎线处向心一剪，剪开动脉壁之周径1/3左右(若重复数剪易造成切缘不齐)，当插管时易造成动脉内膜内卷或插入层间而失败。然后持动脉套管，以其尖端斜面与动脉平均地向心方向插入动脉内，用细线扎紧并在套管分叉处结扎固定。最后将动脉套管作适当固定，以保证测压时血液进出套管之通畅。

(3) 颈外静脉插管术：颈外静脉可用于注射、输液和中心静脉压之测量。血管套管插入方法与股静脉类似。现将用于中心静脉压测量的插管做一简介：

在插管前先将家兔肝素化，并将连接静脉压检压计的细塑料管导管充盈含肝素之生理盐水。在导管上做一长5～8cm的记号。导管准备好后，先将静脉远心端结扎，靠近结扎点的向心端作一剪口，将导管插入剪口，然后一边拉结扎线头使颈外静脉与颈矢状面、冠状面各呈45°角，一边轻柔地向心端缓慢插入，遇有阻抗即退回改变角度重插，切不可硬插(易插破静脉进入胸腔)，一般达导管上记号为止，此时可达右心房入口处。若导管插管成功，则可见静脉压检压计水面或浮漂于中心静脉压数值附近随呼吸而上下波动。

二、兔、犬腹部手术

腹部手术分上腹部和下腹部手术。上腹部手术的目的在于暴露肝、胆、胆总管、胃、十二指肠。下腹部手术的目的在于暴露输尿管、膀胱等脏器。

1. 上腹部手术 按常规进行麻醉、固定、剪毛。从剑突下正中切口，沿腹白线打开腹腔。根据不同的实验动物，切口长约3～5cm。根据不同的实验目的，分别按各实验步骤进行。

2. 下腹部手术 从耻骨联合向上沿中线做3～5cm长的切口，沿腹白线打开腹腔。

(1) 输尿管插管法：将膀胱轻拉到腹壁外，暴露膀胱三角，仔细辨认输尿管，分离其周围组织，分别用线在两侧输尿管近膀胱处作结扎。在结扎上方剪一斜口，向肾脏方向分别插入充满生理盐水(最好是含肝素的生理盐水，以防发生凝血)的细塑料管，用线结扎固定，此时可见到有尿液从插管内慢慢地滴出，手术完毕后用38℃左右的温热生理盐水纱布盖住腹部切口处，将两插管借三通并在一起连到记滴装置上(也可只插一侧输尿管，但尿液较少)。

(2) 膀胱插管法：切口方法同上，但只需切2～3cm长。将膀胱移至体外，在膀胱顶部做一荷包缝合，在缝线中心做一小切口，插入膀胱插管(也可用一弯头滴管代替)，收缩缝线以关闭膀胱。如膀胱壁松弛而膀胱容积仍较大时，可用粗线将膀胱结扎掉一部分，使膀胱内的贮尿量减至最少。膀胱插管的另一端通过橡皮管与记滴器相连。

三、兔、犬股部手术

股部手术目的在于分离股神经、股动、静脉及进行股动、静脉插管，以备放血、输血输液、注射药物等用。

犬、兔等动物手术方法基本相同。以兔为例其基本步骤如下：

(1) 动物背位固定于兔台上，腹股沟部剪毛。

(2) 用手指触摸股动脉搏动，辨明动脉走向，在该处作局麻并行方向一致长约 4～5 cm 的切口。用止血钳小心分离肌肉及深部筋膜，便清楚地暴露出股三角区。股三角区上界为鼠蹊韧带，内界为缝匠肌，外界为内收长肌。股动脉及神经即由此三角区通过。股神经位于外侧，股静脉位于内侧，股动静位于中间偏后(图 1-5-13)。

(3) 用止血钳细心将股神经首先分出，然后分离股动、静脉间的结缔组织，清楚地暴露股静脉，如做插管可分离出一段静脉(约 2～2.5cm)，穿两根细线备用 。再仔细分离股动脉，将股动脉与其背部的组织分离开，长约 2～2.5cm ，切勿伤及股动脉分支。动脉下方穿两根细线备用。

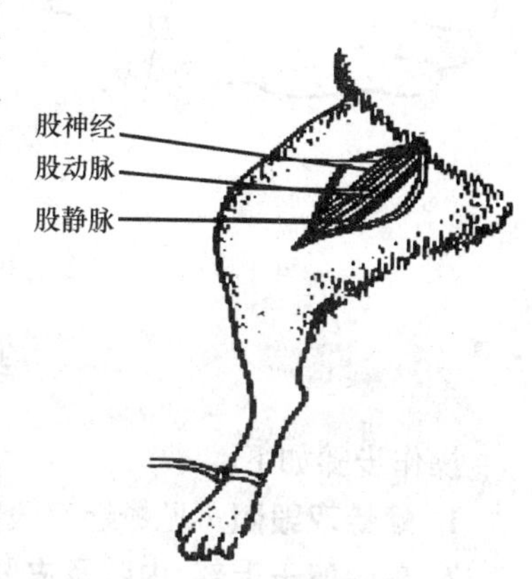

图 1-5-13　股三角部位的股神经、股动脉、股静脉

(4) 股动、静脉插管，犬血管粗大，插管较易，家兔血管细，插管较难，因此要细致耐心和掌握要领。

1) 股动脉插管术：将股动脉近心端用动脉夹夹住，远心端用细线结扎，牵引此线在贴近远心端结扎处剪开血管，向心插入动脉套针或塑料管，结扎固定后备放血或注射用。

2) 股静脉插管术：股静脉插管术，除不需用动脉夹外，基本与股动脉插管相同。但因静脉于远心端结扎后静脉塌陷呈细线状，较难插管，因此可试用静脉充盈插管法，即：在股静脉近心端用血管夹夹住(也可用线提起)，活动肢体使股静脉充盈，股静脉远心端结扎线打一活扣，待手术者剪口插入套针后，再由助手迅速结扎紧。

(杨君佑)

第六节　两栖类动物实验常用手术方法

两栖类动物的一些基本生命活动和生理功能与温血动物类似，保持其离体组织器官生理活动所需的条件相对来说比较简单，且易于控制，应用手术方法制备离体组织或器官是机能实验中常用的实验操作技术。

一、蟾蜍双毁髓术

1. 枕骨大孔的定位

(1) 左手握住躯干及肢体，右手拇指与食指握住蟾蜍的唇尖部前后摇动，在其头部背面可见一明显的凹陷点即为枕骨大孔处(如图 1-5-14A)。

(2) 左手握住蟾蜍躯干及肢体，用食指下压头部前端，拇指按压背部使头前俯。右手持探针由前端沿正中线向尾端触划，触到凹陷处即枕骨大孔(如图 1-5-14B)。

2. 蟾蜍双毁髓　将探针由此处垂直刺入，到达椎管，将探针折向头方刺入颅腔，左右搅动数次，彻底捣毁脑组织；再将探针退出至刺入点皮下，针尖倒向尾侧，刺入脊髓椎管内，捣毁脊髓。此时蟾蜍下颌呼吸运动消失，四肢肌肉张力消失，则表示脑和脊髓已完全破坏(如图 1-5-14C)。

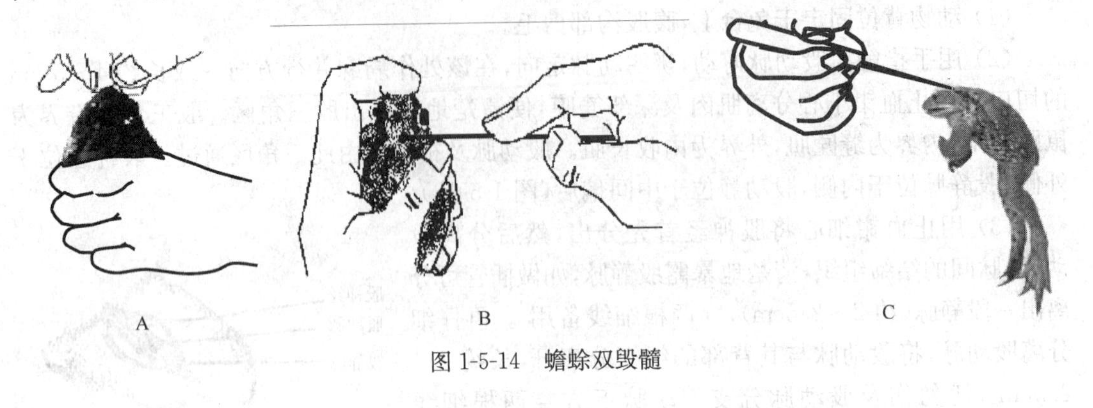

图 1-5-14　蟾蜍双毁髓

二、坐骨神经干标本的制备

操作步骤如下：

1. 蟾蜍双毁髓　见蟾蜍双毁髓术。

2. 剪除躯干上部、内脏及皮肤　在荐尾关节(荐骨与尾骨连接)水平以上(前)1cm 处用粗剪刀剪断脊柱，将前半躯干、内脏和皮肤一并拉剥弃之(如图 1-5-15)，仅保留一段腰背部脊柱及两后肢，并将其放入盛有任氏液的器皿中备用。

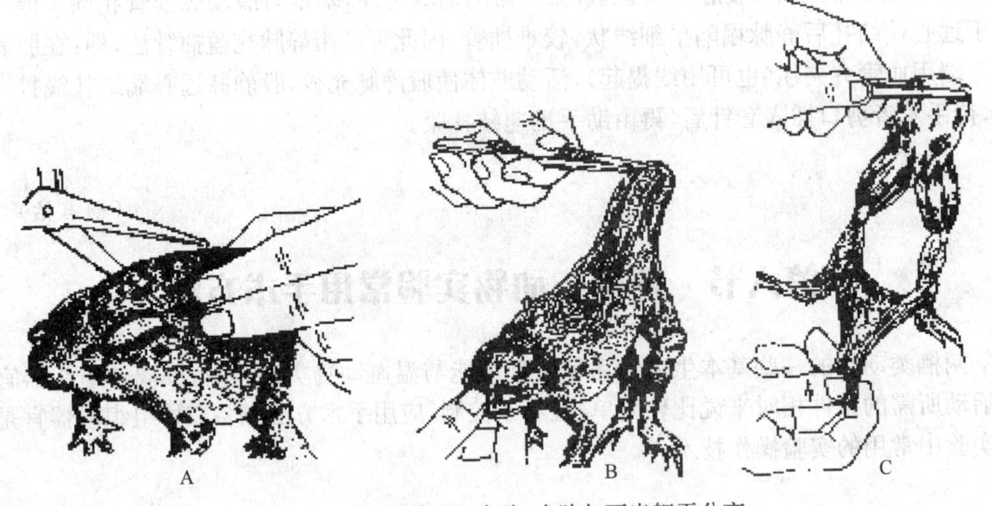

图 1-5-15　前半躯干、内脏、皮肤与下半躯干分离

3. 分离两腿　用镊子取出标本放在蛙板上，用直手术剪沿脊柱正中线至耻骨联合中央将标本剪分为两半，浸放于盛有任氏液的器皿中备用。

4. 游离坐骨神经干　取一分离的后肢，腹面向上放在蛙板上，用玻璃分针游离坐骨神经腹腔段，并在靠近脊柱处穿线结扎，线头保留约 1cm。然后换至背侧向上，固定标本两端，用玻璃分针沿坐骨神经沟(股二头肌与半膜肌肌间沟)小心分离出坐骨神经的大腿段，用眼科剪剪去神经干上各细小分支(切忌撕扯)，继续向下分离至膝关节处可见有两条分支，内侧位胫神经，外侧为腓神经，沿任一分支(腓神经较浅易分离)走向继续向下分离至踝部，用线结扎，保留一小段线头（约 1cm），在结扎线的外周端剪断神经，神经干标本全长约大于 8 厘米，将制备的坐骨神经干标本浸泡在盛有任氏液的器皿中备用（如图 1-5-16）。

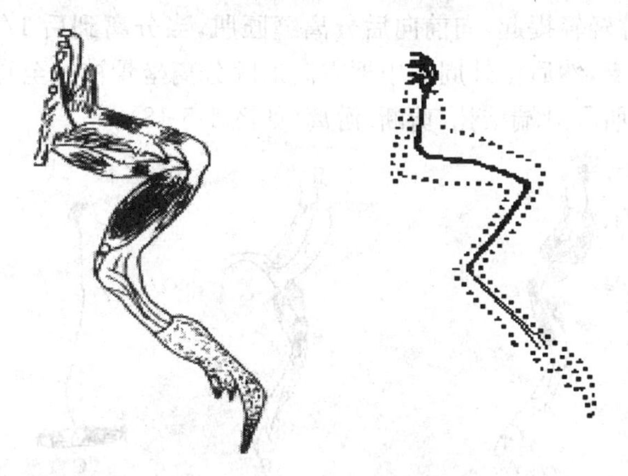

图 1-5-16　分离坐骨神经干

三、神经肌肉标本制备

1. 坐骨神经腓肠肌标本的制备

（1）先行蟾蜍双毁髓术（同前），剪除躯干上部、内脏及皮肤（同前），分离两腿（同前）。

（2）取一分离的后肢，腹面向上放在蛙板上，用玻璃分针游离坐骨神经腹腔段，并在靠近脊柱处穿线结扎，线头保留约 1cm。然后换至背侧向上，固定标本两端，用玻璃分针沿坐骨神经沟（股二头肌与半膜肌肌间沟）小心分离出坐骨神经的大腿段，用眼科剪剪去神经干上各细小分支（切忌撕扯），用手术剪将坐骨神经中枢连带一小块椎骨剪下，游离坐骨神经至膝关节处。

（3）剪去大腿和膝关节周围的肌肉，用剪刀刮净股骨上的肌肉，保留膝关节端股骨长约 1cm，剪去其余部分。

（4）用缝合线结扎小腿背侧的腓肠肌肌腱并在结扎处的后端剪断，游离腓肠肌至膝关节处，将膝关节以下部分全部剪去，至此所保留的即为坐骨神经腓肠肌标本（图 1-5-17）。将标本放入任氏液中约 5～10 分钟，待其兴奋性稳定后再进行实验。

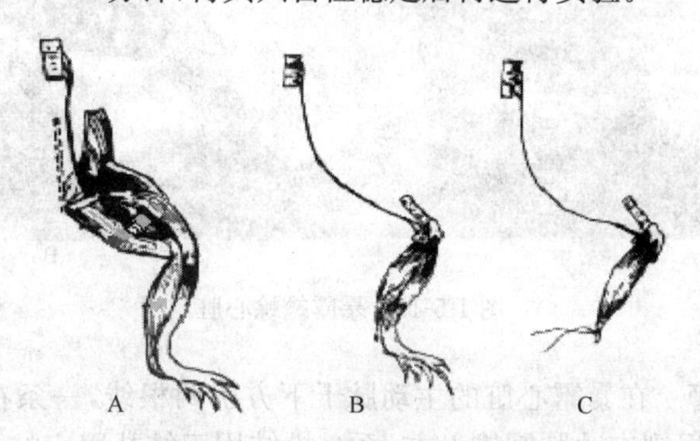

图 1-5-17　坐骨神经腓肠肌制备

2. 坐骨神经缝匠肌标本的制备

（1）取一分离的后肢，背位固定在蛙板上，找到起自耻骨外侧止于胫骨上端内侧的缝匠肌。

(2) 用玻璃分针沿缝匠肌内侧边缘(切勿过深)小心划开肌外膜。将肌耻骨端连带一小块骨片切下,夹住骨片轻轻提起,向前向后分离缝匠肌,当分离到后 1/3 段时注意寻找支配缝匠肌的坐骨神经分支,然后由外周向中枢方向追踪分离坐骨神经至脊髓,连带一小块椎骨剪下。最后将缝匠肌肌胫骨端结扎、剪断,游离(如图 1-5-18)。

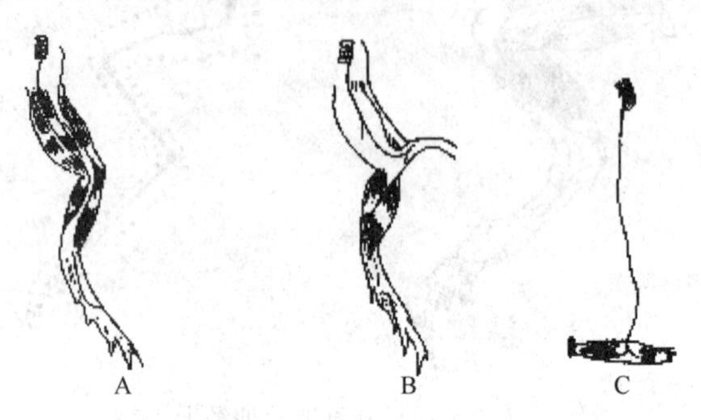

图 1-5-18 坐骨神经缝匠肌制备

四、蛙心标本制备

1. 蟾蜍双毁髓 同前。

2. 暴露蛙心 将双毁髓的蟾蜍仰卧固定在蛙板上,夹起胸骨后端的腹部皮肤剪一小口,再将手术剪由切口处伸入皮下向左右两侧锁骨外侧方向剪开皮肤,并向头端掀开。用镊子提起胸骨后端的腹肌并剪一小口,将手术剪由切口处伸入腹腔内,紧贴胸壁(以免损坏心脏和血管)沿皮肤切口剪开肌肉,剪断左右鸟骨和锁骨,使创口呈倒三角形。用眼科镊提起心包膜并用眼科剪剪开即可暴露心脏(如图 1-5-19)。

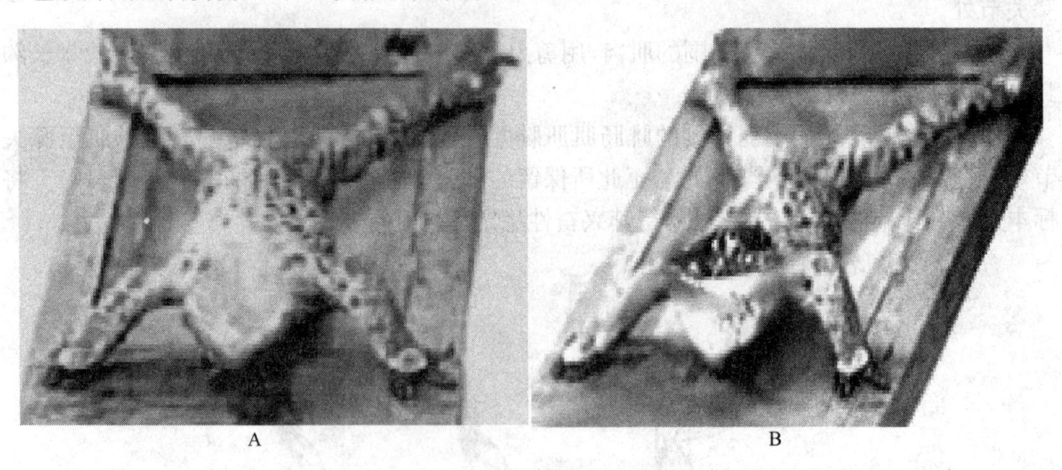

图 1-5-19 暴露蟾蜍心脏

3. 蟾蜍心脏插管 在暴露心脏的主动脉干下方引两根线,一条在主动脉上端结扎作插管时牵引用,另一根则在动脉圆锥上方,系一松结用于结扎固定蛙心插管。左手持左主动脉远心端的结扎线,用眼科剪在松结上方左主动脉根部剪一小斜口,右手将盛有少许任氏液,大小适宜的蛙心插管由此剪口处插入动脉圆锥,当插管头到达动脉圆锥时,再将插管稍向后退,并转向心室中央方向,在心室收缩期插入心室,判断蛙心插管是否进入心室可根据插管内的任氏液液面能否随心室的舒缩而上下波动。如蛙心插管已进入心室，则将预先准备好的松结扎紧，并固定在蛙心插管的侧钩上以免蛙心插管滑出心室。剪断主动脉左右分支。轻轻提起蛙心插管以抬高心脏，用一线在静脉窦与腔静脉交界处做一结扎，结扎线应尽量下压，以免伤及静脉窦，在结扎线外侧剪断所有组织，将蛙心游离出来即可（如图 1-5-20）。

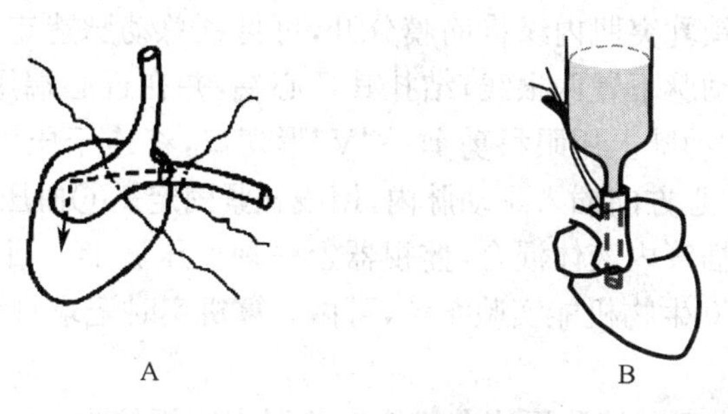

图 1-5-20　心脏插管

（曾勇智）

第七节　实验动物血压、呼吸的测定及记录方法

一、血压的测定及记录方法

血压是指血管内的血液施于单位面积血管壁的侧压力，国际标准计量单位为千帕(kPa)，但常用毫米汞柱(mmHg)作为单位，换算方法为 1mmHg ＝ 0.133 kPa。血压根据血管的不同可分动脉血压、静脉血压和毛细血管血压，但通常所说的血压是指动脉血压，故本章介绍实验动物的动脉血压测定法。血压测定法一般可分为血管外间接测压法和血管内直接测压法两种。根据科学研究的需要，应选择恰当的测压方法。

1. 直接测压法　将导管一端插入动脉中，另一端与各种检压计相连接以测定血压的方法称为直接测压法。过去多采用“U”形水银检压计进行测量，“U”形管两水银面高度的差即为血压值。目前各种类型压力换能器的使用，能较精确地测定心动周期中各瞬间的血压值。压力换能器的基本功能是将压力信号转变为电信号，通过生物信号采集处理系统记录在生理记录仪或计算机上。直接测压法根据实验动物在血压测定是否处于麻醉状态可分为麻醉动物直接测压法和清醒动物直接测压法。本节仅介绍机能实验课中，使用较多的麻醉动物直接测压法。

麻醉动物直接测压法最常用的麻醉剂为戊巴比妥钠，犬和猫一般用 30 mg/kg 静脉注射或腹腔注射麻醉，大鼠用 45 mg/kg 腹腔注射麻醉。当麻醉效果不满意时，犬的麻醉剂量可增至 35～40 mg/kg，最好采用静脉注射，便于掌握剂量。在实验过程中，为维持一定的麻醉深度可加用一定的维持量。戊巴比妥钠麻醉维持时间为 2～4 小时，若手术或实验时间短，可选用 2.5%的硫喷妥钠 25 mg/kg 静脉注射。硫喷妥钠诱导平稳迅速，便于追加剂量，但有效麻醉时间仅能维持 45 分钟左右。大鼠和家兔还可用氨基甲酸乙酯 1000 mg/kg 静脉注射或腹腔注射麻醉，麻醉深而平稳，24 小时还不能完全恢复。本节以家兔为例，介绍麻醉直接测压法的具体操作步骤：①麻醉：可选用 20%氨基甲酸乙酯 1000 mg/kg 耳缘静脉注射麻醉，也可用其他麻醉剂，如3%戊巴比妥钠30 mg/kg腹腔注射麻醉。②固定动物：将动物仰卧位固定在手术台上，注意四肢束缚不可过紧以免影响血液循环，用线绳通过门齿将颈部拉直以便手术操作。③手术区剪毛，肥皂水洗净，用碘酒和75%乙醇消毒。④气管插管：颈部正中纵行切开皮肤5～6 cm，用止血钳纵向分离软组织和颈部肌肉，暴露气管及与气管平行的血管神经鞘。分离出一小段气管，行倒“T”形切口，插入大小合适的气管套管并用线固定。⑤动脉插管：沿胸锁乳突肌内缘将筋膜分开，可见颈总动脉迷走神经混合干，分离颈总动脉4～5cm。在颈总动脉下置两根线，结扎其远心端，并在近心端用动脉夹夹闭血管以阻断血流。在结扎下方的动脉上用眼科剪剪一“V”形切口，将连于压力换能器的已充满肝素生理盐水的动脉插管向心方向插入颈动脉内，用线扎紧固定。⑥血压测定：轻轻取下向心端动脉夹，可见动脉血与插管内液体混合，监视器上呈现血压波形。目前，机能实验课应用较多的测压系统为BL-420生物机能实验系统，可由计算机实时记录收缩压、舒张压，结果较为准确。

2. 间接测压法 由于间接测压法在机能实验课中应用较少，本节只做简单介绍。间接测压法采用充气加压压迫动脉，使血流中断，脉搏消失，然后减压，通过检测局部组织容积改变、动脉脉搏改变或动脉血流改变来间接测定血压。检测容积的方法有水容积法、光电容积法等，检测脉搏的方法有脉搏描记法、听诊法和触诊法，检测血流的方法有多普勒超声血流计法、显微镜观察法等。这些方法有些只能测收缩压，有些既能测收缩压，又能测舒张压。各种方法的应用广度和精度也有差别，目前以大鼠尾动脉脉搏描记法和犬颈动脉脉搏听诊法较为常用，能较精确地测定血压，与直接测压有良好的相关性。

(1) 容积测压法：基本原理是当大鼠尾根部加压超过收缩压时，血流中断，当压力逐渐降低到等于或稍低于收缩压时，血液流入尾部，此时的压力大于静脉压，血液回流受阻，结果尾容积加大，测定该容积突然增加时的瞬间压力，即为收缩压。此法所需设备相对简单，成本低廉，任何实验室均可自行装配，且有一定可靠性，但此法也有许多不足之处：①所测血压波动较大，即重复性较差；②由于容积系统的惰性，又无放大系统，故敏感性较差；③受呼吸和尾动等的影响；④容积系统漏水或有气泡，使测压不准；⑤只有在动物安静和温度适当时，才有可能测出血压；⑥测压速度慢，缺乏客观记录。

(2) 脉搏测压法：基本原理是当大鼠尾根部加压超过收缩压时，脉搏消失，压力减至收缩压时，脉搏出现，继续减压至舒张压时，脉搏恢复加压前水平，检测这种脉搏变化时的瞬间压力，即得血压值。根据检测尾脉搏方法的不同，又可分脉搏描记法和听诊法。脉搏描记法测压装置的关键部分是脉搏换能器，目前主要有光电换能器和压电换能器两大类，它们能良好地感受脉搏信号，使之转变为电信号，经放大后记录，能够较精确地测定收缩压、舒张压和心率。

二、呼吸的测定及记录方法

机体与外界环境之间的气体交换过程称为呼吸。呼吸是维持机体新陈代谢和其他功能活动所必需的基本生理过程之一。在高等动物和人体，呼吸过程由相互衔接并且同时进行的三个环节来完成：外呼吸或肺呼吸，包括肺通气(肺与外界空气之间的气体交换过程)和肺换气(肺泡与肺毛细血管血液之间的气体交换过程)；气体在血液中的运输；内呼吸或组织呼吸，即组织换气(血液与组织、细胞之间的气体交换过程)，有时也将细胞内的氧化过程包括在内。在机能实验课中，呼吸的测定一般指的是肺通气的测定。将动物麻醉后，仰卧位固定于手术台上。颈部备皮后，沿颈部正中行 4～6cm 长皮肤切口，用止血钳分离皮下组织，分开胸舌骨肌，暴露气管，在环状软骨下 0.5～1cm 处做一倒“T” 形切口，然后插入“⊣”形气管插管，气管插管一端通气口连接呼吸换能器，呼吸波通过生物信号采集处理系统显示于监视器上。

（张　弛）

第六章 医学科学研究设计的基本原理和方法

第一节 医学科学研究的基本要素

与其他学科一样，医学科学研究性实验由三个基本部分组成：实验因素、实验对象和实验效应，通常将这三个组成部分称为科学研究的三大要素。正确选择这三大要素是科研设计成功的关键。

一、实验因素

实验因素也称处理因素，一般是指为解决某种医学问题而选择的特定因素，用该因素施加于实验对象，观察其产生的生物学效应，以判断工作设想的真伪。

选择什么作为实验因素，取决于实验目的。实验因素是整个研究工作的主体，必须非常明确，否则将影响整个研究工作。通常简单的实验中只选定一个实验因素，解决一个问题。对能影响实验结果的其他非实验因素的作用要在实验设计中加以排除。

实验因素确定之后，要选择正确的实验因素的水平，即选定实验因素的刺激强度（或量）。实验因素水平的选择，取决于实验的目的和性质。同一个实验因素对于生理学实验、病理学实验、药理学实验或毒理学实验，其刺激强度（量）的选择可有很大悬殊。因此正确选定实验因素的水平十分重要。

依照研究因素与水平的数目，可以设计四个不同类型的实验，即单因素单水平、单因素多水平、多因素单水平和多因素多水平的实验。

为保证实验结果的可比性，实验因素施加的途径要合理化，施加的方法要标准化，施加的时间要固定化。

二、实验对象

受试对象的确定取决于试验目的。基础医学研究的实验对象绝大多数是动物。可以动物整体作为实验对象，进行体内实验；也可采用器官、组织、细胞、亚细胞或分子作为实验对象，将相应样本取出，进行体外实验。整体试验较好地反映体内的实际情况，实验结果对临床医学参考意义较大。然而体内影响因素十分复杂，为了深入探讨作用机制，往往需要配合适当的体外实验。

在基础医学研究中，所选实验对象首先必须具备两个基本条件：一是对实验因素敏感；二是反应比较稳定。其次，实验对象必须具有可行性，不仅易于取样，而且安全性好。

对实验对象的影响因素必须进行控制。不同性别与年龄的激素、代谢与器官功能均有一定差异，这些因素对实验因素的反应都有一定的影响，因此实验组与对照组的性别和年龄要均衡。此外，室温、光线、饲料等因素均需注意。

三、实验效应

实验因素作用于实验对象所引起的实验效应或反应需要通过具体实验指标加以观察、测量和记录，因此效应指标的正确选定是非常重要的。选用的观测指标必须与所研究的题目具有本质的联系，且能确切反映实验因素的效应。所选指标是否符合关联性要求，这往往反映科研工作者的专业知识与技术水平。由于科学技术不断发展，研究人员应当及时了解最新信息，使自己的研究工作应用的指标更好地反映实验效应的本质。

实验效应指标可分主观指标和客观指标，这是由指标数据来源决定的。指标数据是由观察者或受试对象根据主观感受程度判定的，称为主观指标；指标数据由仪表指示的，叫做客观指标。主观指标易受心理状态与暗示程度的影响，并且感觉器官的感受往往由于背景条件与对比诱导可发生较大的差异，因此在科研中应尽量少用。但是，目前生物科学技术还不够发达，有些反应尚无适当的客观指标，有些客观指标灵敏度远不如主观感受，因此有些实验中还可选用。

实验效应观测指标要有一定的灵敏度。灵敏度通常是由该指标所能正确反映的最小数量级或水平来确定。作为研究指标，要求其灵敏度能正确反映实验因素对实验对象所引起的反应，并不是灵敏度越高越好。

实验效应指标还应当有一定的特异性和精确性。所谓精确性有着指标的精密度与准确度的双重含义。准确度是测定值与真实值接近的程度，也就是说，准确度是测定正确性的量度。对于不同的实验和不同的指标，准确度和精密度要求是不同的。

第二节　实验设计的基本原则

一、对照原则

对照(control)是实验设计的基本原则中的首要原则。对照原则是指为保证实验结果的可比性和实验结论的正确性，在实验设计中要设立合适的对照组，除了实验因素外，其他一切条件尽量与实验组相同，以排除非实验因素的影响。根据不同的实验和要求，通常采用以下对照方法。

(一) 空白对照与实验对照

空白对照(blank control)是指不给任何处理的对照。而实验对照(experimental control)是指除了实验因素，采用与实验组操作条件一样的干预措施，进行对照。如假手术对照、药物溶媒对照、pH对照等。

(二) 安慰剂对照

安慰剂(placebo)是用无药理活性的物质代替药物的一种实验对照，多用于临床实验。不仅安慰剂可以产生安慰剂效应，语言、文字、诊断治疗的环境与操作也可产生类似安慰剂的效应，称为安慰作用。

(三) 阳性对照

阳性对照也称有效对照或标准治疗对照，在观察评价某种药物或疗法的疗效时，为不延误病人的治疗，不能用安慰剂对照，但可用已知的有效药物、有效的疗法或公认的标准疗法作对照。在应用有效对照或标准治疗对照时，要注意选择疗效被公认或肯定的药物或疗法，而且与所试验的药物或疗法是属于同一类型。而不应为抬高所试药物的疗效而选用疗效差的药物或减少剂量缩短疗程作为对照疗法。

二、随机化原则

随机化（randomization）是指从实验对象的"总体"中抽取一定数量的"样本"进行研究的过程要随机化，避免研究者的主观性，让机遇起作用，以反映"总体"的客观情况。

随机不是随便或随意，随机抽样要按一定的方法进行。随机抽样的基本方法有抽签、随机数目表、计算器随机数目法等。

1. 抽签法 将实验对象逐个编制成签，充分混合后，从中依次抽签分组即可。

2. 随机数目表法 随机数目表根据随机抽样的原理编制而成，可查阅有关统计学书籍。表中各个数字都是彼此独立的，无论按上下、左右或斜向的顺序都是随机出现，因此可以从任意一处按任意方向的顺序进行。

3. 计算器随机数法 科学型计算器均有随机数发生键（按 INVRAN），具体操作参见计算器使用有关书籍。

三、重复原则

重复（replication）原则的含义有二：一是实验样本数必须够大，在一次实验中有充分的重复；二是如果一批实验结果可靠，应经得起重复实验的考验。重复实验是检查科研结果可靠性的唯一方法。

决定重复数（样本数）的因素很多，如处理效果差异程度、抽样误差和实验误差的大小等，可用有关统计学方法估计。可能条件下，应尽量使各组样本数相等或接近。可能条件下，应尽量使各组样本数相等或接近。可能条件下，应尽量使各组样本数相等或接近。

可能条件下，应尽量使各组样本数相等或接近。

第三节 科技论文的撰写

科学研究的结果多数以论文的形式发表公布。科技论文的编写有严格的要求和规定，一是写作格式的标准化；二是文字技术表达的规范化，包括名词术语、数字、量和单位、数学式、化学式、插图、表格和参考文献等；三是科技语言和标点符号的运用要正确。

一、题 名

题名是科技论文的必要组成部分，是论文的总纲，也是一篇论文的最重要的信息点。题名应以最简洁、恰当的词组来反映论文的特定内容，使之具于画龙点睛、启迪读者兴趣的功能。

题名应能准确地表达中心内容，恰如其分地反映研究的范围和达到的深度，还要简短精练，便于记忆。题名一般不宜超过 20 个字，外文题名一般不宜超过 10 个实词。题名应避免使用化学结构式、数学公式、不常规的缩略词、首字母缩写字和不太为同行所熟悉的符号及简称。

二、署 名

作者署名是科技论文的必要组成部分。署名是作为拥有著作权的声明，任何人和单位不得侵犯。同时署名表示文责自负的承诺，论文一经发表，署名者就对论文负有法律上、政治上、科学上和道义上的责任。当然，署名也便于建立作者与读者的联系。

只有对论文所涉及的研究工作有实质性贡献的人，即在论文主题内容的构思、具体研究工作的执行及撰写等方面的全部或局部上做出主要贡献的人员，能对论文主要内容负责答辩的人，才是论文的法定主权人和责任者，才能署名。

三、摘 要

摘要是科技论文的必要组成部分。摘要是以提供文献(论文)内容梗概为目的，不加评论和补充解释，简明、确切地记述文献重要内容的短文。

编写摘要应掌握目的、方法、结果和结论四要素。其中目的是指论文的主题范围；方法是指所用原理、理论、工艺、材料、手段和装备等；结果是指实验研究的结果、数据、性能和得到的效果；结论是指对结果的分析、评价和建议等。

编写摘要要用第 3 人称，不可使用“本人”、“作者”和“我厂”等字样。摘要一般不用非共知共用的符号和术语，不使用图、表、化学结构式和数字公式。

四、关 键 词

标引关键词有助于读者从大量的书刊中，用较短的时间寻找到所需的文献。标引关键词也是为了适应计算机自动检索的需要。

科技期刊的每篇论文应在摘要下方给出 3～8 个关键词(或叙词)。关键词的标引应按规定进行。

五、引 言

引言是可酌情取舍的概述要素。它是向读者简要交代论文研究的来龙去脉，以使读者对论文有一个大概的总体的了解。引言的撰写要言简意赅，突出重点。若正文中采用比较专业化的术语或缩写词时，最好先在引言中定义。

六、正 文

正文是论文的论证部分，也是论文的核心部分。论文的论点、论据和论证都在正文这一部分阐述，占主要篇幅。它包括调查对象、仪器设备、材料与原料、实验与观察方法、计算方法与编程原理、数据资料与图表、形成的论点和导出的结论等。

正文内容一般应包括理论分析、材料和方法、结果及其分析、讨论和结论等几部分。撰写时应注意以下几个方面。

(1) 正文应充分阐明论文的观点、原理、方法和经过定量与定性分析后所得出的结果。注意要突出一个“新”字，以反映论文具有的首创性。

(2) 正文论述的内容要尊重客观，实事求是，事实、数据、计算和语意应准确无误。

(3) 要求正文层次分明，思路清晰、合乎逻辑，文字简练，避免重复、繁琐，避免用图、表重复反映同一组数据，引用的资料要标明出处。

(4) 对须保密的资料应作技术处理，不得泄密。

有关正文中的图、表、法定计量单位、数字、符号和名词术语等均应符合有关的国家标准。

七、结　论

结论部分是论文最后的总体的结论，不是正文中各段小结的简单重复。若不可能导出应有的结论，也可以没有结论而进行必要的讨论。

这部分的内容应包括：

(1) 实验结果所提示的原理及其普遍性，即通过研究得出了什么规律性的东西，解决了什么理论或实际问题。

(2) 研究中有无发现例外，或本论文尚难以解释和解决的问题。

(3) 与他人和自己以前已发表过的研究课题哪些相一致，哪些又不一致，是否作了修正、补充和发展或否定。

(4) 本论文在理论上与实用上的意义与价值。

(5) 对进一步研究该课题的建议、设想。

结论的撰写要求概括准确，措词严谨，简短精练，明确具体，不作自我评价。

八、致　谢

科学技术研究工作往往不是一个人能独立完成的，需要他人的合作和帮助。因此，当研究成果以论文形式发表时，作者应对他人的劳动给予充分地肯定，并对他们表示谢意。致谢的对象就是对考察、实验过程中做出某些贡献的人员，和给予技术、信息、物质或经费帮助的团体或个人。

九、参考文献

参考文献要严格按相关期刊规定标引，并且一般只引用近五年的相关文献。

十、附　录

附录是论文的附件、补充说明项目，不是论文必要组成部分。它在不增加论文正文部分的篇幅和不影响正文主体内容叙述连贯性的前提下，向读者提供论文中部分内容的详细推导、演算、证明、仪器、装备或解释、说明，以及提供有关数据、曲线、照片、计算机的框图和程序软件等。

第四节　科学研究程序与探索性实验

一、科学研究程序

自然科学研究的过程基本上可分为五个环节：选题—设计—实验—统计处理—分析归

纳。这五个环节中每个环节都很重要，其中选题的正确性和先进性对整个研究的成败以及研究水平的高低、成果的大小具有决定作用。选题过程集中体现了研究者的科学思维、学术水平、实验能力及其预期目的。

选题过程中首先是发现问题、提出问题，可以从自己的观察中，也可以在科学文献中发现问题。提出问题需反复思考和谨慎分析。提出一个问题往往比解决一个问题更重要，因为解决问题主要是一个实验上的技术过程；而提出新的问题、新的可能性，从新的角度去看待旧的问题，却需要有创造性的想象能力，而且标志着科学的真正进步。提出问题的同时和之后都要集中时间查阅有关文献，熟悉所研究问题的来龙去脉和现状，掌握动态，写出综述，并且逐渐形成工作假说。工作假说是研究者发挥创造性的想象能力，从已知的知识入手对所研究的未知问题提出的预设答案。

对选定的课题有了工作假说之后，就要开始对课题进行实验设计，实验设计要遵循上述“三大因素”和“三大原则”提出具体方案。设计方案的预期结果必须能够判定工作假说正确与否。

实验阶段是实践设计方案的具体过程。一般包括三个内容：一是学习和熟练实验技术；二是预备实验，以探明虚实；三是正式实验。整个实验过程必须做好详细的原始实验记录，保存好各种观察测量的原始数据。

实验过程所获得的结果必须进行统计学分析，以排除偶然，发现必然，才能从实验结果推导出正确的结论。

实验结果经过统计学处理排除偶然性之后，就要根据实际结果对照工作假说进行全面分析，推导结论。这个过程要特别注意三点：一是力求创新，对有新意的材料信息要充分摄取，切勿忽略；二是只能在设计方案所确定的学术范围内推导结论，结论不能无限扩大，超越设计范围；三是阴性结果同样重要，对出现的意外结果更不可随意忽略或舍弃。

二、科研标书的填写

研究课题，尤其基础研究的课题，一般都要填写申请书向有关部门单位申报，以求对课题的确认和资金的支持。课题申请书的内容大致如下。

（一）摘要

简要表达课题的中心内容和意义，体现课题的核心和研究者的学术水平，应该精心编写。

（二）立题依据

主要写明研究意义和研究现状，着重阐述课题的依据，研究的必要性和可能性，指出国内外研究动态和水平，以及解决这个问题的学术理论意义和社会、经济效益。书写内容要有理有据，提供足够的文献资料，以提高说服力。

（三）研究方案

这部分是科研标书的主体，要认真细致编写，让审阅者知情知理，感受到研究者的学术水平和相关技术的熟悉程度。这部分的内容包括：

(1) 研究目标、研究内容、拟解决的关键问题。

(2) 拟采取的研究方法、技术路线、实验方案以及可行性分析。

(3) 特色与创新。

(4) 研究进程和预期成果。

(四) 研究基础

这部分主要填写与本课题有关的研究工作积累和已经取得的研究工作成绩,写明研究者进行过与本课题有关的实验技术,特别要注明预备实验和初试等准备工作情况;要填写已经具备的实验条件、尚缺少的条件设备以及拟解决的办法;最后还应该说明研究者研究能力和技术水平,包括主要研究人员的学历和研究工作简历、发表的有关著作和论文等。

(五) 经费预算

实事求是地提出合理的经费预算安排,包括科研业务费、实验材料费、仪器设备费、实验室改装费、协作费和管理费等。

(六) 推荐意见

不具备高级专业技术职务的研究者,申报课题时要请两位具有高级专业技术职务的专家推荐,介绍申请者的业务基础、研究能力和研究条件等。

三、探索性实验

为培养、训练学生的生理机能学实验技能,从教学上考虑,上述各章节安排了若干基础性实验和扩展性实验,通过模仿、重复一些成熟的、已知的实验,以求学生掌握生理机能实验的基本技术和分析实验的思路。在学习、掌握了实验基本操作、常用仪器性能、常用液体配制以及疾病模型复制等方法之后,安排学生完成一个探索性实验,在教师指导下发挥各自的创新精神,自己选题自己设计,探索解决一个问题。由于这种实验要回答的是未知的问题,而且方案由学生自行设计,实验也由学生自己执行,所以称之为探索性实验。

由于时间所限,同学最好量力而行,选择一些内容较简单、目标较明确的题目。基本程序简要归纳如下:

(1) 查阅文献,请教有经验的教师,选定题目。

(2) 开动脑筋,充分发挥想象力,提出工作假说。

(3) 根据实验室提供的条件,做出符合要求的实验设计方案,撰写标书。

(4) 经指导老师同意后,小组做好分工,开始执行实验,做好实验记录。

(5) 收集整理实验结果,数据进行统计学处理,充分摄取可用的信息。

(6) 针对实验结果查阅相关文献,比较异同,发掘创新点。

(7) 整个课题思路清晰之后,执笔撰写论文初稿,之后三天一读一改,至少反复三次。

这里最有难度的可能是选题。同学们可先从生理学、病理生理学和药理学范围内寻找自己感兴趣的章节入手,查阅一些相关期刊,如《生理科学进展》、《国外医学·生理、病理科学与临床分册》等类似刊物,组织小组成员一起漫谈,互相启发,再确定题目的方向。题目方向的范围可以包括:

(1) 创建某一种疾病或病理过程的动物模型。

(2) 研究某种刺激或体液因子的生理学或病理学作用。

(3) 观察某种药物对某种疾病的药效及作用。

(4) 某种功能检测方法的改进等。

(杨永宗)

第二篇 机能实验

第七章 感觉器官

第一节 声音传导途径的检测

【实验目的】

掌握气导和骨导的检测方法，并比较两种声音传导途径的特征。

【实验原理】

空气传导(气导)是正常人耳接受声波的主要途径，由此途径传导的声波刺激经外耳、鼓膜和听小骨传入内耳。骨传导(骨导)是声波的刺激引起颅骨的振动，经颅骨、耳蜗骨壁传入内耳。传导性耳聋时气导减弱而骨导增强，而神经性耳聋时气导和骨导均减弱。本实验通过敲响音叉后，先后将音叉置于颅骨和外耳道口处，证明和比较两种声音传导途径的存在。

【试验对象】

人。

【实验材料】

音叉、棉花、胶管。

【步骤与方法】

1. 比较同侧耳的气导和骨导

(1) 保持室内肃静，受试者取坐姿。检查者敲响音叉后，立即置音叉柄于受试者被检测耳这一边的颞骨乳突部(注:①敲打音叉时，需避免用力过猛损坏音叉。②音叉放在外耳道时，要使振动的方向正对外耳道，同时防止音叉触及耳廓、皮肤和头发)。此时，受试者可听到音叉震动的嗡嗡声。随时间的延续，声音渐弱，乃至消失。

(2) 当受试者刚刚听不到声音后，立即将音叉移到外耳道口，则听力正常的受试者又可听到声音。反之，先置音叉于外耳道口，当刚刚听不到声音后立即将音叉放置在颞骨乳突部，受试者仍不能听到声音，如图 2-7-1 所示。上述实验证明了听力正常者的气导时间比骨导时间长，即任内实验阳性。

(3) 用棉球塞住受检测者的外耳道，重复上述实验，听力正常者的气导时间缩短，等于

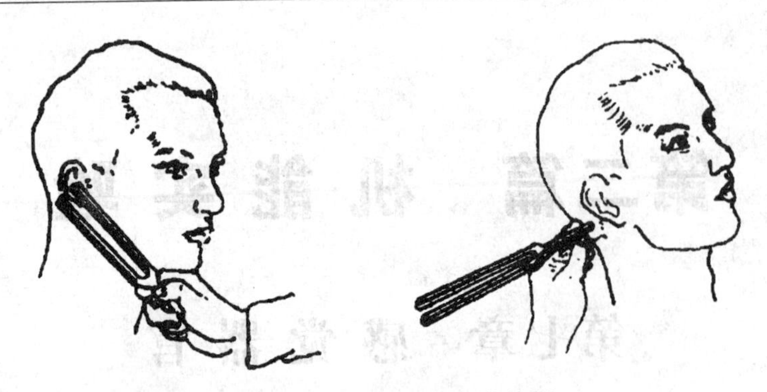

图 2-7-1　声音传导途径的检测

或小于骨导时间，即任内实验阴性。

2. 比较两耳骨传导

(1) 将敲响的音叉柄置于受试者前额正中发际处，令其比较两耳感受到的声音强度。正常人两耳感受机能相同，且测试声波向两耳传达的距离相同，途径近似，因此两耳所感受到的声波响度基本相同。如某侧音响强度增加，则该侧骨导增强。

(2) 用棉球塞住受试者一侧外耳道，重复上述操作，两耳感受到的声音有什么变化或受试者感到声音偏向哪一侧。

(3) 取出棉球，将胶管一端塞入受试者被检测耳孔，管的另一端塞入另一人某侧耳孔。然后检查者将发音的音叉柄置于受试者的同侧乳突上，另一人则可通过胶管听到声音。

【结果记录方法】

按实验步骤记录实验结果。

【讨论内容】

如何通过该实验鉴别传导性耳聋和神经性耳聋？

【结论提示】

受试者两耳的骨传导、气传导正常与否；如有异常，需做进一步说明。

（张　弛　周寿红）

第二节　视觉调节反射、瞳孔对光反射的检测

【实验目的】

观察视觉调节反射和瞳孔对光反射。

【实验原理】

当人眼由远视近物时，引起晶状体凸度增加，同时发生瞳孔缩小和两眼视轴会聚，而当人眼由近视远物时则发生相反的变化。人眼在感受光刺激时，瞳孔缩小，此为瞳孔对光的反

射。本实验应用球面镜成像规律，证明在视近物时眼折光系统的调节主要是晶状体前表面凸度的增加，并观察视近物时和光刺激时瞳孔缩小的现象。

【试验对象】

人。

【实验材料】

蜡烛、火柴、手电筒。

【步骤与方法】

1. 眼的调节反射

(1) 在暗室内点燃蜡烛放于受试者眼的前外方，让受试者注视远处物体。实验者从旁边可以观测到蜡烛在受试者眼内的三个蜡烛像(注：观察者在受试者的旁边、而不是正前方观察)。其中最亮的中等大小的正立像是由角膜前表面反射而成。通过瞳孔可以看到一个较暗而大的正立像，是由晶状体前表面反射而成。另一个较亮而小的倒立像是由晶状体后表面反射而成。由于晶状体和角膜前表面均为向前的凸面，因此形成正立像，晶状体前表面曲率小于角膜前表面曲率因此像较大而暗。晶状体后表面为凹面向前，因此其像倒立，且小而亮，如图 2-7-2 所示。

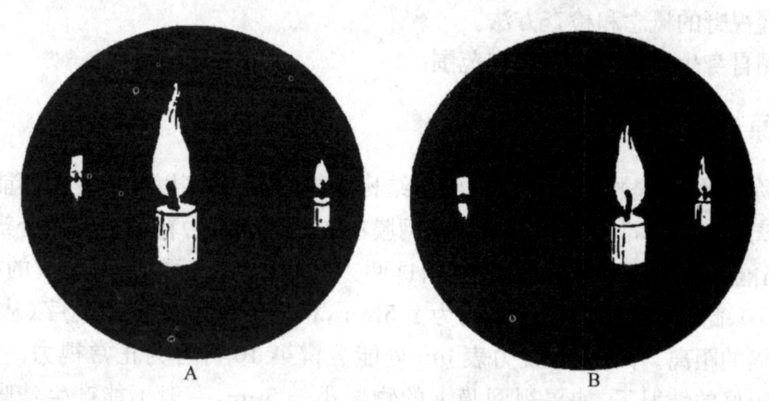

图 2-7-2 视觉调节反射进行时，眼球各反光面映像的变化

(2) 让受试者注视近处物体，此时可见最大的正立像向最亮的正立像靠近而且变小。这说明视近物时晶状体前表面凸度增加且靠近角膜，曲率变大，而角膜前表面和晶状体后表面的曲率位置均没有改变，如图 2-7-2 所示。这就是眼的调节反射。

2. 辐辏反射 让受试者注视视标，视标由远及近时，可以观察到瞳孔缩小，同时双眼向鼻侧会聚，前者称缩瞳反射，后者称辐辏反射(注：观察者在受试者的旁边、而不是正前方观察)。

3. 瞳孔对光反射 让受试者注视远方，观察瞳孔大小(注：观察者在受试者的旁边、而不是正前方观察)。再用手电筒从一侧照射受试者一眼，可见受照射眼的瞳孔立刻缩小(直接瞳孔对光反射)。用手在鼻侧挡住光线以防止光线照射另一只眼，重复上述实验，可见双眼瞳孔同时缩小(间接瞳孔对光反射)。

【结果记录方法】

受试者两眼各种反射的记录方法:灵敏,较灵敏,较迟钝,迟钝,消失。

【讨论内容】

用手电筒照射受试者的一眼,观察到被光照射眼无瞳孔对光反射,而另一眼存在间接瞳孔对光反射。试分析病变存在部位。

【结论提示】

受试者两眼的各种反射正常与否;如有异常,需作进一步说明。

(张　弛　周寿红)

第三节　视力、视野和生理盲点的检测

【实验目的】

(1) 掌握视力的概念和测定视力的原理和方法。

(2) 掌握视野的概念和检查方法。

(3) 检测自身生理盲点的位置和范围。

【实验原理】

视力又称视敏度,是指眼分辨物体细微结构的能力,目前多以在一定距离能分辨空间两点的最小距离为衡量标准。视力即检测视网膜中央凹(黄斑区)精细视觉的分辨能力。医学临床规定,当能分辨两点间的最小视角(指这两点与相距 5m 远的眼所形成的视角)为一分时,视力为 1.0,此时这两点间的距离约为 1.5mm,相当于视力表第 10 行字(从上向下数)的每笔画所间隔的距离。因此,在视力表 5m 处能分辨第 10 行者为正常视力。实际上,正常人眼在光照很好的情况下,如果视网膜上的物像小于 5μm,一般不能产生清晰的视觉。目前常用的是国际标准视力表和对数视力表。使用国际标准视力表检查视力时,令受试者辨认视力表上 E 字的开口方向,并按下列公式计算:受试者视力=受试者辨认某字的最远距离/正常视力辨认该字的最远距离。对数视力表是把在 5m 远距离能看清国际视力表上 1.0 的正常视力记为 5.0,而将视角为 10 分度的记为 4.0,根据 $1\times X^{10}=10$(X 为下一排视标比上一排视标增加的视角分度数),$X=10^{1/10}$,其间相当于 4.1、4.2 直至 4.9 的图形各比上一排形成的视角小 $10^{1/10}=1.259$ 倍,视角每减少 1.259 倍,视力增加 0.1,视角每减少 1.259^2 倍,视力增加 0.2。

视野是单眼固定注视正前方时所能看到的空间范围,此范围又称为周边视力,也就是黄斑中央凹以外的视力。借助此种视力检查可以了解整个视网膜的感光功能,并有助于判断视力传导通路及视觉中枢的机能。正常人的视力范围在鼻侧和额侧较窄,在颞侧和下侧较宽。在相同的亮度下,白光的视野最大,红光次之,绿光最小。不同颜色视野的大小,不仅与面部结构有关,更主要的是取决于不同感光细胞在视网膜上的分布情况。

视网膜在视神经离开视网膜的部位(即视神经乳头所在的部位)没有视觉感受细胞，外来光线成像于此不能引起视觉，故称该部位为生理性盲点。由于生理性盲点的存在，所以视野中也存在生理性盲点的投射区。此区为绝对性暗点，在客观检查时是完全看不到视标的部位。根据物体成像规律，通过测定生理性盲点投射区域的位置和范围，可以根据相似三角形各对应边成正比的定理，计算出生理盲点所在的位置和范围。

【试验对象】

人。

【实验材料】

视力表、指示棍、遮眼板、米尺、视野计、白色、红色、黑色和绿色视标、视野图纸、铅笔、白纸。

【步骤与方法】

1. 视力测量

(1) 将视力表挂在光线充足而均匀的地方，让受试者在距离 5m 远处测试。视力表第 10 行字应与受试者的眼同高。

(2) 受试者用遮眼板遮住一眼，另一眼看视力表，按实验者的指点从上而下进行识别，直到能辨认最小的字行为止，以确定该眼视力。同法确定另一眼视力。

(3) 若受试者对最上一行字也不能辨认，则须受试者向前移动，直至能辨认最上一行字为止，并按上述公式推算视力。

2. 视野测定

(1) 将受试者的下颌置于视野计的托颌架上。托颌架上方附有眼眶托，测定时附着在受试者眼窝下方。此外，视野计配有各色视标，在测定各种颜色的视野时使用。

(2)在明亮的光线下，受试者下颌放在托颌架上，眼眶下缘靠在眼眶托上，调整托架高度，使眼与弧架的中心点在同一条水平线上。遮住一眼，另一眼凝视弧形架中心点，接受测试(注:要求被测眼一直注视弧形架中心点，不能随视标的移动而移动)。

(3) 实验者从周边向中央缓慢移动紧贴弧架的白色视标，直至受试者能看到为止(注:要求受试者客观准确地反映结果)。记下此时视标所在部位的弧架上所标之刻度。将视标退回，重复测试几次，待得出一致的结果以后，将结果标在视野图的相应经纬度上。同法测出对侧相应的度数。

(4) 将弧架一次转动 45°角，重复上述测定，共操作 4 次得 8 个度数，将视野图上 8 个点依次相连，便得出白色视野的范围，如图 2-7-3 所示。

(5) 按上述方法分别测出该侧的红色、绿色视野。

(6) 同法测出另一眼的白色、红色、绿色视野。

3. 生理盲点的测定

(1) 将白纸贴在墙上，受试者站于纸前 500mm 处，用遮眼板遮住一眼，在白纸上与另一只眼相平的地方用铅笔划一“＋”字记号。令受试者注视“＋”字。实验者将视标由“＋”字中心向被测眼颞侧缓缓移动。此时，受试者被测眼直视前方，不能随视标的移动而移动。当受试者恰好看不见视标时，在白纸上标记视标位置(注:要求受试者客观准确地反映结果)。然

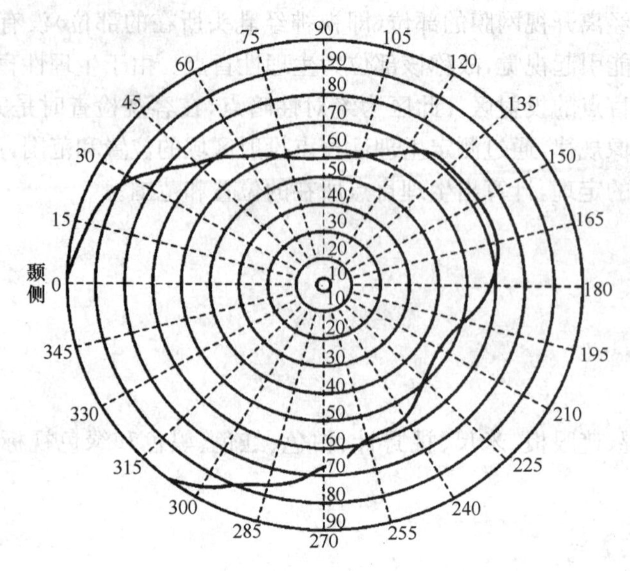

图 2-7-3　左眼视野图

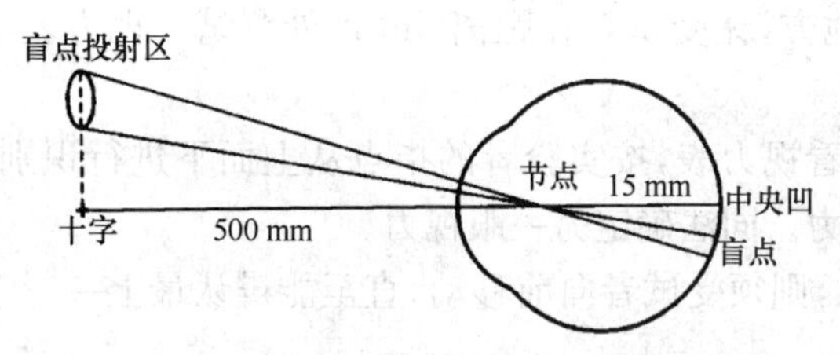

图 2-7-4　计算盲点与中央凹的距离和盲点直径示意图

后将视标继续向颞侧缓缓移动，直至又看不见视标记下其位置。由所记两点连线之中心点起，沿着各个方向向外移动视标，找出并记录各方向视标刚能被看见的各点，将其依次相连，即得到一个椭圆形的盲点投射区。

(2) 根据相似三角形原理，计算盲点与中央凹的距离及盲点直径，参见图 2-7-4。

【结果记录方法】

(1) 受试者左眼视力，右眼视力。

(2) 受试眼某色视野图。

(3) 受试眼盲点与中央凹的距离、盲点直径。

【讨论内容】

(1) 在不通过正常视力(1.0)人员协助的条件下，如何测定高度近视眼的视力(小于0.1)?

(2) 某人左眼颞侧视野和右侧鼻侧视野发生缺损，请问病变的可能部位在哪?

(3) 我们日常生活中看物体时，为什么感觉不到生理盲点的存在?

【结论提示】

(1) 受试者左眼视力，右眼视力。

(2) 受试眼某色视野、盲点与中央凹的距离、盲点直径正常与否；如有异常，需作进一步说明。

(张　弛　周寿红)

第四节 药物对瞳孔的作用

【实验目的】

(1) 观察拟胆碱药、抗胆碱药及拟肾上腺素药对家兔眼瞳孔的作用。

(2) 分析抗胆碱药与拟肾上腺素药物的扩瞳作用机理。

【实验原理】

瞳孔直径的大小主要受瞳孔括约肌与瞳孔开大肌调节。瞳孔括约肌上 M 受体兴奋可引起瞳孔括约肌收缩,使瞳孔直径缩小。瞳孔开大肌上 α_1 受体兴奋则使瞳孔直径扩大。毛果芸香碱(匹鲁卡品)可激动瞳孔括约肌上 M 受体,使瞳孔括约肌向瞳孔中心方向收缩,因而使瞳孔直径缩小。毒扁豆碱能够可逆性地抑制乙酰胆碱酯酶活性,引起乙酰胆碱蓄积,兴奋瞳孔括约肌上 M 受体,从而产生拟胆碱作用,使瞳孔直径扩大。去氧肾上腺素(新福林)可激动瞳孔开大肌上的 α_1 受体,使瞳孔直径扩大。阿托品可阻断瞳孔括约肌的 M 受体,使瞳孔括约肌松弛,而受去甲肾上腺素能神经支配的瞳孔开大肌仍保持原有张力,故瞳孔直径扩大。

对光反射是检查瞳孔功能活动的测验,分直接对光反射和间接对光反射。直接对光反射通常用手电筒直接照射瞳孔并观察其动态反应。正常人当眼受到光线刺激后瞳孔会立即缩小,移开光源后瞳孔迅速复原。间接对光反射是指光线照射一眼时,另一眼瞳孔立即缩小,移开光线瞳孔扩大。检查间接对光反射时,应以一手挡住光线以免对检查眼受照射而形成直接对光反射。瞳孔对光反射传导通路为:视网膜→视神经→视交叉→视束→中脑顶盖前区→Edingger-Westphal 核→动眼神经→睫状神经→瞳孔括约肌。本实验主要是观察直接对光反射,一般情况下由于药物的作用要强于光线刺激的作用,因而使用毛果芸香碱和毒扁豆碱产生缩瞳作用后再用光线刺激,瞳孔也不会再缩小,对光反射呈阴性。阿托品松弛瞳孔括约肌,光线刺激不会引起缩瞳作用,对光反射亦呈阴性。去氧肾上腺素(新福林)由于对瞳孔括约肌无作用,因此光线刺激可使瞳孔括约肌收缩,使已经扩大的瞳孔缩小,对光反射呈阳性。

【实验材料】

1. 实验动物 新西兰家兔,雌雄不拘,体重 1.8～2.5kg。

2. 药品 1%硫酸阿托品溶液、1%硝酸毛果芸香碱(匹鲁卡品)溶液、0.5%水杨酸毒扁豆碱(依色林)溶液、1%盐酸去氧肾上腺素(苯肾上腺素,新福林)溶液。

3. 器械 兔固定箱、电筒、测瞳尺。

【步骤与方法】

1. 测量给药前瞳孔直径和对光反射 取家兔两只,编号为甲乙并置于兔固定箱中,在适度的光照下,用测瞳尺测量左右两眼的瞳孔直径(注:①测量尺勿接触角膜,以免刺激或损伤角膜。②前后测量的光照强度需一致)。打开手电筒,将光柱从兔眼外侧突然移向到正对兔眼,观察瞳孔对光反射是否存在,如瞳孔直径随光照而缩小,即为对光反射阳性,否则为阴性。记录结果。

2. 眼部给药 拉开家兔上下眼睑成杯状并用手指压住鼻泪管，用滴管吸取药液按表 2-7-1 分别在家兔的结膜囊内滴药 1～2 滴（注：眼部给药时，要用手指按压鼻泪管 3～5min，以防止药液流入鼻腔）。

3. 测量给药后前瞳孔直径和对光反射 滴药 15min 后，再测量甲、乙两兔左、右眼的瞳孔直径大小和对光反射（注：前后测量的光照强度及角度需一致）。如滴毛果芸香碱及毒扁豆碱眼的瞳孔已经缩小，在该眼的结膜囊内再滴入 1%硫酸阿托品溶液 1～2 滴，15min 后检查瞳孔大小和对光反射，记录结果。

【结果记录方法】

表 2-7-1 不同药物对瞳孔直径大小和对光反射的影响

		给药	瞳孔直径（mm）		对光反射	
			用药前	用药后	用药前	用药后
甲兔	左眼	阿托品				
		新福林				
	右眼	匹鲁卡品				
		阿托品				
乙兔	左眼	新福林				
		阿托品				
	右眼	依色林				
		阿托品				

【讨论内容】

四种药物在眼科中的药理作用、作用机理、作用特点有何不同。

【结论提示】

四种药物中，哪些为缩瞳药，哪些为扩瞳药。

（张海涛　金海燕）

第八章　电解质与酸碱平衡

第一节　急性高钾血症

【实验目的】

(1) 通过制备高钾血症家兔模型,掌握高钾血症的原因与机制。

(2) 通过观察高钾血症状态下的心电图表现,掌握高钾血症状态下T波高尖的特点,了解其他特点。

(3) 通过抢救高钾血症家兔,熟悉高钾血症的部分防治原则。

【实验原理】

人体血清钾高于5.5mmol/L为高钾血症(正常值:3.5～5.5mmol/L)。高钾血症对机体的危害主要表现在心脏,可使心脏有效不应期缩短,兴奋性和传导性呈双相变化:轻度高钾血症使心肌兴奋性和传导性增高,而急性重度高钾血症,可使心脏发生严重传导阻滞和心肌兴奋性消失,甚至使心脏停搏。同时,高钾血症还可使心脏自律性和收缩性降低。高钾血症时的心电图表现为:①P波和QRS波波幅降低,间期增宽,S波加深;②T波高尖:高钾血症早期即可出现,严重高钾血症时可出现正弦波,此时,已迫近室颤或心室停搏;③多种类型的心律失常。高钾血症的抢救可采用:①注射Na^+,Ca^{2+}溶液对抗高血钾的心肌毒性;②注射胰岛素、葡萄糖,以促进K^+移入细胞。

本实验通过静脉滴注氯化钾,使血钾浓度短时间内快速升高造成急性高钾血症,观察心电图变化,测定血钾浓度,了解高钾血症对心脏的毒性作用以及对高钾血症的抢救治疗措施。

【实验材料】

1. 实验动物　新西兰家兔,雌雄均可,体重2～3kg。

2. 药品与溶液　20%氨基甲酸乙酯溶液(或3%戊巴比妥钠溶液),2%,10%氯化钾溶液,2%氯化钙溶液,4%碳酸氢钠溶液,葡萄糖-胰岛素溶液(50%葡萄糖溶液4ml加1单位胰岛素),肝素生理盐水溶液(125单位肝素/ml生理盐水)。

3. 仪器与器械　生物信号采集处理系统,电解质测定仪,家兔手术器械一套,注射器,头皮针,取血器。

【步骤与方法】

1. 称重、麻醉和固定动物　家兔称重后,用20%氨基甲酸乙酯溶液5ml/kg或3%戊巴比妥钠溶液1ml/kg从耳缘静脉缓慢注入。麻醉后,将动物仰卧位固定在实验台上,颈前部备皮。

2. 分离颈总动脉　按家兔血管常规分离方法分离颈总动脉,插入导管,取血0.5～1ml测定实验前的血钾浓度(注:每次取血后,用肝素生理盐水冲洗管道,防止血液凝固。下次取血前,需弃血数滴以冲洗管道)。

3. 心电描记 将针型电极分别插入家兔四肢皮下。导联线按左前肢(黄),右前肢(红),左后肢(绿),右后肢(黑)的顺序联接,依生物信号记录仪使用方法描记实验前的心电图波形存盘,待实验结束后打印分析。

用头胸导联可描记出比普通导联更为高大清晰的心电图波形。方法是将右前肢电极插在下颏部皮下,左前肢的电极插在胸壁上相当于心尖部位的皮下。这样可较早发现高血钾家兔的心电图异常波形。

注:有时家兔T波高出正常值0.5mV或融合在ST段中而不呈现正向波,这与动物个体差异有关,此时要变换导联。若在头胸导联、肢体标Ⅱ导联及aVF导联上描记出正向T波就可进行实验,否则需更换动物。

4. 氯化钾溶液注入方法 从耳缘静脉滴入2%氯化钾溶液(15~20滴/min)。

5. 观察记录心电图 在静脉滴注氯化钾的过程中,观察生物信号采集处理仪显示器上心电图波形的变化。出现P波低压增宽、QRS波群低压变宽和高尖T波时,描记存盘。同时取血0.5~1ml测定血钾浓度。

6. 实施抢救 当出现心室扑动或颤动波形后,立即停止滴注氯化钾,并迅速准确地由另一侧耳缘静脉注入已预先准备好的抢救药物(2%氯化钙溶液2ml/kg,或4%碳酸氢钠溶液5ml/kg,或葡萄糖-胰岛素溶液7ml/kg)。如果短时间内无法快速输入抢救的药物,则救治效果不佳。

待心室扑动或颤动波消失,心电图基本恢复正常时,再由颈总动脉采血测定救治后的血钾浓度。

7. 开胸 注入致死剂量的10%氯化钾溶液(8ml/kg),观察心肌纤颤及心脏状况。

【结果记录方法】

表 2-8-1 实验结果

	血清 K^+	T波高尖	其他窦性波形类心律失常	非窦性波形类心律失常
对照				
高钾血症				
救治				

【讨论内容】

(1) 高钾血症的原因与机制,本实验原因。

(2) 高钾血症对心电图的影响,本实验观察到哪些变化。

(3) 高钾血症的防治原则,本实验运用了哪些原则?

【结论提示】

(1) 病因学结论。

(2) 心电图结论。

(3) 防治结论。

(张 弛 金海燕)

第二节　酸碱平衡紊乱

【实验目的】

(1) 通过制备各种酸碱平衡紊乱家兔模型，掌握各种酸碱平衡紊乱的原因与机制。

(2) 通过测定酸碱平衡紊乱家兔的血酸碱度、血气、血电解质、呼吸指标，掌握各种酸碱平衡紊乱的血酸碱度、血气、血电解质、呼吸指标的变化规律及其变化机理。

(3) 通过纠正家兔的各种酸碱平衡紊乱，熟悉各种酸碱平衡紊乱的防治原则。

【实验原理】

代谢性酸中毒的特征是血浆 HCO_3^- 浓度原发性减少。本实验通过静脉注射 NaH_2PO_4 增加细胞外液 H^+ 浓度，消耗 HCO_3^-，并使血浆 HCO_3^- 浓度降低，复制家兔代谢性酸中毒模型。

代谢性酸中毒动物呼吸加深加快，是由血液内 H^+ 增加，刺激颈动脉体和主动脉体外周化学感受器及延脑中枢化学感受器，反射性的兴奋延脑呼吸中枢所致。呼吸加深加快，肺泡通气量增加，CO_2 排出增多，血液 H_2CO_3 浓度随之下降，可代偿性恢复[$NaHCO_3$]/[H_2CO_3]的正常比值，这种代偿调节作用可在数分钟内完成，并很快达到高峰，但一般不容易完全代偿。

代谢性酸中毒血浆 HCO_3^- 浓度原发性减少，血气分析时可测得反映代谢因素的指标AB、SB、BB降低，BE负值增大，同时由于呼吸代偿活动，可使 $PaCO_2$ 降低，AB<SB。

代谢性酸中毒动物血浆碳酸氢盐减少，碳酸氢钠可作为首选补碱药物，直接由静脉输入，使细胞外液的[$NaHCO_3$]/[H_2CO_3]比值恢复正常。

呼吸性酸中毒是由肺通气功能障碍引起的。其特征是体内 CO_2 储留、血浆 H_2CO_3 浓度原发性增高。用减少动物肺通气的方法可复制呼吸性酸中毒。

呼吸性酸中毒时，呼吸系统往往不能发挥代偿调节作用，[$NaHCO_3$]/[H_2CO_3]缓冲对不起作用，细胞外液的缓冲作用也很有限，不可能收到明显的调节效果。血气分析中可见反映呼吸因素的指标 $PaCO_2$、AB明显增大。

【实验材料】

1. 实验动物　新西兰家兔，雌雄均可，体重2～3 kg。

2. 药品与溶液　20%氨基甲酸乙酯溶液(或3%戊巴比妥钠)，肝素生理盐水(125单位肝素/ml生理盐水)，12%磷酸二氢钠溶液，5%碳酸氢钠溶液，0.1%肾上腺素溶液，生理盐水。

3. 仪器与器械　AVL血气分析仪，生物信号采集处理仪，手术器械一套，1ml、5ml、10ml注射器及针头，小软木塞，三通动脉导管，气管插管。

【步骤与方法】

1. 手术和血标本检测

(1) 动物麻醉与固定：家兔称重后，用20%氨基甲酸乙酯溶液5ml/kg或3%戊巴比妥钠溶液1ml/kg从耳缘静脉缓慢注入。麻醉后，将动物仰卧位固定在实验台上，颈前部备皮。

(2) 气管插管与动脉插管：按常规方法分离暴露气管，在环状软骨下 0.5～1cm 处作倒“T”形切口，插入气管插管并固定。分离出一侧颈总动脉(长约 2.5～3cm)，将其远心端结扎，近心端用动脉夹夹闭。在靠近远心端结扎线处，用眼科剪呈 45°角向心方向剪开血管(约为颈总动脉直径的 1/3)。将连接三通并充满肝素生理盐水的细塑料管尖端轻轻插入血管内，然后结扎固定塑料管。

(3) 取血预备：用 1ml 注射器吸取少量肝素生理盐水，将管壁湿润后推出，使注射器死腔和针头内都充满肝素生理盐水，然后将针头刺入小软木塞以隔绝空气。取血前，应让动物安静 5 分钟，以免因刺激造成的过度通气影响血气和酸碱指标。

(4) 取血：打开三通松开动脉夹，弃去最先流出的二三滴血液后，迅速去掉注射器上的针头立即插入三通取血 0.3～0.5ml(注：取血时切勿进入气泡，否则影响血气和酸碱指标测定结果)。关闭三通，拔出注射器并立即套上原针头，以中指弹击注射器管壁 20 秒，使血液与肝素混合。取血后向三通内注入少量肝素，将血液推回到血管内，以防塑料管内凝血，然后将动脉夹仍夹于原处。检测各项血气和酸碱指标，作为实验前的正常对照值。

2. 复制代谢性酸中毒并进行治疗

(1) 经耳缘静脉注入 12%的磷酸二氢钠溶液，剂量为 5ml/kg。

(2) 给药后 10 分钟，经三通取血，检测各项血气和酸碱指标。

(3) 根据注入酸性溶液后测得的 BE 值，按下式进行补碱治疗。

BE 绝对值×体重(kg)×0.3＝所需补充碳酸氢钠的量(mmol)

(0.3 是 HCO_3^- 进入体内分布的间隙，即体重×30%)

5%碳酸氢钠 1ml＝0.6mmol

所需补充 5%碳酸氢钠 ml 数＝所需补充碳酸氢钠的 mmol 数/0.6

(4) 经 5%碳酸氢钠治疗后 10 分钟，取血并检测各项指标，观察是否恢复到接近正常水平。

3. 复制呼吸性酸中毒　待兔血气和酸碱指标基本恢复正常后，用止血钳完全夹闭气管插管上的乳胶管 1～1.5min，此时可见血液呈紫绀色，兔因窒息而挣扎，立即取血测定血气和酸碱指标。取血后即刻解除夹闭，以免家兔因窒息而死亡。

4. 复制代谢性碱中毒　经耳缘静脉注入 5%碳酸氢钠溶液 3ml/kg，10 分钟后取血并检测各项血气和酸碱指标。此时，血气和酸碱指标不会在短时间内恢复正常，故该兔不宜继续进行其他实验。

5. 复制呼吸性酸中毒合并代谢性酸中毒

(1) 经耳缘静脉注入 0.1%肾上腺素溶液 1ml/kg，造成急性肺水肿。待兔出现呼吸困难、躁动不安，发绀，气管插管内有白色或粉红色泡沫溢出时，取血测定血气和酸碱指标。

(2) 兔死亡后，开胸观察肺脏变化(若未死亡，可静脉内注入空气致死)。结扎气管，取出两肺，可见肺体积明显增大，有出血、淤血、水肿，以下叶为重。此外，肺切面有白色或粉红色泡沫液体流出。

【结果记录方法】

表 2-8-2　实验结果

组别	步骤	PH	$PaCO_2$	PaO_2	SB	AB	BB	BE	呼吸频率	呼吸幅度
代酸	对照									
	模型									
	纠正									
代碱	对照									
	模型									
	纠正									
呼酸	对照									
	模型									
	纠正									

【讨论内容】

(1) 各种单纯性酸碱平衡紊乱的原因;本实验的原因。

(2) 实验中各测定指标的变化机理。

(3) 各种单纯性酸碱平衡紊乱的防治原则;本实验的防治原则。

【结论提示】

(1) 病因学结论。

(2) 各指标的变化规律。

(3) 防治结论。

（张　弛　金海燕）

第九章　血液系统

第一节　血液凝固、促凝和抗凝

【实验目的】

(1) 学会用玻片法测定凝血时间。

(2) 以凝血时间为指标，观察家兔体外血液凝固以及组织因子和肝素对血液凝固的影响，并掌握其机理。

【实验原理】

血液凝固可通过内源性凝血系统与外源性凝血系统两条途径。内源性凝血系统是指参与血液凝固过程的凝血因子全部存在于血浆中，而外源性凝血系统是指在组织因子的参与下血液凝固的过程。本实验直接从动脉取血，由于血液几乎没有与组织因子接触，其凝血过程主要由内源性凝血系统所至。肺组织含有丰富的组织因子，本实验利用肺组织浸出液，观察外源性凝血系统的作用。血液凝固受诸多因素，如pH、温度、与血液接触的物体表面的光滑程度、凝血物质浓度等多种因素的影响，从而导致血液凝固的时间发生改变，因此，可以血液凝固的时间为指标，观察不同因素对血液凝固的影响。

【实验材料】

1. 实验动物　新西兰家兔，雌雄均可，体重2.0～2.5kg/只。

2. 药品与溶液　蒸馏水、生理盐水、20%氨基甲酸乙酯或3%戊巴比妥钠溶液、125U/ml的低分子量肝素钠溶液(实验前配制)、肺组织浸液(富含组织因子)。

肺组织浸液制备方法：取新鲜兔肺，剪成小块，洗净血液。磨成糊状。加入3～4倍的生理盐水，摇匀放冰箱中过夜，滤纸过滤后，即可得肺组织浸液，保存冰箱备用。

3. 仪器与器械　恒温箱1台，多功能秒表1个，兔常用手术器械一套，尼龙动脉插管1根，大头针4个，玻片3块，滴管5支，标记笔1支，取血硅化试管1支。

【步骤与方法】

1. 实验前的准备

(1) 打开恒温箱，灌入适量的自来水至试管架的平面，恒温37 ℃备用。

(2) 取干净、干燥的玻片4块，编号(注：所用玻璃器皿要求干净、干燥)。

(3) 动物准备：兔称重后，用20%氨基甲酸乙酯溶液5ml/kg或3%戊巴比妥钠溶液1ml/kg麻醉，注射速度要慢；背位固定，行颈总动脉分离术和尼龙管插管术(暂不放血)。

(4) 按表2-9-1中的项目在玻片上分别用不同的滴管加入相应的试剂(注：专用试剂、大头针和滴管不能混淆，以免影响实验结果)。然后将玻片放入恒温箱内的玻片架上，加温至37 ℃。

(5) 取干净、干燥的硅化试管1支，迅速放入动脉血2ml(注意：经尼龙动脉插管取放血时，应先弃掉前面1ml血液)。

2. 凝血时间测定

(1) 取血后，立即用滴管注射器吸取血液样本，并在每块玻片的试剂上加入等量的2滴血液，立刻计时，同时手指轻弹玻片将试剂和血液混匀。

(2) 每隔2秒钟，用大头针对各玻片的血液样本由外向里朝一个方向挑血丝(纤维蛋白丝)，见到第一根血丝时，立即终止计时(注意：计时要仔细和准确，因为第一凝血丝的出现是瞬间的)。从开始计时到终止计时的一段时间即为玻片法的凝血时间。将该时间记录到下表中。

【结果记录方法】

表2-9-1 家兔的体外血凝、抗凝和促凝因素对凝血时间的影响

编号	实验条件	凝血时间(分:秒)
1	空白对照	
2	加生理盐水1滴	
3	加肝素溶液1滴	
4	加肺组织浸液1滴	

【讨论内容】

各凝血时间不一致的机理。

【结论提示】

血液凝固，促凝，抗凝。

(金海燕)

第二节 急性弥散性血管内凝血(DIC)

【实验目的】

(1) 通过制备DIC家兔模型，掌握DIC的发病机制。

(2) 通过检测DIC家兔的部分体征和实验室检查结果，了解DIC状态下机体的部分临床表现及其变化机理。

【实验原理】

由于某些致病因子的作用，凝血因子和血小板被激活，大量促凝物质入血，使凝血酶增加，进而微循环中形成广泛的微血栓。大量微血栓的形成，消耗了大量的凝血因子和血小板，同时引起继发性纤维蛋白溶解功能增强，导致出血、休克、器官功能障碍、溶血性贫血等四大类临床表现。上述病理生理过程和临床综合征被称为急性弥散性血管内凝血(DIC)。

测定凝血时间,可反映出血倾向;测定各项微循环观察指标,可反映休克倾向;检测呼吸频率、发绀程度,可反映肺脏的功能障碍倾向。本实验将制备 DIC 家兔模型,并检测其呼吸频率、发绀程度、凝血时间以及各项微循环观察指标。

【实验材料】

1. 实验动物 新西兰家兔,雌雄不拘,体重 2.0~2.5kg。

2. 药品与溶液 20%乌拉坦溶液,蒸馏水,生理盐水,125U/ml 低分子量肝素钠溶液(实验前配制),富含组织因子的溶液(如家兔肺组织浸液、实验前复溶的家兔脑组织干粉溶液)。

3. 仪器与器械 微循环观察系统(包括恒温灌流盒、显微镜),恒温箱,秒表,标记笔,家兔手术器械一套,结扎线,动脉夹,采血用动脉插管,采血用硅化试管 2 支,1ml 注射器,5ml 注射器 3 具,吸管 2 支,玻片 2 块,大头针 2 根。

【步骤与方法】

实验分组,数据共享。三组家兔分别为:第 1 组开展组织因子促凝实验;第 2 组开展生理盐水对照实验;第 3 组开展肝素抗凝实验。各组家兔的实验操作过程可分为以下三大步骤:①前期准备;②注射溶液之前检测各项指标;③注射溶液之后检测各项指标。各大步骤的具体步骤、方法和注意事项详见下述。

(一) 前期准备

各组需完成颈部手术、腹部手术和仪器准备的前期工作。

1. 颈部手术 捉拿家兔,称重,静脉注射 20%乌拉坦溶液(5ml/kg)进行麻醉,固定于手术台,颈部备皮,实施一侧颈总动脉插管术(采血备用)。

2. 腹部手术和仪器准备 家兔腹部备皮,作腹部正中切口或旁正中切口,逐层切开,打开腹腔。预备微循环观察系统的恒温灌流盒,盒内充满生理盐水,开启电源升温至体温。松懈家兔四肢的固定带,将家兔侧翻,拉出一段小肠,将透明的肠系膜置于灌流盒之中,灌流盒加盖固定,置于显微镜的载物台上。开启微循环观察系统特有硬件(主要为集成电路板)的电源,进入该系统特有软件(注:先开硬件后进软件,否则软件内无输入信号)。调试显微镜的焦距,直至软件内的图像清晰易辨。选择视野,以便于测定各项微循环观察指标(注:第一项微循环观察指标测定之后,勿再改变焦距、视野及其他参数,以免影响各项微循环观察指标的前后可比性)。

开启恒温箱电源,升温至 38℃(注:家兔体温的个体差异较大,一般为 38~40℃,故将温度设定在 38℃)。预备干燥、干净的玻片,置于恒温箱内备用(注:该步骤省略也可反映各凝血时间之间的相对差异,但将影响各凝血时间绝对值的准确性)。

(二) 注射溶液之前检测各项指标

在注射溶液之前,各组分别检测以下各项指标:

1. 呼吸频率、发绀程度 人工计数方法记录呼吸频率。观察家兔嘴唇的颜色,判断有无发绀或发绀程度。

2. 凝血时间 小幅度松懈动脉夹,弃血微量冲洗动脉插管(注:该步骤如省略,所采血液易被插管内遗留的水分或异物所稀释、污染),以干燥、干净的试管采血约 1ml(注:如试管不干燥、不干净,所采血液易被稀释、污染)。1ml注射器吸生理盐水,冲洗动脉插管(注:该步骤如省略,下次采血时插管易被血凝块堵塞)。持干燥、干净的吸管从试管内采血,滴1滴于恒温箱内的玻片之上,立即以秒表计时。持干燥、干净的大头针,在同一方向上拨弄血液一次,每5秒钟拨弄一次,直至挑出丝状物(即肉眼可见的血凝块),该时间即为凝血时间。

3. 各种微循环观察指标 在微循环观察系统的特有软件内,记录所选视野内的各种微循环观察指标,如血管计数、血管长度、管袢计数、入口直径、出口直径、流速模拟1、流速模拟2、管袢顶宽度、管袢长度、血管交叉数、形态畸形计数、红细胞聚集计数、白细胞数等。

(三)注射溶液之后检测各项指标

各组分别作以下处理:

第1组:组织因子促凝实验

2分钟内,经静脉缓慢注射生理盐水2ml,以及富含组织因子的溶液2ml。注射后5分钟,按照前述方法(注:使用干燥、干净的试管、吸管、大头针,以免血液被稀释、污染),检测呼吸频率、发绀程度、凝血时间、各种微循环观察指标。

第2组:生理盐水对照实验

2分钟内,经静脉缓慢注射生理盐水4ml。注射后5分钟,按照前述方法(注:需弃血微量冲洗动脉插管),检测呼吸频率、发绀程度、凝血时间、各种微循环观察指标。

第3组:肝素抗凝实验

2分钟内,经静脉缓慢注射125U/ml低分子量肝素钠溶液2ml,以及富含组织因子的溶液2ml。注射后5分钟,按照前述方法(注:需弃血微量冲洗动脉插管),检测呼吸频率、发绀情况、凝血时间、各种微循环观察指标。

选择具有可比性的微循环观察指标,填写在记录实验结果的表格之中,以便于对同一家兔进行前后比较(又称纵向比较、组内比较)、对不同家兔进行互相比较(又称横向比较、组间比较)。

【结果记录方法】

表2-9-2 实验结果一

		呼吸频率	发绀程度	凝血时间
组1	注射前			
	注射后			
组2	注射前			
	注射后			
组3	注射前			
	注射后			

发绀程度的记录方法:无,轻度,中度,重度。

表 2-9-3　实验结果二(微循环观察指标)

		自选指标 1	自选指标 2	自选指标 3	自选指标 n
组 1	注射前				
	注射后				
组 2	注射前				
	注射后				
组 3	注射前				
	注射后				

【讨论内容】

与生理盐水对照实验比较,组织因子促凝实验、肝素抗凝实验的各检测指标的变化机理。

【结论提示】

DIC 状态下,与实验有关的临床表现。

(谭健苗　金海燕)

第十章 循环系统

第一节 人体动脉血压的测定

【实验目的】

(1) 了解间接测定动脉血压的原理,学习用听诊法间接测定动脉血压。
(2) 掌握人体动脉血压记录格式。

【实验原理】

动脉血压是指血液对单位面积动脉管壁的侧压力。其随心脏的舒缩活动呈周期性波动,在左心室快速射血期末达最高值,称为收缩压;在左心室舒张期末降到最低值,称为舒张压。

人体动脉血压测定常采用听诊法,即用血压计和听诊器在上臂肱动脉处间接测量。血液在血管内顺畅流动或血流被完全阻断时一般不会产生声音,而血液流经受压变窄的血管时则会形成涡流发出声音,听诊法就是依据此原理测定血压。将血压计的袖带缚于上臂处,用橡皮球将空气打入袖带内,对所测动脉施加压力,当袖带内压力超过收缩压时,可完全压闭肱动脉,阻断了血流,此时将听诊器探头放于肱动脉的远端听不到任何声音,也触不到肱动脉的脉搏。如缓慢放气减低袖带内压力,在其压力低于肱动脉收缩压的瞬间,便会有少量的血流在血压达到收缩压时通过被压闭的肱动脉,形成涡流发出声音,于是能在肱动脉的远端听到声音和触到脉搏,此时袖带内的压力为收缩压。若继续放气,在其压力降低至舒张压以前,血流都是随心脏跳动续断通过受压变窄的肱动脉,所以一直有与心跳节律一致的声音。当袖带内压力等于或稍低于舒张压的瞬间,血流则由断续变为连续,声音便会突然由强变弱或消失,此时袖带内的压力为舒张压。

【实验材料】

水银血压计、听诊器。

【步骤与方法】

1. 熟悉血压计的结构 血压计由检压计、袖带和橡皮气球三部分组成。检压计是一个标有 0～300 mmHg(1mmHg＝0.133kPa)刻度的玻璃管,上端与大气相通,下端与水银贮槽相通。袖带是一个外包布套的长方形橡皮囊,借橡皮管分别和检压计的水银槽及橡皮球相通。橡皮球是一个带有螺丝帽的球状橡皮囊,供充气和放气之用。

2. 听诊法测量动脉血压

(1) 受试者脱去右臂衣袖,取坐位,全身放松,静坐 5min 以上(注:试验时室内务必保持安静，测量血压前需嘱受试者静坐放松，以排除体力及精神紧张对血压的影响）。

(2) 打开血压计，松开血压计橡皮球的螺丝帽，驱出袖带内残留气体，再将螺丝帽旋紧。

(3) 让受试者前臂平放于桌上，掌心向上，使上臂中与心脏位置同高（注：受试者上臂应与心脏处于同一水平）。将袖带平整、松紧适宜地缠绕右上臂（以能插入两个手指为宜），带下缘至少位于肘关节上 2～3cm 处，开启水银槽开关。

(4) 将听诊器两耳器塞入外耳道，注意使耳器弯曲方向与外耳道一致。

(5) 在受试者肘窝内侧先用手触及肱动脉搏动所在部位，再将听诊器探头轻贴在上面（注：听诊器探头安放时不能压得太重或太松，更不能压在袖带底下进行测定。胶管勿与它物摩擦，以免发生杂音而影响听诊）。

(6) 测量收缩压：挤压橡皮球向袖带打气加压，使检压计上水银柱逐渐上升到听诊器听不到脉搏音为止，再继续打气加压 20～30mmHg。随即慢慢松开橡皮球的螺丝帽，徐徐放气，在观察水银柱缓缓下降的同时仔细听诊，在听到"崩"样第一声清晰而短促脉搏音时，检压计上所示水银柱高度即代表收缩压（注：当袖带内充气达到一定压力后放气，其速度不宜太快或太慢）。

(7) 测量舒张压：继续缓慢放气，这时声音先依次增强，后又逐渐减弱，最后完全消失。在声音突然由强变弱（或声音变调）这一瞬间，检压计上所示水银柱高度代表舒张压。

(8) 血压测定完毕，松开袖带，将其内气体驱尽，关上水银槽开关，把仪器复位放妥（注：①动脉血压通常需连续测定 2～3 次，取其平均值。重复测定时，袖带内压力必须降至零后再打气。②发现血压超过正常范围时，应将袖带解下，让受试者休息 10 分钟后再测。③血压计用毕应将袖带内气体驱尽、卷好、放置盒内，以防玻璃管折断，并关闭水银贮槽）。

【结果记录方法】

血压记录常以收缩压/舒张压 mmHg(kPa)表示，如收缩压、舒张压分别为 110mmHg 和 70mmHg，记为 110/70mmHg。

【讨论内容】

(1) 成人的正常血压范围是多少？受试者血压值是否正常？

(2) 哪些因素可影响血压？运动或精神紧张为何会使血压升高？

【结论提示】

受试者血压值。

（陈岳榕）

第二节　电解质及药物对心脏活动的影响（蛙心灌流）

【实验目的】

(1) 在操作上，掌握 straud 离体蛙心的灌流方法。

(2) 在理论上，掌握钠、钾、钙、肾上腺素、异丙肾上腺素、乙酰胆碱、强心苷、氨茶碱等成分对心脏的作用。

【实验原理】

离体和脱离神经支配的动物心脏，若保存在适宜的环境中，在一定时间内，仍然保持自动节律性舒缩活动。本实验用蛙心，所用的灌流液——任氏液正是一种比较接近两栖类动物内环境的液体。因此用任氏液灌流蛙心，蛙心能近于正常地跳动相当长时间。在此基础上，改变灌流液中 Na^+、K^+、Ca^{2+} 三种离子浓度，心脏活动也随之发生改变，说明内环境稳态对维持心脏正常活动是必需的。在灌流液中加入肾上腺素，作用于特殊传导系统和心肌，使心率加快，心肌收缩力增强，心输出量增加。加入异丙肾上腺素，对心肌的β受体具有强大的激动作用，使心率加快，传导加速，心脏收缩力增强，心输出量增加。去甲肾上腺素是哺乳类动物肾腺能神经末梢释放的递质，去甲肾上腺素也是由肾上腺髓质分泌的激素，对α受体具有强大的激动作用，对心脏β受体作用较弱，能使心率加快，传导加速，心肌收缩力加强，心输出量增加；乙酰胆碱是心迷走神经节后纤维释放的递质，作用于心肌 M 受体，使心率减慢，传导减速，心肌收缩力降低，心输出量减少。在灌流液中加毒毛花苷 K(毒 K)具有明显的正性肌力作用，心率减慢。加入氨茶碱抑制磷酸二酯酶，使细胞内 cAMP、cGMP 水平升高，再激活 PKA 和 PKG，从而增强心肌的功能。

【实验材料】

1. 实验动物 蟾蜍或青蛙，性别均可，体重 150～250g/只。

2. 药品与溶液 任氏液、0.65%NaCl 溶液、3%$CaCl_2$ 溶液、1%KCl 溶液、1∶10000 肾上腺素溶液、1∶100 000 乙酰胆碱溶液、1∶10 000 异丙肾上腺素溶液、25∶1000 氨茶碱溶液(2.5%)、25∶100 000 毒 K 溶液(0.025%)。

3. 仪器与器械 生物信号采集处理系统、张力传感器、蛙类手术器械一套、滴管 2 支、蛙心夹、铁支架、双凹夹 2 个、试管夹、蛙心插管。

【步骤与方法】

(一) 离体工作蛙心制备

取蟾蜍一只，破坏脑和脊髓后，仰卧固定在蛙板上，从剑突下将胸部皮肤向上剪开，然后剪开胸骨和胸膜，暴露心脏(图 2-10-1)。

在主动脉干下方引两根线，一条在主动脉上端结扎作插管时牵引用，另一根则在动脉圆锥上方，系一松结用于结扎固定蛙心插管。

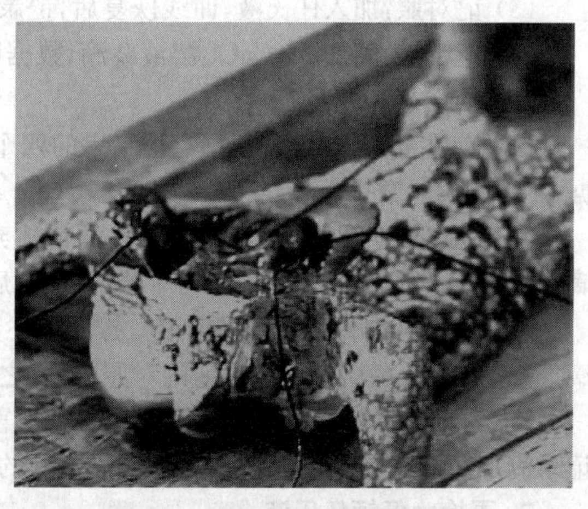

图 2-10-1 暴露蛙心

左手持左主动脉远心端的结扎线，用眼科剪在松结上方左主动脉根部剪一小斜口(注：勿伤及窦房结和静脉窦)。右手将盛有少许任氏液，大小适宜的蛙心插管由此剪口处插入动脉圆锥，当插管头到达动脉圆锥时，再将插管稍向后退，并转向心室中央方向，在心室收缩期插入心室，判断蛙心插管是否进入心室可根据插管内的任氏液液面能否随心室的舒缩而上下波动。如蛙心插管已进入心室，则将预先准备好的松结扎紧，并固定在蛙心插管的侧钩上以免蛙心插管滑出心室。剪断主动脉左右分支。

轻轻提起蛙心插管以抬高心脏，用一线在静脉窦与腔静脉交界处作一结扎，结扎线应尽量下压，以免伤及静脉窦，在结扎线外侧剪断所有组织，将蛙心游离出来。

用新鲜的任氏液反复换洗蛙心插管内含血的任氏液，直至蛙心插管内无血液残留为止，此时离体蛙心已制备成功，可供实验。

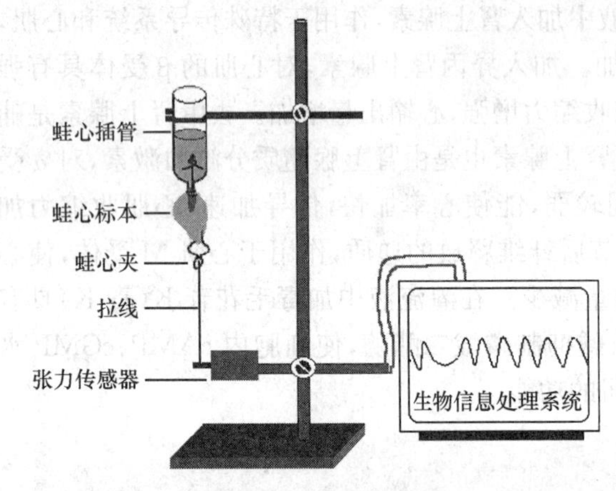

图 2-10-2　实验记录装置

（二）安装离体工作心脏

按图 2-10-2 连接实验装置，依仪器使用方法调试好记录仪。将蛙心插管固定在铁支架上，用蛙心夹在心室舒张期夹住心尖，并将蛙心夹的线头连至张力传感器的应变片上，此线应有适宜的紧张度。

（三）灌流蛙心，记录结果

1. 更换为 0.65%NaCl 溶液

(1) 记对照：描记蛙心搏动曲线，记录心跳频率、幅度。

(2) 弃液：滴管吸出液体（注：滴管勿交叉污染）。

(3) 记结果：更换为 0.65%NaCl 溶液，数据明显变化后，记录实验结果。

2. 滴加 3%$CaCl_2$ 溶液

(1) 弃液：滴管吸出液体。

(2) 冲洗：任氏液冲洗 2 遍。

(3) 记对照：加入任氏液，曲线恢复后，记录对照数据。

(4) 记结果：滴加 3%$CaCl_2$溶液 2 滴，数据明显变化后，记录实验结果。

3. 滴加 1%KCl 溶液

按照前述弃液、冲洗、记对照、记结果的四个步骤，记录滴加 1%KCl 2 滴之前的对照数据、之后的实验数据。

4. 滴加 0.01%肾上腺素溶液　按照前述弃液、冲洗、记对照、记结果的四个步骤，记录滴加 0.01%肾上腺素 2 滴之前的对照数据、之后的实验数据。

5. 滴加 0.001%乙酰胆碱溶液　按照前述弃液、冲洗、记对照、记结果的四个步骤，记录滴加 0.001%乙酰胆碱 2 滴之前的对照数据、之后的实验数据。

6. 滴加 0.01%异丙肾上腺素溶液　按照前述弃液、冲洗、记对照、记结果的四个步骤，记录滴加 0.01%异丙肾上腺素溶液 2 滴之前的对照数据、之后的实验数据。

7. 更换为低钙任氏液

(1) 弃液：滴管吸出液体。

(2) 冲洗：任氏液冲洗 2 遍。

(3) 记对照：加入任氏液，曲线恢复后，记录对照数据。

(4) 记结果：吸出任氏液，更换为低钙任氏液，数据明显变化后，记录实验结果。

8. 滴加0.025%毒毛花苷K溶液

(1) 记对照:出现心力衰竭时,记录低钙任氏液灌流状态下的对照数据。

(2) 记结果:加入0.025%毒毛花苷K0.3ml,数据明显变化后,记录实验结果。

9. 滴加0.25%氨茶碱溶液

(1) 弃液:滴管吸出液体。

(2) 冲洗:低钙任氏液冲洗2遍。

(3) 记对照:加入低钙任氏液,出现心力衰竭时,记录对照数据。

(4) 记结果:加入0.25%氨茶碱0.3ml,数据明显变化后,记录实验结果。

【结果记录方法】

表2-10-1 实验结果

影响因素	对照频率	实验频率	对照幅度	实验幅度
(1) 0.65%NaCl溶液(任氏液对照)				
(2) 任氏液+3%$CaCl_2$ 2d				
(3) 任氏液+1%KCl 2d				
(4) 任氏液+0.01%肾上腺素2d				
(5) 任氏液+0.001%乙酰胆碱2d				
(6) 任氏液+0.01%异丙肾上腺素2d				
(7) 低钙任氏液(任氏液对照)				
(8) (7)+0.025%毒毛花苷K 0.3ml				
(9) (7)+0.25%氨茶碱0.3ml				

【讨论内容】

实验中9个干预因素影响心跳频率和幅度的机理。

【结论提示】

实验中9个干预因素对心跳频率和幅度的影响。

(张 弛 胡 弼)

第三节 心律失常动物模型及药物的抗心律失常作用

【实验目的】

(1) 学习常用小鼠、家兔实验性心律失常模型的制备方法。

(2) 观察大剂量肾上腺素致心律失常的作用;普萘洛尔的抗心律失常作用;阿托品解除迷走神经对心脏的抑制作用。

(3) 分析大剂量肾上腺素致心律失常发生机理和普萘洛尔的抗心律失常作用机制。

【实验原理】

高浓度的肾上腺素(豚鼠 40μg/kg,猫、犬 100μg/kg)快速静注,可造成动物多源性早搏、短暂性室性心动过速等。这类模型可用于筛选抗心律失常药物。其优点为心律失常在几分钟自行消失,因此同一动物可反复多次进行心律失常实验,便于观察抗心律失常药物作用的持续时间,并可进行自身对照。正常心电图图形如图所示(图 2-10-3)。

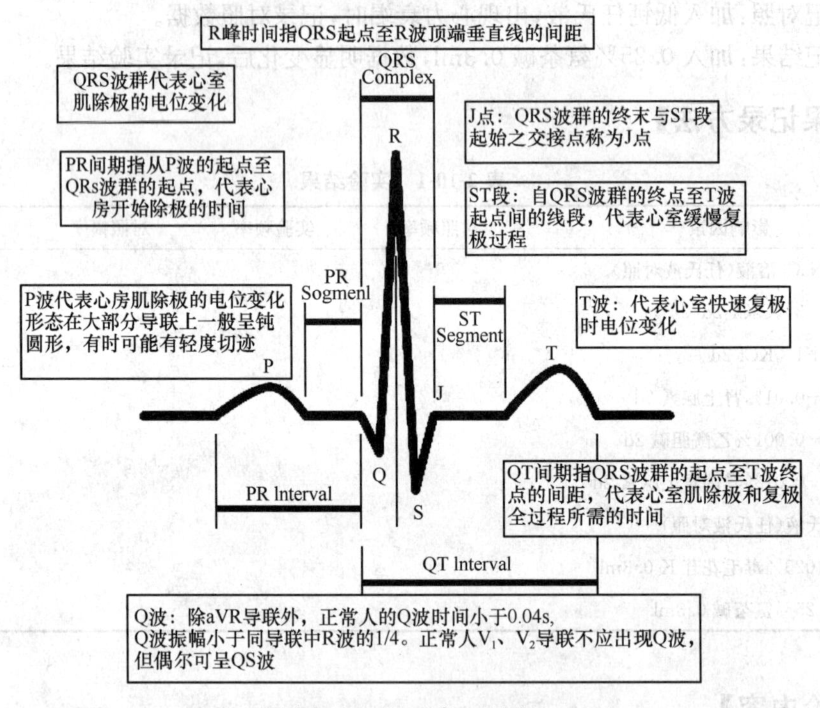

图 2-10-3　正常心电图

普萘洛尔(propranolol,心得安、萘心安)为非选择性 β 受体阻断药,通过抑制交感神经系统活性减慢心跳频率。阿托品为 M 受体阻断药,可以阻断副交感神经节后纤维上突触前膜的 M_1 受体,减少突触中乙酰胆碱对递质释放的抑制作用,从而减慢心率;但如果较大剂量的阿托品可以阻断窦房结 M_2 受体,解除迷走神经对心脏抑制作用而加快心率。

【实验材料】

1. 实验动物　瑞士小鼠,雌雄均可,体重 20～30g。

新西兰家兔,雌雄不拘,体重 2～2.5kg。

2. 药品与溶液　0.025%肾上腺素溶液、0.1%普萘洛尔溶液、0.1%阿托品溶液、25%乌拉坦溶液、生理盐水溶液、氯仿。

3. 仪器与器械　BL-420 生物信号采集系统(金属导连线及导联针头),兔手术台、套针 1 个、1ml 注射器 3 支、5ml 注射器 1 支、烧杯 1 个、10ml 注射器 1 支、绷带 4 条、棉球少许、胶布、婴儿称、600ml 烧杯。

【步骤与方法】

实验一：氯仿诱导小鼠的室性心律失常模型

(1) 将小鼠放入含有3～4ml氯仿棉球倒置的600ml烧杯内，观察到小鼠呼吸停止后立即取出；

(2) 剖开小鼠胸腔，肉眼观察心脏跳动情况，判断有无心室颤动出现，观察发生颤动时的心脏活动特征。

实验二：家兔室性心律失常模型及药物的抗心律失常作用

(1) 取家兔称重，20%氨基甲酸乙酯5ml/kg耳缘静脉注射麻醉，固定家兔。

(2) 连接BL-420生物信号传导系统，将电极按要求连接于家兔四肢及前胸，观察家兔正常心电图。

(3) 给药：(观察给药后1、2、3min时的心电图)。

1) 0.025%肾上腺素0.2ml/kg耳i.v.(10秒)，观察心电图变化；

2)0.1%普萘洛尔0.25mg/kg耳i.v.(2min)，观察心电图变化；

3)0.025%肾上腺素0.2ml/kg耳i.v.(10秒)，观察心电图变化；

4)0.1%阿托品1mg/kg耳i.v.(1min)，观察心电图变化；

5)0.025%肾上腺素0.2ml/kg耳i.v.(10秒)，观察心电图变化。

【讨论内容】

(1) 为何常选用氯仿诱发小鼠心律失常？

(2) 大剂量肾上腺素致心律失常的机理是什么？

(3) 解释普萘洛尔的抗心律失常作用机理，其临床适应证有哪些？

(4) 实验中为什么给予阿托品？应用阿托品后再次给予肾上腺素，家兔心电图有何改变？该结果说明了什么？

(曾勇智　庹勤慧)

第四节　失血性休克

【实验目的】

(1) 通过制备失血性休克家犬模型，掌握休克的病因。

(2) 通过观察失血性休克家犬的微循环表现和其他表现，掌握休克的发展过程(分期)，了解失血性休克状态下的部分临床表现。

(3) 通过抢救失血性休克家犬，了解失血性休克的部分防治原则。

【实验原理】

根据微循环学说，休克(shock)可以定义为各种原因引起有效循环血量减少，微循环灌流障碍，引起重要生命器官血液灌注不足，从而导致细胞功能紊乱的全身性病理过程，也称为休克综合征(shock syndrome)。

休克的病因有许多种，本实验采用颈动脉放血的方法，直接减少有效循环血量，复制低血容量性休克(hypovolemic shock)模型。由于放血一定程度后可使循环血量不足，静脉回心血量减少，血压下降，通过压力感受器反射，引起交感神经兴奋，外周血管收缩，组织灌流量急剧减少，导致失血性休克（hemorrhagic shock)。通过输液，补充血容量，抢救休克，同时使用不同血管活性药物，比较其疗效，分析它们在失血性休克治疗中的作用。

【实验材料】

1. 实验动物 中华田园犬，雌雄均可，体重 10～20kg。

2. 药品与溶液 3%戊巴比妥钠、125U/ml 肝素生理盐水、生理盐水、微循环灌流液(台氏液加 1%明胶)、5%葡萄糖液、酚妥拉明。

3. 仪器与器械 手术器械一套，10ml、20ml、50ml 注射器，100ml 烧杯、储血瓶，输尿管插管、动脉导管及压力传感器、静脉导管及压力传感器、呼吸传感器、微循环观察装置(灌流盒、连续变倍显微镜），生物信息采集处理仪，AVL 血气分析仪。

【步骤与方法】

(1) 成年家犬一只，称重后，静脉注射 3%戊巴比妥钠 1ml/kg 全身麻醉。

(2)将麻醉犬仰卧固定于犬实验台，颈前部和腹股沟部备皮。做长 6～8cm 的颈部正中切口，分离出气管(注:尽量减少手术性出血，勿使用手术刀和剪刀分离血管和肌层)。在甲状软骨下 2～3cm 处做倒“T” 形切口，插入“Y”形气管插管并固定，“Y”形管一侧与呼吸传感器相连，信号传入生物信息采集处理仪记录呼吸变化。

(3) 分离左颈总动脉，插入动脉导管，压力信号经压力传感器传入生物信号采集处理仪，记录动脉血压和脉压差。分离右颈外静脉，插入静脉导管(插入导管长度约 15cm 左右，相当于上腔静脉入右心房口处)，压力信号经压力传感器传入生物信号采集处理仪，记录中心静脉压(注:压力传感器内应事先充盈肝素生理盐水并排尽气泡，安置高度应与心房水平一致)。

(4) 在左侧腹股沟部触及股动脉搏动后，沿动脉走行方向做约 4cm 长切口，分离出左股动脉和静脉，分别做股动脉和股静脉插管，两插管经三通与储血瓶和输液瓶相连通，以备放血和输液。插管操作完毕先从输液瓶向股静脉缓慢输入生理盐水(5～10 滴/分)，保持静脉畅通。

(5) 在耻骨联合上做下腹部正中切口(切口长约 5cm），找到膀胱，排空尿液后，将膀胱从腹腔拉出，在背面膀胱三角区找到双侧输尿管入口，分离双侧输尿管并插入输尿管插管，记录每分钟尿滴数。

(6) 在右侧腹直肌旁做约 6cm 长切口，钝性分离肌层，打开腹腔后，轻轻拉出一段游离度较大的小肠肠袢，放置在微循环恒温灌流盒内，使肠系膜置于灌流盒载物台上，用显微镜观察肠系膜微循环(注:牵拉肠袢要轻，以免损伤肠系膜影响微循环观察或引起低血压)。

(7) 放血前记录观察指标:观察记录血流动力学指标、微循环指标、尿量、呼吸、血气和酸碱等指标(注:观察微循环时，应始终固定视野，先选好标志血管，分清动脉、静脉和毛细血管，画出观察视野图并标明动脉、静脉和毛细血管)。

(8) 放血复制失血性休克

1) 记录各项指标后，将与股动脉插管相连的三通向储血瓶开放，降低储血瓶高度并松开动脉夹，快速放血，在 15 分钟内使平均动脉压降至 40mmHg。调节储血瓶高度以长期维持血压在 40mmHg。为防止血液凝固，储血瓶内应在股动脉插管前加入肝素生理盐水 5mg。

2）根据实验时间决定维持 40mmHg 血压时间的长短，维持时间不应少于 30 分钟，在此段时间内应观察记录好各项指标的变化。

(9)失血性休克救治

1）用动脉夹夹闭股动脉近心端停止放血，三通开关向输液瓶开放。将储血瓶内的血液倒入瓶口有双层过滤纱布的输液瓶内，快速从股静脉输回血液及与失血量等量的生理盐水(250 滴/分)。

2）输血输液后，观察记录各项指标以及微循环恢复状况。

3）用酚妥拉明 10mg 加入 100ml 5%葡萄糖溶液中静脉滴注，100 滴/分。输注完毕后，观察记录各项指标以及微循环变化。

【结果记录方法】

表 2-10-2 生命体征和体循环指标

	呼吸频率	呼吸幅度	脉搏	血压	中心静脉压	尿量
对照						
放血						
扩容						
用药						

表 2-10-3 微循环指标

	指标 1	指标 2	指标 3	指标 4	指标 5	指标 *n*
对照						
放血						
扩容						
用药						

表 2-10-4 血酸碱度、血气、血电解质指标

	pH	$PaCO_2$	PaO_2	SB	AB	BB	BE
对照							
放血							
扩容							
用药							

【讨论内容】

(1) 休克病因有哪几类？本实验主要病因。

(2) 典型的休克分哪几期？本实验所观察现象为哪期？

(3) 休克防治原则有哪些？本实验应用了哪些原则？

【结论提示】

(1) 病因学结论。

(2) 临床表现结论。

(3) 防治结论。

(金海燕)

第五节　儿茶酚胺类药物的筛选及对血压的作用

【实验目的】

(1) 通过双盲法设计,初步了解机能实验学试验设计方法及思路。

(2) 学习动脉血压的测定方法。掌握儿茶酚胺类药物对血压的作用特点,加深对α、β肾上腺素受体激动药和阻断药药理作用的理解。

(3) 掌握“肾上腺素作用的翻转”的概念及其意义。

【实验原理】

本实验采用双盲法设计,利用工具药(α、β肾上腺素受体阻断药)对三种儿茶酚胺类药物肾上腺素、去甲肾上腺素、异丙肾上腺素进行鉴别。三种儿茶酚胺类药物分别作用于α、β肾上腺素受体,产生心血管效应,引起血压变化。此作用可被相应的α或者β受体阻断药所阻断。酚妥拉明为α受体阻断药,可阻断与血管收缩有关的α肾上腺素受体,但不能阻断与血管舒张有关的β肾上腺素受体,因此可将肾上腺素的升压作用翻转为降压作用,称“肾上腺素作用的翻转”。还可减弱去甲肾上腺素的升压作用,对异丙肾上腺素的降压作用则无影响。普萘洛尔为β受体阻断药,可阻断β肾上腺素受体,因此可拮抗肾上腺素的后降压作用,减弱异丙肾上腺素的降压作用,而对去甲肾上腺素的升压作用无影响。

【实验材料】

1. 实验动物　新西兰家兔,雌雄均可,体重2～2.5kg。

2. 药品与溶液　25%乌拉坦溶液、肝素生理盐水、0.1%甲磺酸酚妥拉明溶液、0.1%盐酸普萘诺尔溶液、0.001%去甲肾上腺素溶液、0.001%肾上腺素溶液、0.001%异丙肾上腺素溶液。

3. 仪器与器械　手术剪、眼科剪、止血钳、手术缝合线、动脉夹、颈总动脉插管、兔手术台、纱布、BL-420F生物机能实验系统。

【步骤与方法】

1. 实验前预备　将分别装有0.001%去甲肾上腺素溶液、0.001%肾上腺素溶液、0.001%异丙肾上腺素溶液的试剂瓶上随机贴上A、B、C三个标签。

2. 麻醉与固定　家兔称重,25%乌拉坦溶液5ml/kg耳缘静脉麻醉,背位交叉固定于兔手术台上。

3. 行家兔颈总动脉插管术　动脉插管一端连接至血压换能器,然后连接到BL-420F生物机能实验系统,放开动脉夹即可在电脑上观察到正常动脉血压曲线。

4. 观察记录血压　将结果记录在表中。

(1) 观察记录正常动脉血压曲线

一级波:心搏波,随心脏收缩和舒张出现的血压变化,与心率一致。

二级波:呼吸波,随呼吸运动出现的周期性血压波动,与呼吸频率一致。

三级波:一般难以看见,可能是缩血管中枢的周期性紧张性活动所致。

(2) 耳缘静脉缓慢注射 A、B、C 三药(0.5ml/kg),观察血压变化。

(3) 血压恢复正常后,耳缘静脉注射 0.1%甲磺酸酚妥拉明溶液 0.5ml/kg,10 分钟后再注射 A、B、C 三药(0.5ml/kg),观察血压变化。

(4) 血压恢复正常后,耳缘静脉注射 0.1%盐酸普萘诺尔溶液 0.5ml/kg,10 分钟后再注射 A、B、C 三药(0.5ml/kg),观察血压变化。

(5) 根据动脉血压变化,推测 A、B、C 三药分别为哪种儿茶酚胺类药物。

实验流程如下:

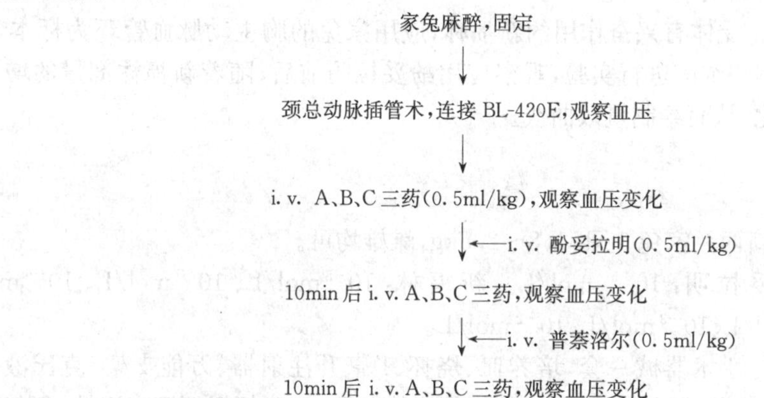

【结果记录方法】

表 2-10-5 三种儿茶酚胺类药物对家兔动脉血压的影响

药物	动脉血压(mmHg)			药物鉴别
	正常对照	给 α 受体阻断药后	给 β 受体阻断药后	
A				
B				
C				

【注意事项】

(1) 手术应轻柔,避免大出血或者损伤神经。

(2) 每次给药后需待血压恢复正常才可给下个药物。

【讨论内容】

如果只考虑药物鉴别,请你只利用一个药将 A、B、C 三种药物鉴别出来。

(张海涛)

第六节 药物的量效关系与竞争性拮抗

【实验目的】

(1) 观察应用酚妥拉明前后,不同剂量新福林对离体兔主动脉的收缩作用,加深对激动剂、拮抗剂、量效关系和竞争性拮抗的理解。

(2) 了解离体血管实验方法。

【实验原理】

在一定范围内药物随剂量或浓度的增加,药理效应也相应增加。以效应为纵坐标,剂量或浓度的对数值为横坐标,可绘制出对称的"S"形曲线。竞争性拮抗药与激动药并用时,能与激动药互相竞争与相同的受体结合,降低激动药与受体的亲和力,而不影响其内在活性,故可使激动药的量效曲线平行右移。

本实验选择对 α_1 受体有兴奋作用的新福林,应用家兔的胸主动脉血管环为标本(含 α_1 受体)进行实验,按累积浓度进行实验,观察应用酚妥拉明前后,随着新福林剂量的增加,血管环收缩效应的变化,从而绘制量效曲线。

【实验材料】

1. 实验动物 新西兰家兔 1 只,1.8~2.5kg,雌雄均可。

2. 药品 酚妥拉明:10^{-5} mol/L。新福林:10^{-8}mol/L、10^{-7}mol/L、10^{-6}mol/L、10^{-5}mol/L、10^{-4}mol/L、10^{-3}mol/L、10^{-2}mol/L。

3. 仪器与器械 手术器械一套,培养皿、烧杯、1 毫升注射器、万能支架、克氏液、砝码等,生物信号采集处理仪、张力传感器、离体血管浴槽装置一套、超级恒温水浴器、氧气钢瓶。

【步骤与方法】

(1) 准备好灌流系统,调节浴槽水温于 37.4℃,调节恒温浴槽中克氏液为 20 ml,标记好液面高度,连接并调好张力传感器和生物信号采集处理仪。

(2) 取家兔一只,于耳缘静脉注射空气处死。迅速打开胸腔,摘除心肺,找到并取出整段胸主动脉(约 6cm),放入盛有预先冰冷的充氧克氏液的培养皿中。用克氏液将淤血冲洗干净,仔细剥离血管壁结缔组织,然后将血管剪成宽约 4mm 的血管环。用两个不锈钢的钩将血管环置于浴槽内,一端固定于浴槽底部,另一端与传感器相连(图 2-10-4),控制通氧速度为每秒 1~2 个气泡。

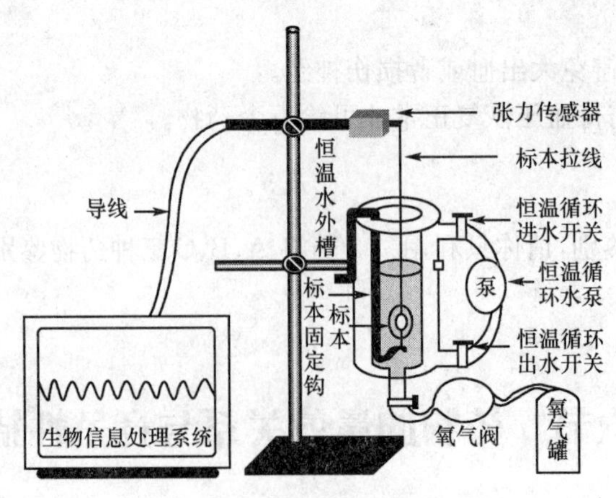

图 2-10-4 离体血管描记装置

(3) 血管环取静息张力 5g 平衡约 45 min 后，走一段基线，从 10^{-8} mol/L 浓度开始，依次加入浓度按对数值等距递增的新福林溶液 0.2 ml(稀释 100 倍)，至收缩达最大值(增加剂量不再使收缩加强)为止。换入新鲜克氏液冲洗 3～4 次，重新平衡约 20 分钟，使血管张力恢复到基线位置。预先加入酚妥拉明 10^{-5} mol/L(终浓度)0.2 ml。然后重复上述给药步聚，观察收缩幅度的变化。

(4) 实验完毕，打印记录结果，测量每次加新福林后收缩曲线高度，换算为收缩力，以 g 表示。将结果填入表 2-10-6 中。

表 2-10-6 不同浓度新福林引起血管环收缩幅度(g)

	10^{-8}	10^{-7}	10^{-6}	10^{-5}	10^{-4}	10^{-3}	10^{-2}
用酚妥拉明前							
用酚妥拉明后							

(5) 以血管环收缩幅度为纵坐标，药物对数浓度为横坐标，将应用酚妥拉明前后新福林引起血管环收缩的两条量效曲线绘入同一坐标纸上。

【注意事项】

(1) 制备血管环时，不要用镊子用力夹，不要过分牵拉，以免损伤血管内皮。

(2) 浴槽内的温度控制必须在 37.0℃±2℃，氧气供给量不宜过大。

(3) 平衡要好，整个操作期间不能有振动，否则需重新平衡 15min 以上。

(4) 本实验属于定量观察，每次所加液量、药量必须准确。

【讨论内容】

(1) 什么是激动剂？什么是拮抗剂？

(2) 何谓竞争性拮抗？其量效关系曲线将如何改变？

(曾勇智 庹勤慧 黄红林)

第十一章 呼吸系统

第一节 缺 氧

【实验目的】

(1) 通过制备缺氧动物模型,掌握缺氧的原因。

(2) 通过观察缺氧动物的部分体征,掌握缺氧状态下的部分临床表现及其变化机理。

【实验原理】

(一) 低张性缺氧

由于吸入气氧分压下降,动脉血压(PaO_2)降低(低张性缺氧),PaO_2<60mmHg 时,刺激外周化学感受器,反射性地引起呼吸加深加快,心率增快。由于 PaO_2 降低致血氧饱和度降低,毛细血管血液中还原血红蛋白增多,动物口唇黏膜呈青紫色。

(二) 一氧化碳中毒性缺氧

吸入一氧化碳与空气的混合气体,一氧化碳入血后与红细胞中的血红蛋白结合,形成碳氧血红蛋白,碳氧血红蛋白不能携带氧,且能抑制氧和血红蛋白中的氧离解,导致缺氧。由于此时外呼吸功能正常,故 PaO_2 正常(等张性缺氧),呼吸频率一般不增快。因碳氧血红蛋白为樱桃红色,故动物口唇黏膜及内脏呈樱桃红色。

(三) 亚硝酸盐中毒(血液性缺氧)

亚硝酸盐可使大量血红蛋白氧化成高铁血红蛋白。高铁血红蛋白中的 Fe^{3+} 与羟基牢固结合而失去携带氧的能力,还使剩余的 Fe^{2+} 与氧的亲和力增强,引起氧离曲线左移,导致缺氧。高铁血红蛋白为咖啡色,故动物口唇黏膜及内脏颜色呈咖啡色或类似发绀(肠源性发绀)。

(四) 氰化物中毒(组织中毒性缺氧)

给动物注入氰化物后,在体内分解成 CN^-,CN^- 迅速与线粒体呼吸链中的氧化型细胞色素氧化酶中的 Fe^{3+} 结合成氰化高铁细胞色素氧化酶,阻碍其还原为 Fe^{2+} 的还原型细胞色素氧化酶,使呼吸链的电子传递无法进行,导致氧利用障碍(组织性缺氧)。由于氧利用障碍,毛细血管血液中氧和血红蛋白增多,氧和血红蛋白呈现红色,故氰化物中毒动物口唇黏膜及内脏呈鲜红颜色。

【实验材料】

1. 实验动物 新西兰家兔,雌雄均可,体重 2~2.5kg。

瑞士小鼠,雌雄不限。

2. 药品与溶液 20%氨基甲酸乙酯溶液(或 3%戊巴比妥钠溶液),300 单位/毫升肝素,10%亚硝酸钠溶液,0.125%氰化钾溶液(使用前发放)无氧水。

3. 仪器与器械 手术器械一套,注射器,取血器,生物信号记录仪,再吸入式缺氧装置,一氧化碳缺氧装置,血气分析仪,超级恒温水浴,烧杯(500毫升),动脉插管。

【步骤与方法】

(一)低张性缺氧

1. 称重、麻醉和固定动物 家兔称重后,用20%氨基甲酸乙酯溶液5ml/kg或3%戊巴比妥钠溶液1ml/kg。麻醉后,将动物仰卧位固定在实验台上,颈前部及股部备皮。

2. 抗凝 从耳缘静脉注入300单位/毫升肝素(2毫升/千克)。

3. 气管插管、动脉插管 颈部手术:分离气管和双侧颈总动脉,行气管插管术和颈动脉插管术;股部手术:分离股动脉,行股动脉插管术。

4. 呼吸、血压描记 描记一段正常呼吸、血压曲线;夹闭颈总动脉十秒钟,记录血压变化;由股动脉放血约2毫升,测定动脉血氧分压。

5. 复制低张性缺氧 将再吸入式缺氧装置连在气管的侧管上(见图2-11-1),此时只能在瓶内呼吸,记录缺氧时间,观察缺氧过程中呼吸、血压、动脉套管内血液颜色,口唇黏膜颜色等变化。缺氧后3分钟,呼吸明显改变时,再次股动脉放血,测血氧分压(注:再吸入式缺氧装置不能漏气)。

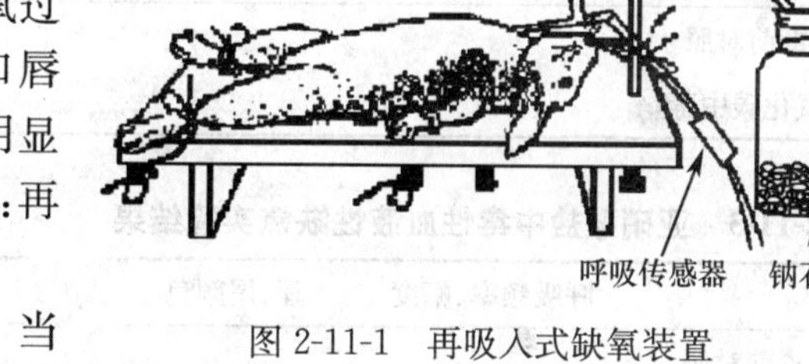

图2-11-1 再吸入式缺氧装置

6. 低张性缺氧对血压调节的反应 当呼吸变浅或呼吸不规则、血压开始下降时,再次夹闭颈总动脉十分钟,观察血压变化。随后继续缺氧至死亡。

(二)一氧化碳中毒性缺氧

(1)~(3)同低张性缺氧。

(4)呼吸、血压描记:将一氧化碳缺氧装置连于气管插管的侧管上(见图2-11-2),描记一段正常呼吸、血压曲线;夹闭颈总动脉十秒钟,记录血压变化;由股动脉放血约2毫升,测定动脉血氧分压。

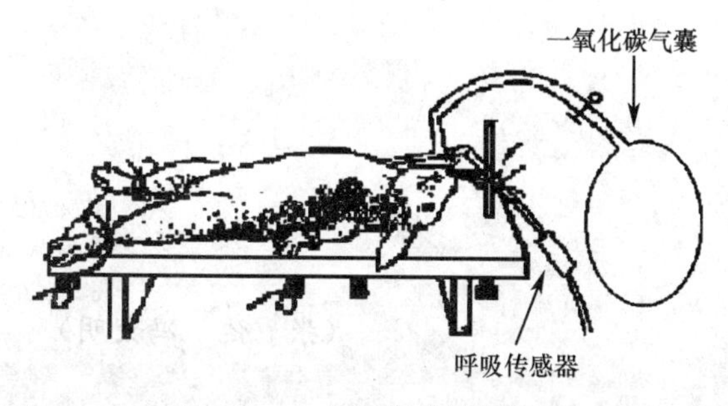

图2-11-2 一氧化碳缺氧装置

(5)打开装有一氧化碳气囊的螺旋夹,使家兔吸入一氧化碳和空气的混合气体,记录缺氧时间,观察缺氧过程中呼吸、血压、口唇黏膜颜色的变化。吸入一氧化碳3分钟,再次股动脉放血,测血氧分压。

(6)待呼吸变浅时,再次观察夹闭颈总动脉的反应,继续缺氧至死亡。

(三)亚硝酸盐中毒(血液性缺氧)

(1)取小鼠一只,待安静后数呼吸频率。

(2)腹腔注射10%亚硝酸钠溶液1毫升(注:腹腔注射勿注入血管或内脏),每2分钟数呼吸频率一次直至死亡。

(3) 观察耳、尾血管颜色,尸检观察内脏、血液颜色。

(四) 氰化物中毒(组织中毒性缺氧)

(1) 取小鼠一只,称重并待安静后数呼吸频率,观察耳、尾颜色。

(2) 腹腔注射0.125%氰化钾溶液,0.1ml/10g体重(注:氰化物有剧毒,操作需小心),立即观察呼吸变化,死亡尸检观察耳、尾、内脏、血液颜色,并与前者相比较。

【结果记录方法】

表 2-11-1 低张性缺氧实验结果

	呼吸频率	呼吸幅度	心率	血压(mmHg)	口唇黏膜颜色
缺氧前对照					
低张性缺氧					

表 2-11-2 一氧化碳中毒性血液性缺氧实验结果

	呼吸频率	呼吸幅度	心率	血压(mmHg)	口唇黏膜颜色
中毒前对照					
一氧化碳中毒					

表 2-11-3 亚硝酸盐中毒性血液性缺氧实验结果

	呼吸频率、幅度	耳、尾颜色
中毒前对照		
亚硝酸盐中毒		

表 2-11-4 氰化物中毒性组织性缺氧实验结果

	呼吸频率	耳、尾颜色
中毒前对照		
氰化物中毒		

【讨论内容】

实验中各检测指标的变化机理。

【结论提示】

(1) 病因学结论。

(2) 临床表现结论。

(张 弛 冯大明)

第二节 呼吸运动的调节

【实验目的】

通过观察一些因素对呼吸运动的影响,掌握化学感受性呼吸反射的调节机制。

【实验原理】

呼吸运动是呼吸中枢节律性活动的反映。呼吸中枢通过传出神经(膈神经和肋间神经)支配呼吸肌收缩与舒张而产生呼吸运动。不同生理状态下,随着机体代谢需要的变化,可通过神经系统反射性调节呼吸运动的频率、节律和幅度,使肺的通气量发生改变,从而维持血液中 O_2 和 CO_2 含量与正常水平。反射性调节的重要环节有呼吸中枢、肺牵张反射以及外周化学感受器。体内外各种刺激因素可直接作用于中枢部位或通过外周不同的感受器反射性的影响呼吸运动。

【实验材料】

1. 实验动物 新西兰家兔,性别均可,体重 2~2.5kg。

2. 药品与溶液 20%氨基甲酸乙酯溶液、125U/ml 肝素生理盐水、3%乳酸溶液。

3. 仪器与器械 气管套管、动脉导管(连接三通开关),50cm 长橡胶管 1 根,1ml、5ml、20ml 注射器各 1 支,手术器械 1 套,二氧化碳气袋、氮气气袋,呼吸传感器,生物信号采集处理系统一套,AVL 血气分析仪。

【步骤与方法】

1. 称重、麻醉和固定动物 家兔称重后,从耳缘静脉缓慢注入 20%氨基甲酸乙酯溶液(5ml/kg 体重),全身麻醉后,仰卧位固定于兔台上(注:麻醉动物时,应缓慢推注麻药,一边注射一边观察麻醉效果)。

2. 气管插管,描记呼吸运动曲线 颈部备皮后,沿颈部正中做 4~6cm 长皮肤切口,按实验动物气管常规分离方法分离暴露出气管,在环状软骨下 0.5~1cm 处做一倒“T”形切口,然后插入“┤”形气管插管,结扎固定。气管插管一端通气口连接呼吸传感器并输入生物信号采集处理系统前置放大器。打开电脑,启动 BL-420 生物信号采集处理系统,选择“呼吸运动的调节”实验模块,描记呼吸。

3. 分离两侧颈动脉鞘内迷走神经 翻开气管两侧肌肉,找到颈动脉鞘,玻璃分针钝性分离颈动脉鞘内神经和血管,其中最粗的神经为迷走神经,在其下方穿线备用(见图 2-11-3)。

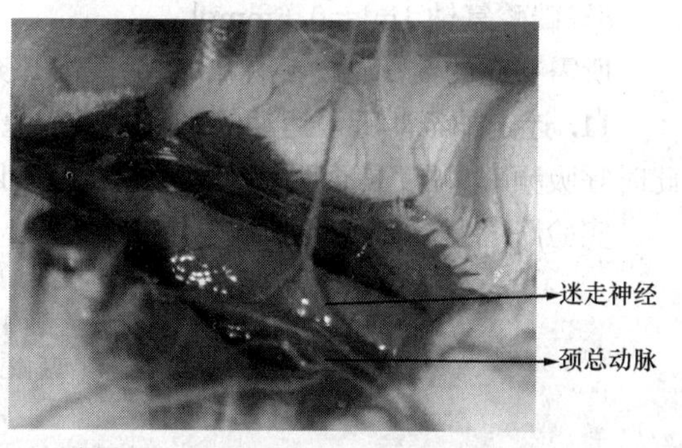

图 2-11-3 家兔颈总动脉和迷走神经

4. 颈总动脉插管 待迷走神经分离后,在靠近锁骨端,分离出 3~4cm 长的颈总动脉血管,在其下方穿入 2 根丝线备用。结扎远心端后,用动脉夹夹闭近心端,在靠近远心端结扎处剪开动脉(剪口呈 45°角,约为动脉直径 1/3),插入与三通管相连接的动脉导管,以备取血。

5. 取血测血气指标 用 1ml 注射器吸取少量肝素溶液,将管壁湿润后推出,使注射器死腔和针头内充满肝素。打开动脉导管三通开关,松开动脉夹,弃去最先流出的几滴血,迅速取下注射器针头将注射器插入三通口取血 1ml(勿进入气泡)。关闭三通开关后,拔出注射器并立即套上针头,将针头插入软木塞隔绝空气,以中指轻弹注射器管壁 10~20 秒钟,使

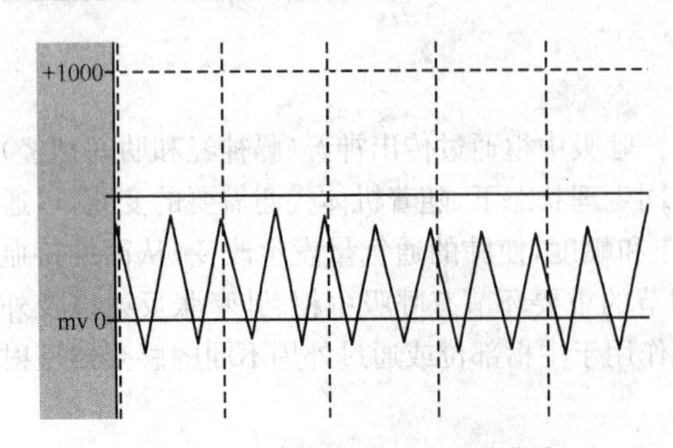

图 2-11-4　家兔正常呼吸运动曲线
（上升支为吸气相，下降支为呼气相）

血液与肝素充分混合。

6. 观察记录家兔正常呼吸运动曲线（参见图 2-11-4），辨别吸气相和呼气相。取血测血气（注：为测定出准确的血气指标变化，应严格按要求取血）。

7. 增加无效腔对呼吸运动的影响　取血测血气指标并记录一段稳定的呼吸波后，将 50cm 长的橡胶管接在气管插管的另一通气口上。记录呼吸波型。5～10 分钟后于颈动脉导管三通处取血 1ml 测血气指标，同时，从气管插管的侧管上取下橡胶管。待家兔恢复了正常平静呼吸后（注：需充分恢复），须再次记录对照呼吸波和血气指标方才可做下一步实验。

8. 吸入二氧化碳气对呼吸运动的影响　将 CO_2 气袋出气管（细塑料管）从气管插管侧管插入到达气管切开部位，打开出气管开关，保持恒定的气流量（气流量过大会导致动物死亡或影响呼吸传感器对真实呼吸波的记录），记录呼吸波，一旦呼吸频率和幅度出现明显变化，即可停止 CO_2 的吸入，以免动物因吸入 CO_2 过量死亡，同时，取血测血气指标。

9. 吸入氮气对呼吸运动的影响　家兔恢复平静呼吸后，将氮气袋出气管（细塑料管）从气管插管的侧管插入到达气管切开部位，打开出气管开关，保持气流恒定。记录家兔吸入氮气后的呼吸波，一旦出现明显变化，即可停止氮气吸入，同时取血测血气指标。

10. 血液酸碱度对呼吸运动的影响　家兔恢复正常呼吸后，从耳缘静脉注入 3%乳酸溶液 2ml。记录呼吸波并取血测血气指标。如注射乳酸后，家兔呼吸不能在短时间内恢复正常，可根据测得的 BE 值，按下式补碱治疗：

BE 绝对值×体重（kg）×0.3＝所需补充碳酸氢钠的量（mmol）

（0.3 是 HCO_3^- 进入体内分布的间隙，即体重×30%）

5%碳酸氢钠 1ml＝0.6mmol

所需补充的 5%碳酸氢钠 ml 数＝所需补充碳酸氢钠 mmol 数/0.6

11. 迷走神经对呼吸运动的影响　待家兔恢复平静呼吸后，先剪断一侧迷走神经，观察此时呼吸频率、幅度是否明显变化，然后，再剪断另一侧迷走神经，观察呼吸波变化。

实验路线：

家兔称重、麻醉、固定
↓
气管插管，描记呼吸运动曲线
↓
分离颈总动脉、两侧迷走神经
↓
颈总动脉插管
↓
记录对照呼吸运动曲线，测血气
↓
50cm 长橡胶管接气管插管测管，记呼吸曲线，测血气
↓

吸入 CO_2 气，记呼吸曲线，测血气

↓

吸入氮气，记呼吸曲线，测血气

↓

静脉注射 3%乳酸溶液，记呼吸曲线，测血气，补碱

↓

剪断一侧迷走神经，记呼吸曲线，测血气

↓

剪断另一侧迷走神经，记呼吸曲线，测血气

【结果记录方法】

表 2-11-5　实验结果

影响因素	呼吸频率		呼吸幅度		PaO_2		$PaCO_2$		pH	
	对照	实验	对照	实验	对照	实验	对照	实验	对照	实验
增大无效腔										
吸入气体 N_2 ↑										
吸入气体 CO_2 ↑										
注射乳酸										
剪断一侧迷走神经										
剪断双侧迷走神经										

【讨论内容】

(1) 化学感受性呼吸反射的途径。

(2) 各测定指标的变化机制。

【结论提示】

$PaCO_2$、$[H^+]$、PaO_2 的变化对呼吸运动的影响。

（赵战芝）

第三节　急性气胸和胸腔积液

【实验目的】

(1) 通过制备气胸、胸腔积液家兔模型，掌握气胸、胸腔积液的原因和发病机制。

(2) 通过测定气胸、胸腔积液家兔的部分指标，掌握气胸、胸腔积液的部分临床表现及其变化机制。

(3) 通过救治气胸、胸腔积液家兔，了解气胸、胸腔积液的部分治疗原则。

【实验原理】

胸膜腔内的压力随呼吸运动而变化，但始终处于负压状态，使肺维持扩张状态，这是肺

能随胸廓扩张和缩小而被动张缩通气的必要条件。气体进入胸膜腔内称为气胸，液体进入胸膜腔内称为胸腔积液，气胸和胸腔积液时胸膜腔负压被破坏，此时肺由于弹性回缩力而萎缩，通气功能丧失，出现限制性肺泡通气不足，同时，由于肺弥散面积减少，气体弥散功能障碍，导致患侧肺通气/血流比例降低，出现静脉血掺杂，而健侧肺因代偿通气过度，通气/血流比例升高，出现死腔样通气。气胸和胸腔积液使血液中 PaO_2 降低或/和 $PaCO_2$ 升高，可导致Ⅰ型呼吸衰竭（PaO_2 降低）或Ⅱ呼吸衰竭（PaO_2 降低伴 $PaCO_2$ 升高），合并呼吸性或（和）代谢性酸中毒。

本实验通过一侧胸壁穿刺注入空气和生理盐水的方法复制气胸和胸腔积液模型，观察实验动物胸膜腔内压力、呼吸运动和血气的变化规律，并实施救治。

【实验材料】

1. 实验动物 新西兰家兔，性别均可。

2. 药品与溶液 20%氨基甲酸乙酯溶液、生理盐水。

3. 仪器与器械 1ml、20ml、50ml 注射器各 1 支，粗注射针头 1 个，水检压计，动脉导管（接三通开关），气管插管，手术器械一套，呼吸传感器一支，生物信号采集处理仪，AVL 血气分析仪。

【步骤与方法】

1. 动物称重、麻醉和固定 称重后，从耳缘静脉缓慢推注 20%氨基甲酸乙酯（5ml/kg 体重）以麻醉家兔，后将其仰卧位固定于兔台上（注：动物不能麻醉过深，以免抑制呼吸中枢）。

2. 气管插管，描记呼吸 沿颈部正中线做一 4～6cm 长皮肤切口，钝性分离皮下筋膜和胸骨舌骨肌，暴露气管，在气管环状软骨下 0.5～1cm 处做倒“T”形切口，将“⊣”形气管插管插入，插管的一端通气口与呼吸传感器相连并输入生物信号采集处理仪记录呼吸波。

3. 颈总动脉插管 按实验动物颈动脉常规分离方法分离暴露颈总动脉，结扎远心端，用动脉夹夹闭近心端。在靠近远心端结扎处剪口，插管后将动脉与插管结扎固定。取血测血气指标。取血时应注意血液抗凝和隔绝空气。

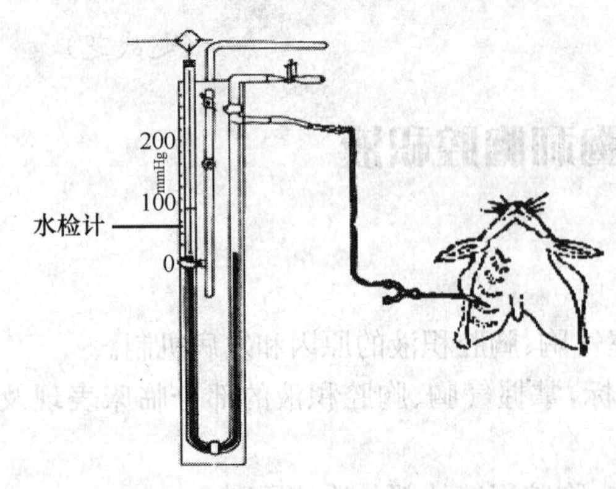

图 2-11-5 家兔胸膜腔穿刺：粗注射针头与水检压器相连

4. 复制气胸 将与水检压计相连的粗注射针头在家兔右胸第 4 或第 5 肋间锁骨中线处，沿肋骨上缘垂直插入胸腔（注：胸腔穿刺不宜过猛过深，以免刺破肺组织、纵隔内大血管，隔肌甚至肝脏），当看到水检压计内红色水柱上下波动时，说明针头已进入胸膜腔内，应停止进针（见图 2-11-5）。观察记录胸内压（此时水检压计的“0”刻度应与家兔胸腔在同一水平）和呼吸波。打开三通开关，使胸膜腔与大气相通而形成气胸，记录呼吸波和胸腔内压，待兔唇发绀后取血测血气指标。

5. 气胸的治疗 用注射器与三通连接，抽出胸腔内气体，使胸腔内压恢复正常。5 分钟后取血测血气指标。

6. 复制胸腔积液 用注射器抽出胸腔气体，待兔唇发绀消退、呼吸平稳后，再抽取 30～50ml 生理盐水注入右胸腔。记录呼吸波，待兔唇再次发绀后取血测血气指标。

7. 胸腔积液的治疗 将胸膜腔内生理盐水抽出并松绑，观察家兔能否存活，5 分钟后取血测血气指标。

实验路线：

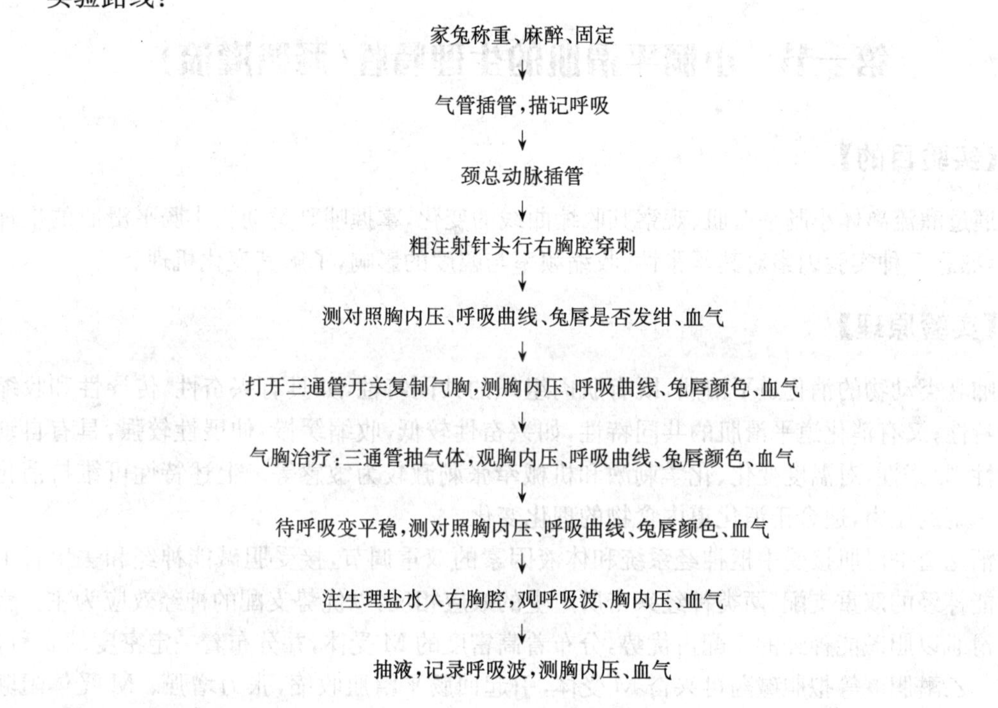

【结果记录方法】

表 2-11-6 实验结果

影响因素	胞内压		呼吸频率		呼吸幅度		PaO_2		$PaCO_2$		PH	
	对照	实验	对照	实验	对照	实验	对照	实验	对照	实验	对照	实验
气胸												
抽气												
胸腔积液												
抽液												

【讨论内容】

本实验引起气胸、胸腔积液的原因。各测定指标的变化机理。本实验主要救治原则。

【结论提示】

病因学结论。临床表现结论。防治结论。

（赵战芝）

第十二章　消化系统

第一节　小肠平滑肌的生理特性(肠肌灌流)

【实验目的】

通过灌流离体小肠平滑肌、观察其收缩曲线的变化，掌握哺乳类动物小肠平滑肌的生理特性，熟悉7种实验因素对其紧张性、收缩频率与幅度的影响，了解其变化机理。

【实验原理】

哺乳类动物的消化道平滑肌，既有肌肉组织的共同特性，如具有兴奋性、传导性和收缩性等特性；又有消化道平滑肌的共同特性，如兴奋性较低，收缩缓慢，伸展性较强，具有自动节律性、紧张性，对温度变化、化学刺激和机械牵张刺激较为敏感等。上述特性可维持消化道内一定的压力，适合于消化道内食物的理化变化。

消化道平滑肌接受中枢神经系统和体液因素的双重调节，接受胆碱能神经和去甲肾上腺素能神经的双重支配，两类神经兴奋所产生的效应相反，以优势支配的神经效应为主。胃肠平滑肌以胆碱能神经的支配占优势，分布着高密度的M受体，并分布着一定密度的α和β受体。乙酰胆碱等拟胆碱药可兴奋M受体，引起回肠平滑肌收缩，张力增强。M受体阻断药可拮抗拟胆碱药收缩回肠平滑肌的作用。拟肾上腺素药可激动α和β受体，引起回肠平滑肌舒张，张力减小。

取材小肠平滑肌组织，置于模拟体内环境的台氏液之中，可在一定时间内、一定程度上保持其生理功能。本实验以台氏液作为对照的灌流液，以温度变化、化学刺激作为实验的干预因素，在体外观察家兔小肠平滑肌的收缩曲线，探讨其收缩变化规律、机理和生理特性。

【实验材料】

1. 实验动物　新西兰家兔，雌雄均可，体重1.5～2.5kg。

2. 药品与溶液　台氏液，混合气体(95%O_2+5%CO_2)，0.001%乙酰胆碱溶液，0.01%肾上腺素溶液，0.01%阿托品溶液，1%氯化钙溶液，1mol/L盐酸溶液，1mol/L氢氧化钠溶液。

3. 仪器与器械　木棒，家兔手术台，家兔手术器械一套，结扎线，恒温平滑肌槽，固定夹，张力传感器，生物信号采集处理系统，氧气袋(充盈混合气体)，500ml烧杯。

【步骤与方法】

(一) 恒温平滑肌槽的准备

1. 容器的准备　参见图2-12-1，在恒温平滑肌槽的大、中、小容器内，分别预备相应的液体：在大容器内，加入自来水，使之达容器的刻度线以上，可起到相对恒温的作用；在中等容器内，加满台氏液备用，以便于冲洗药桶和灌流标本；按下中等容器上方的连通开关，台氏液由连通管进入小容器(又称药桶)，打开“排液”开关，可冲洗1次药桶，先后冲洗2次。

2. 水温的设定　开启恒温平滑肌槽的电源，按下并旋转“温度调节”旋钮开关，将水温设定在38℃(注：①家兔体温的个体差异较大，一般为38～40℃，故将水温设定在38℃；②因仪器存在误差，设定温度不等于实际温度，水温恒定后，需要继续微调“温度调节”旋钮开关，使水温恒定在38℃)。

3. 混合气体的准备　在恒温平滑肌槽的“氧气”接口处，连接充盈混合气体的氧气袋备用(注：该步骤可省略，但省略将影响小肠的活性)。

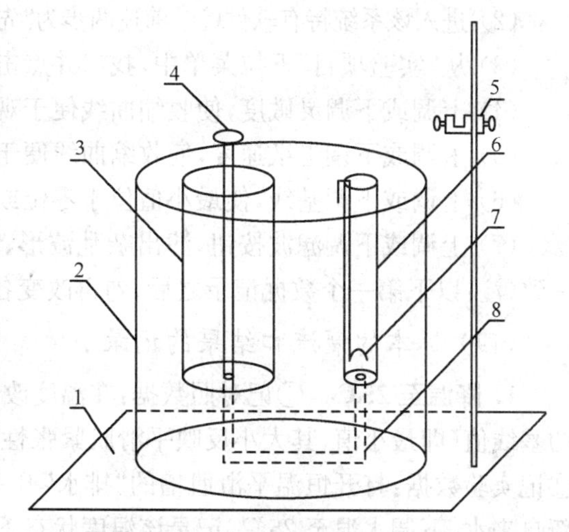

图 2-12-1　恒温平滑肌槽示意图

1. 仪器台面；2. 大容器；3. 中等容器；4. 连通开关；5. 固定夹；6. 小容器(药桶)；7. 挂钩；8. 连通管

(二) 标本的制备

1. 游离一段小肠　木棒猛击家兔头部，致其昏迷(注：可用耳缘静脉注射空气致死的方法来替代前述方法，但替代方法将影响小肠的活性)。家兔固定于手术台，上腹部备皮，作上腹正中切口，逐层切开，打开腹腔，找出十二指肠的起始部位，从该处开始，游离一段小肠。

2. 截取一段小肠　在十二指肠的起始部位，在相距约0.5cm的两处分别结扎，两结扎线的末端分别保留约5cm的长度，以便于后述步骤的打结固定。在小肠的两结扎处之间，将小肠剪断。在小肠远心方向的3～5cm处，重复上述结扎两处、剪断小肠的操作，截取一段3～5cm长的小肠，可用于一组同学的实验。

3. 截取多段小肠　重复上述结扎两处、剪断小肠的操作，再次截取一段3～5cm长的小肠，可用于另一组同学的实验。依此类推，所截取的各段小肠可用于各组同学的实验。

(三) 标本的固定和系统的调试

1. 标本下端的固定　取出药桶内的挂钩，小肠一端的结扎线打结固定于挂钩，挂钩插入药桶固定。

2. 标本的氧气供应　对于恒温平滑肌槽的进气口选择按钮，选择“氧气”进气口；旋转“药桶气量调节”，使药桶内的气泡逐个逸出(注：①逸出气泡将影响实验数据的稳定性，关闭气泡将影响小肠的活性，实验者需在两者之间权衡利弊、决定取舍；②可用空气来替代95% O_2+5% CO_2 的混合气体，但空气将影响小肠的活性)。

3. 标本上端的固定　张力传感器固定于药桶上方的固定夹。小肠另一端的结扎线在其正上方，打结固定于张力传感器末端的应变片(注：①结扎线勿倾斜，以免影响张力的传导；②勿使结扎线牵拉过紧，以免损坏张力传感器和影响小肠活性)。向上微调张力传感器，使结扎线不松、不紧，张力的传导不失真、不损坏张力传感器和不影响小肠活性。

4. 系统的调试　开启和调试生物信号采集处理系统：

(1) 开启该系统特有硬件(主要为集成电路板)的电源。

(2) 进入该系统特有软件(注:前述两步为“先开硬件后进软件”,否则软件内无输入信号)。

(3) 从“实验项目”下拉菜单中,找出并点击该实验的名称。

(4) 上调或下调灵敏度,使收缩曲线便于观察。

(5) 上调或下调走纸速度,使收缩曲线便于观察。

(6) 上调或下调基线,使最小值位于零位或零位之上。

(7) 上调或下调滤波按钮,滤出杂乱波形、保留正常波形,使收缩曲线的频率与真实值一致(注:以下第一个数据记录之后,勿再改变各种参数,以免影响前后数据的可比性)。

(四) 标本的灌流和结果的记录

1. 降温至25℃ ①记对照数据:在温度改变之前的38℃状态下,记录对照的收缩曲线的基线值(即最小值,其大小反映平滑肌紧张性的高低)、频率和幅度(即最大值减最小值)。②记实验数据:打开恒温平滑肌槽的“排水”开关,排出大容器中大部分的38℃自来水,加入新自来水,下调水温至25℃,记录该温度状态下的基线值、频率和幅度。

2. 滴加乙酰胆碱 ①记对照数据:上调并恒定水温至38℃,记录对照的基线值、频率和幅度。②记实验数据:在药桶中加入0.001%乙酰胆碱溶液3滴,收缩曲线明显变化时,记录基线值、频率和幅度。

3. 滴加肾上腺素 ①弃液:打开恒温平滑肌槽的“排液”开关,排出药桶中的乙酰胆碱溶液。②冲洗:按下中等容器上方的连通开关,使台氏液进入药桶,打开“排液”开关弃液,该方法可冲洗药桶1遍;重复操作,冲洗2遍。③记对照数据:使台氏液进入药桶,记录对照的基线值、频率和幅度。④记实验数据:在药桶中加入0.01%肾上腺素溶液3滴,收缩曲线明显变化时,记录基线值、频率和幅度。

4. 滴加阿托品 按照前述弃液、冲洗、记对照数据、记实验数据等四个步骤,记录加入0.01%阿托品溶液3滴之前的对照数据、之后的实验数据。

5. 滴加氯化钙 按照前述弃液、冲洗、记对照数据、记实验数据等四个步骤,记录加入1%氯化钙溶液3滴之前的对照数据、之后的实验数据。

6. 滴加盐酸 按照前述弃液、冲洗、记对照数据、记实验数据等四个步骤,记录加入1mol/L盐酸溶液3滴之前的对照数据、之后的实验数据。

7. 滴加氢氧化钠 按照前述弃液、冲洗、记对照数据、记实验数据等四个步骤,记录加入1mol/L氢氧化钠溶液3滴之前的对照数据、之后的实验数据。

【结果记录方法】

表 2-12-1 实验结果

	基线值		频率		幅度	
	对照	实验	对照	实验	对照	实验
(1) 25℃						
(2) 乙酰胆碱						
(3) 肾上腺素						
(4) 阿托品						
(5) 氯化钙						
(6) 盐酸						
(7) 氢氧化钠						

【讨论内容】

7 种实验因素影响小肠收缩频率与幅度的机理。

【结论提示】

(1) 7 种实验因素对小肠平滑肌紧张性、收缩频率与幅度的影响。
(2) 与实验相关的小肠平滑肌的生理特性。

(谭健苗)

第二节 药物对肠蠕动的影响

【实验目的】

学习胃肠道推进运动实验法,从测定墨汁在肠道内的移动速度,观察不同药物对肠蠕动的影响。

【实验原理】

消化道平滑肌受中枢神经系统和体液因素的调节。胃肠平滑肌分布有高密度的 M 胆碱受体,同时也有一定密度的 α、β 受体以及多巴胺受体分布。肠蠕动的意义在于把食糜向前推进,药物可通过不同的作用机制抑制或增强蠕动。

乙酰胆碱等拟胆碱药可直接或间接兴奋 M 受体,引起肠推进性蠕动增强。阿托品等 M 受体阻断药则可松弛许多内脏平滑肌,降低胃肠道平滑肌蠕动的幅度和频率。肾上腺素等拟肾上腺素药则可激动 α 和 β 受体,引起胃肠平滑肌舒张,张力下降,蠕动减少。口服硫酸镁后,因 Mg^{2+}、SO_4^{2-} 不易被胃肠吸收,在肠管内形成高渗透压,阻止水分的吸收,使肠腔容积增大,从而刺激肠壁,引起肠推进性蠕动增强,呈现导泻作用。吗啡等阿片类镇痛药可作用于阿片受体,提高小肠及大肠平滑肌张力,减弱推进性蠕动。吗丁啉等外周多巴胺受体阻滞剂,阻断多巴胺对胃肠肌层神经丛突触后胆碱能神经元的抑制作用,促进乙酰胆碱释放而加强胃肠蠕动,促进胃排空与协调胃肠运动。

本实验以墨汁为指示剂,在灌胃的药物中加入一定量墨汁,作为药物对肠蠕动产生影响的检测标识物,从而直观地观察不同药物对肠道蠕动的影响。

【实验材料】

1. 实验动物 瑞士小鼠 7 只,体重 18~24g。

2. 药品与溶液 生理盐水、20%硫酸镁溶液、0.1%盐酸吗啡溶液、0.125%多潘立酮(吗丁啉)溶液、0.01%硫酸新斯的明溶液、0.2%硫酸阿托品溶液、0.01%盐酸肾上腺素溶液,以上药物每 100ml 药液中加墨汁 2ml,苦味酸。

3. 仪器与器械 电子秤、小鼠笼、1ml 注射器、小鼠灌胃针、手术剪,眼科镊、尺子、蛙板、棉花、搪瓷盘。

【步骤与方法】

1. 前期准备 取小鼠 7 只,禁食 12～24h,称重,编号。

2. 给药 按剂量 0.2ml/10g 给不同编号的小鼠分别灌胃含墨汁的不同药物。1～6 号小白鼠分别灌胃 20%硫酸镁溶液,0.1%盐酸吗啡溶液,0.125%吗丁啉溶液,0.01%硫酸新斯的明溶液,0.2%硫酸阿托品溶液和 0.01%肾上腺素溶液,7 号鼠用生理盐水灌胃,分别记录时间。

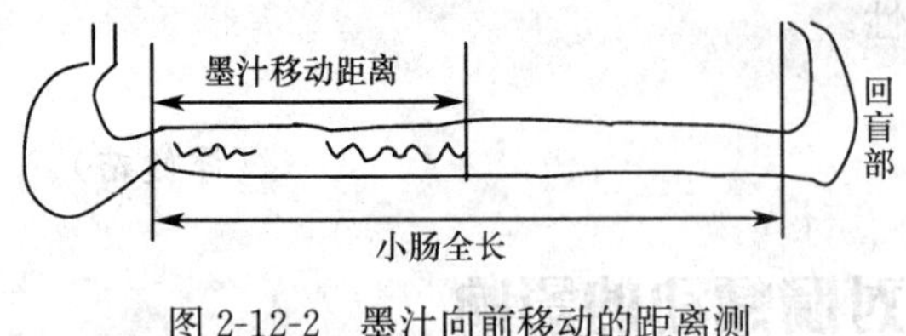

图 2-12-2 墨汁向前移动的距离测

3. 测量 给药后 40min 将小鼠颈椎脱位处死,迅速破开腹腔,找到胃幽门和回盲部,先观察肠蠕动情况 3min,然后将小肠从幽门至回盲部全段剪下,分离肠系膜,小心置于湿润的搪瓷盘内,轻轻将肠管拉成直线,先测小肠的全长,再测肠内墨汁向前移动的最远距离(图 2-12-2)。

4. 计算 求出肠内墨汁向前移动的最远距离与小肠全长二者之比,即墨汁向前移动百分率(%)。

$$墨汁移动距离的百分率=\frac{墨汁移动距离}{小肠全长}\times 100\%$$

【结果记录方法】

表 2-12-2 不同药物对小鼠肠道蠕动的影响

鼠号	体重(g)	所给药物	给药量(ml)	小肠全长(cm)	墨汁移动距离(cm)	墨汁移动距离的百分率
1		20%硫酸镁				
2		0.1%盐酸吗啡				
3		0.125%吗丁啉				
4		0.01%硫酸新斯的明				
5		0.2%硫酸阿托品				
6		0.01%肾上腺素				
7		生理盐水				

【注意事项】

(1) 给药量应准确。

(2) 各鼠灌药与处死间隔时间必须一致。

(3) 测量肠管长度应避免过度牵拉。

(4) 墨汁向前可有中断现象,应以移动最远处为测量终点。

【讨论内容】

(1) 硫酸镁与新斯的明促进蠕动的作用机制及临床用途。

(2) 吗啡与阿托品对肠蠕动的作用机制及临床用途。

(曾勇智 郭紫芬)

第三节　肝功能状态对药物效应的影响

【实验目的】

(1) 了解常用肝功能受损的动物模型的建立方法。
(2) 观察肝功能受损时对戊巴比妥钠效应的影响。

【实验原理】

四氯化碳油溶剂可使动物肝动脉痉挛,肝细胞肿胀,降低窦状隙的血流供应,使中央静脉血量减少,致使肝细胞坏死,肝功能受损,对药物的生物转化能力下降甚至于完全丧失。

戊巴比妥钠是普遍性中枢抑制药,随着剂量由小到大,相继出现镇静、催眠、抗惊厥和麻醉作用,甚至抑制呼吸,引起死亡。戊巴比妥钠主要经过肝脏的生物转化,药理作用消失。

本实验采用5%四氯化碳油溶剂皮下注射以建立肝功能受损的动物模型,使其对普遍性中枢抑制药戊巴比妥钠的生物转化能力降低。观察小鼠肝功能受损时,对戊巴比妥钠引起的翻正反射消失以及恢复时间的影响。

【实验材料】

1. 实验动物　瑞士小鼠4只,雌雄均可,体重20～30g。
2. 药品与溶液　5%四氯化碳油溶剂,0.3%戊巴比妥钠溶液,苦味酸。
3. 仪器与器械　普通天平,鼠笼,注射器,针头。

【步骤与方法】

(1) 将小鼠编号并称重。
(2) 小鼠肝功能受损实验模型的建立:在实验前48h先取小鼠2只,皮下注射5%四氯化碳油溶液0.1ml/10g,以建立肝功能受损的实验模型。
(3) 观察肝功能受损对戊巴比妥钠药物效应的影响:在实验当天取注射过四氯化碳的小鼠和正常小鼠各2只,同样经腹腔注射0.3%戊巴比妥钠溶液0.15ml/10g,观察动物反应。记录各鼠的翻正反射开始消失的时间和恢复时间。注射过四氯化碳的小鼠与正常小鼠的麻醉持续时间是否有显著差别,并由此比较麻醉诱导时间和麻醉维持时间的不同。将实验结果填入表2-12-3。

表2-12-3　不同肝脏功能状态对药物效应的影响

鼠号	体重(g)	组别	麻醉诱导时间(分钟)	麻醉维持时间(分钟)
1		四氯化碳组		
2				
3		正常组		
4				

【注意事项】

如室温在20℃以下时,应给麻醉小鼠保暖,否则动物将因体温下降、代谢减慢而不容易苏醒,影响实验结果准确性。实验后可将小鼠颈椎脱臼处死,取出肝脏,观察两组小鼠肝脏有何不同。

【讨论内容】

(1) 小鼠注射四氯化碳油溶液后会出现何种体征?为什么?

(2) 为什么肝功能受损的小鼠,用戊巴比妥钠后麻醉时间延长?这在临床用药上有何意义?

(曾勇智　谢志忠　罗其富)

第四节　肝性脑病

【实验目的】

(1) 通过制备肝性脑病家兔模型,掌握肝性脑病的氨中毒发病机制。

(2) 通过观察肝性脑病家兔的部分体征,了解肝性脑病状态下机体的部分临床表现。

(3) 通过抢救肝性脑病家兔,了解肝性脑病的部分用药原则。

【实验原理】

实施肝脏大部分切除手术,可制备肝功能不全家兔模型;在此基础上,通过十二指肠插管和灌注氯化铵溶液,可制备肝性脑病家兔模型。肝功能不全状态下,肝脏对氨的清除发生障碍;十二指肠插管和灌注氯化铵溶液,可使肠道产氨迅速增加;氨的生成增加和清除减少的双重影响,将导致血氨水平显著升高。血氨水平显著升高对脑组织的毒性作用机制主要有:①干扰脑组织的能量代谢;②干扰脑组织神经递质间的平衡;③干扰神经细胞的膜离子转运;④刺激大脑边缘系统。在上述机理和其他机理的影响下,机体出现系列异常体征和其他临床表现,该疾病被称为肝性脑病。经静脉缓慢注射复方谷氨酸钠溶液,谷氨酸与氨结合生成谷氨酰胺,可降低血氨水平,达到对症治疗肝性脑病的目的。

【实验材料】

1. 实验动物　新西兰家兔,雌雄均可,体重 2～2.5kg。

2. 药品与溶液　1%普鲁卡因溶液,2.5%复方氯化铵溶液(氯化铵 25g,碳酸氢钠 15g,实验前溶解于 5%葡萄糖溶液 1000ml 中),复方谷氨酸钠溶液(谷氨酸钠 25g,实验前溶解于 5%葡萄糖 1000ml 中),复方氯化钠溶液(氯化钠 8.5g,实验前溶解于 5%葡萄糖溶液 1000ml 中)。

3. 仪器与器械　家兔手术台,家兔手术器械一套,5ml、10ml 注射器各一具,约 20 厘米长的细塑料管一根,粗、细结扎线,大、小烧杯各一个。

【步骤与方法】

实验分组,数据共享。三组家兔分别开展以下实验:第 1 组开展“肝大部切除+氯化铵灌流”实验;第 2 组开展“肝脏不切除+氯化铵灌流”实验(用于对照);第 3 组开展“肝大部切除+氯化钠灌流”实验(用于对照)。三种实验的步骤、方法和注意事项详见下述。

（一）第 1 组——“肝大部切除＋氯化铵灌流”实验

1. 捉拿、称重、固定、备皮、局麻　捉拿家兔，称重，固定于手术台（注：固定之前勿麻醉），上腹部备皮。在上腹正中线上，多层次、多点位地注射足量的 1%普鲁卡因溶液进行局部浸润麻醉，以便于后述步骤的手术（注：①不能实施全身麻醉，否则无法记录实验结果；②局麻效果不好将影响整个实验）。

2. 游离肝叶　做上腹正中切口，切口长约 8cm。逐层切开，打开腹腔。手指下压肝膈面，剪断肝与横膈之间的镰状韧带。上翻肝叶，剥离肝胃韧带，使肝叶完全游离。

3. 记录对照体征　在制备肝功能不全或肝性脑病的模型之前，记录对照的各种体征，包括一般情况、呼吸情况、角膜反射、痛觉反应、肌肉痉挛、全身大抽搐（注：需区分挣扎）等。

4. 肝大部切除　在肝脏的左外叶、左中叶、右中叶、方形叶的根部，用结扎线结扎，剪去上述四叶肝叶。右外叶、尾状叶的门脉血管为独立分支，不结扎、不切除。

5. 十二指肠插管　沿胃幽门找出十二指肠，在十二指肠壁剪一小切口，将细塑料管插入十二指肠约 5cm，用结扎线打结固定。用止血钳夹持腹壁切口，关闭腹腔。

6. 灌流氯化铵并记录体征　通过细塑料管，向十二指肠灌流 2.5%复方氯化铵溶液，2.5ml/kg，每 5 分钟一次。为便于对各家兔进行横向比较（又称组间比较），在每次灌流前，记录各种体征，包括一般情况、呼吸情况、角膜反射、痛觉反应、肌肉痉挛、全身大抽搐等。各家兔在首次灌流之后的同一时间点，互相比较上述体征。

7. 抢救并记录体征　出现全身大抽搐后，立即用药抢救。经耳缘静脉缓慢注射复方谷氨酸钠溶液，30ml/kg，记录各种体征，包括一般情况、呼吸情况、角膜反射、痛觉反应、肌肉痉挛、全身大抽搐等。各家兔在开始用药之后的同一时间点，互相比较上述体征。

（二）第 2 组——“肝脏不切除＋氯化铵灌流”实验（用于对照）

删去前述“肝大部切除＋氯化铵灌流”实验中的步骤 4，其他步骤同“肝大部切除＋氯化铵灌流”实验。

（三）第 3 组——“肝大部切除＋氯化钠灌流”实验（用于对照）

前述“肝大部切除＋氯化铵灌流”实验的步骤 6 中的 2.5%复方氯化铵溶液改为复方氯化钠溶液，其他步骤同“肝大部切除＋氯化铵灌流”实验。

【结果记录方法】

表 2-12-4　实验结果

		一般情况	呼吸	角膜反射	痛觉反应	肌肉痉挛	全身大抽搐
组 1	对照						
	实验						
	抢救						
组 2	对照						
	实验						
	抢救						
组 3	对照						
	实验						
	抢救						

一般情况的记录方法：良好，尚可，一般，欠佳，差，极差。

呼吸的记录方法：对照，抑制，深度抑制。

角膜反射与痛觉反应的记录方法：灵敏，较灵敏，较迟钝，迟钝，消失。

肌肉痉挛与全身大抽搐的记录方法：无，发生较快、强度较大，发生快、强度大。

抢救之后的记录方法：无明显缓解，有所缓解，明显缓解。

【讨论内容】

三组家兔肝性脑病的体征轻重、疗效好坏、发生机制有何不同。

【结论提示】

(1) 发病学结论。

(2) 临床表现结论。

(3) 药理学结论。

（谭健苗　孙文清）

第十三章　泌尿系统

第一节　尿液生成的环节及其影响因素

【实验目的】

通过观察一些实验因素对尿量增减的影响，掌握影响尿液生成的环节，学会分析尿量或尿质发生变化的机理。

【实验原理】

尿液的生成包括三个环节：①肾小球的滤过；②肾小管和集合管的重吸收；③肾小管和集合管的分泌(secretion)与排泄(excretion)。任何影响这些环节的因素，都可引起尿量(urine volume)或尿质的变化。

【实验材料】

1. 实验动物　新西兰家兔，雌雄均可，体重2～2.5kg。

2. 药品与溶液　20%氨基甲酸乙酯溶液或3%戊巴比妥钠，125单位/ml肝素生理盐水、生理盐水、20%葡萄糖溶液，1∶10 000去甲肾上腺素溶液、垂体后叶素(含ADH)、呋塞米(速尿)。

3. 仪器与器械　家生物信号采集处理系统，兔手术器械，动脉插管，尿常规试纸，500ml烧杯，输液瓶，可控输液管和头皮针，膀胱插管，1ml、5ml、10ml、20ml、50ml注射器，酒精灯，温度计，火柴，三角支架，长柄木试管夹，血糖计，计时钟，10ml刻度试管和50ml量筒。

【步骤与方法】

(一) 麻醉和固定动物

20%氨基甲酸乙酯溶液5ml/kg或3%戊巴比妥钠溶液1ml/kg，经耳缘静脉注射，麻醉后，将家兔背位固定于兔台上。

(二) 建立输液通道

将输液针管内气泡排净，并经耳缘静脉输入生理盐水以保证动物基础尿量，(固定输液速度，不超过每分钟20滴)，用动脉夹固定头皮针，以防滑脱。

(三) 行左颈总动脉插管术

方法参见第五章第五节。用生物信号采集处理仪记录血压。分离、标记颈右侧迷走神经。

(四) 行膀胱插管术

从耻骨联合向上沿正中线做4～5cm长的切口，沿腹白线打开腹腔，将膀胱轻轻拉出腹外，于双侧输尿管(靠近膀胱处)下方穿一线，轻轻将膀胱向上翻起，将线绕向下方结扎，以防尿液从尿道口流出(注:不要误将输尿管结扎);用两个止血钳对称提起膀胱顶部的无血管区,在两钳之间的膀胱顶部无血管处剪一小切口,切口大小以刚插入插管为宜,在确认插管经切口已通向膀胱腔内时,再插入插管约 0.5cm 深,然后将切口旁的膀胱壁和插管一同用双粗线扎紧,用线固定在插管侧钩上。膀胱插管过程中,动作应轻柔,以免膀胱充血、出血。

(五) 观察和记录实验结果

1. 静注生理盐水

(1) 记对照:记录对照的血压(收缩压/舒张压)、5 分钟尿量(滴数)。

(2) 记结果:快速静脉注射 37℃生理盐水 20ml,记录 5 分钟尿量、明显变化后的血压(注:静脉给药前,针管内的空气务必排干净)。

2. 刺激迷走神经

(1) 记对照:记录对照的血压、1 分钟尿量。

(2) 记结果:以适宜强度、16Hz 的脉冲电流刺激右迷走神经,使血压下降至 50mmHg、持续 15 秒钟,记录血压、1 分钟尿量。

3. 静注 20%葡萄糖

(1) 记对照:记录对照的血压、5 分钟尿量。

(2) 记结果:静脉注射 20%葡萄糖溶液 5ml,记录 5 分钟尿量、明显变化后的血压。

4. 静注去甲肾上腺素

(1) 记对照:以刚记录的 5 分钟尿量,以及新记录的血压为对照。

(2) 记结果:静脉注射 1∶10000 去甲肾上腺素溶液 0.5ml,记录 5 分钟尿量、明显变化后的血压。

5. 静注速尿

(1) 记对照:以刚记录的 5 分钟尿量,以及新记录的血压为对照。

(2) 记结果:静脉注射呋塞米(5mg/kg 体重),记录 5 分钟尿量、明显变化后的血压。

6. 静注垂体后叶素

(1) 记对照:以刚记录的 5 分钟尿量,以及新记录的血压为对照。

(2) 记结果:静脉注射垂体后叶素 2U,记录 5 分钟尿量、明显变化后的血压。

7. 放血至 50mmHg

(1) 记对照:以刚记录的 5 分钟尿量,以及新记录的血压为对照。

(2) 记结果:经颈总动脉快速放血,使动脉血压降至 50mmHg(血压监测不准时,可放血至血压下降一半),记录血压、5 分钟尿量。

8. 快速静脉输液

(1) 记对照:以刚记录的 5 分钟尿量、以及新记录的血压为对照。

(2) 记结果:快速静脉输液,使血压恢复或基本恢复,记录血压、5 分钟尿量。

【结果记录方法】

表 2-13-1 实验结果

影响因素	对照血压	实验血压	对照尿量	实验尿量
1. 静注生理盐水				
2. 刺激迷走神经				
3. 静注 20%葡萄糖溶液				

续表

影响因素	对照血压	实验血压	对照尿量	实验尿量
4. 静注去甲肾上腺素				
5. 静注呋塞米				
6. 静注垂体后叶素				
7. 放血至 50mmHg				
8. 快速静脉输液				

【讨论内容】

各实验因素影响尿量的机制。

【结论提示】

1. 各实验因素对尿量的影响。
2. 尿液生成的三个环节。

（李　洁　冯大明）

第二节　急性肾功能不全

【实验目的】

(1) 通过制备急性肾功能不全家兔模型，掌握急性肾功能不全的原因。

(2) 通过检测急性肾功能不全家兔的一般状况和部分实验室检查指标，熟悉急性肾功能不全的重要临床表现，掌握急性肾功能不全的发病机理。

【实验原理】

血液循环中的重金属氯化汞（$HgCl_2$）可被肾小球滤过进入肾小管，经肾小管上皮细胞重吸收并富集于上皮细胞内，造成急性肾小管坏死，形成急性中毒性肾功能不全。临床主要表现为进行性的氮质血症、高钾血症、酸中毒、少尿或无尿。本实验采用给家兔静脉注射1%氯化汞溶液造成急性肾小管坏死，复制急性肾功能不全的动物模型，观察动物的血气、酸碱、血尿素氮、尿量的变化，探讨急性肾衰时机体内环境的变化。

【实验材料】

1. 实验动物　新西兰家兔，体重 2～3kg，性别均可。

2. 药品与溶液　1% $HgCl_2$ 溶液，生理盐水，25%葡萄糖溶液，3%戊巴比妥钠溶液或20%氨基甲酸乙酯溶液，标准尿素氮溶液（0.025mg/ml），尿素标准应用液Ⅱ，二乙酰-肟-氨硫脲（DAM-TSC）液，酸混合液，5%醋酸溶液，蒸馏水。

附：血清尿素氮测定试剂的配制

(1) 二乙酰-肟-氨硫脲液：称取二乙酰-肟 600mg，氨硫脲 30mg，蒸馏水溶解并加至 100ml。

(2) 酸混合液:浓磷酸(85%～87%)35ml,浓硫酸 80ml,慢慢滴加于 800ml 水中,冷却后加水至 1000ml。

(3) 尿素氮标准贮存液(1mg 氮/ml):称取分析纯尿素 2.143g,加 0.01 当量硫酸溶解,并加至 1000ml,置冰箱内保存。

(4) 尿素标准应用液Ⅰ(0.025mg 氮/ml):吸取尿素氮标准贮存液 2.5ml,加 0.01 当量硫酸至 100ml。

(5) 尿素氮标准应用液Ⅱ(0.005mg 氮/ml):吸取尿素氮标准应用液Ⅰ120ml,加 0.01 当量硫酸至 100ml。

3. 仪器与器械 AVE-900 全自动尿沉渣分析仪、自动尿常规检测仪、光电比色计、离心机、水浴锅,兔手术器械一套,微量移液器、5ml 移液器,10ml 试管、试管架、试管夹、酒精灯,膀胱插管,吸管、滴管、烧杯、培养皿、2ml、5ml、50ml 注射器。

【步骤与方法】

(1) 家兔两只,第一只为汞中毒兔,第二只为正常对照兔。汞中毒兔于实验前 24 小时称重,肌肉注射 1%$HgCl_2$(1ml/kg 体重),复制急性中毒性肾功能不全模型备用,对照兔则肌肉注射等量生理盐水。

(2) 20%氨基甲酸乙酯溶液 5ml/kg 或 3%戊巴比妥钠溶液 1ml/kg,经耳缘静脉注射,麻醉后,将家兔背位固定于兔台上。

(3) 下腹部剪毛,局麻,暴露膀胱,(见本章第一节)用 5ml 注射器从膀胱内抽取尿液 5ml 置于试管内,做尿沉渣检查(尿沉渣分析仪)和尿蛋白定性试验。

(4) 行膀胱插管术(见本章第一节),收集尿液测定尿量。

(5) 经耳缘静脉快速注射 37℃生理盐水(10ml/kg),同时静脉注射呋塞米(5mg/kg),分别记录注射后 5、10、20、30 分钟尿量。

(6) 上述操作完毕后,静脉注射空气处死动物,打开腹腔,取出肾脏,观察肾脏外观及切面形态学改变。

附 1:尿蛋白定性检查

取正常及中毒兔尿液各 3ml 分别放入试管中,以试管夹夹住试管,在酒精灯上加热至沸腾(试管口不要对着人,小心加热,切勿让试管内尿液溢出)。若有混浊,加入 5%醋酸 3～5 滴,再煮沸,若尿变清,是尿内无机盐所致,若混浊加重,则表示尿中含有蛋白,根据混浊程度可按下面标准判定结果:“—”表示尿液清晰不显混浊,“+”表示尿液出现轻度白色混浊(含蛋白质 0.01g%～0.05g%),“++”表示尿液稀薄乳样混浊(含蛋白质 0.05g%～0.2g%),“+++”表示尿液乳浊或有少量絮片存在(含蛋白质 0.2g%～0.5g%),“++++”表示尿液出现絮状混浊(含蛋白质>0.5g%)。

附 2:血清尿素氮测定方法

(1) 原理:尿素在强酸条件下与二乙酰脲(Diacotylmonoxim)和氨硫脲(Thio-Semi-carbazixe)一起煮沸,生成红色复合物,其颜色深浅与尿素氮含量成正比关系。

(2) 从正常及中毒家兔颈总动脉取血 5ml,离心 5 分钟(2000r/min)。分离血清,用滴管将血清吸出,分别移入干燥小试管中备用。

(3) 血清尿素氮测定加样

表 2-13-2　血清尿素氮测定加样

试剂(ml)	测定管 A	测定管 B	标准管	空白管
血清	0.02	0.02	—	—
水	0.5	0.5	0.12	0.52
标准应用液	—	—	0.4	—
DMA-TSC 液	0.5	0.5	0.5	0.5
混合液	4.0	4.0	4.0	4.0

(测定管 A 为正常家兔血清,测定管 B 为中毒家兔血清)。

(4) 样本处理与测定:准确加样、混匀后,置沸水中水浴 10 分钟(注:加入试剂Ⅱ之后,不超过 1～2 分钟,应放入沸水中水浴),置流水中冷却 3 分钟后比色,用 520nm 波长绿色滤光板比色,以空白管调零(注:煮沸及冷却时间应准确,否则颜色反应消退)。

(5) 血清尿素氮浓度计算

$$\frac{\text{测定管光密度(Du)}}{\text{标准管光密度(Ds)}}\times 0.002\times\frac{100}{0.02}=\frac{Du}{Ds}\times 10=\text{血清尿素氮(mg\%)}$$

【结果记录方法】

表 2-13-3　实验结果

一般状况	10'尿量	利尿后 10'尿量	血尿素氮	肾表面及切面	尿常规/尿沉渣
中毒兔					
对照兔					

【讨论内容】

(1) 急性肾功能不全的三类病因,本实验病因。
(2) 急性肾功能不全的重要临床表现,本实验表现。
(3) 急性肾功能不全的发病机制,本实验机制。

【结论提示】

(1) 病因学结论。
(2) 重要临床表现结论。

(冯大明　金海燕)

第三节　肾功能状态对药物效应的影响

【实验目的】

(1) 了解常用中毒性肾功能不全的动物模型。
(2) 观察肾脏功能损害对硫酸链霉素效应的影响。

【实验原理】

重金属类肾毒物氯化汞可造成实验动物出现急性肾小管坏死,引起急性肾功能衰竭,从而延缓主要经肾脏排泄的药物排泄过程，加强并延长其药理作用。

氨基苷类药物主要以原型形式经肾脏排泄。高浓度氨基糖苷类药物能与突触前膜钙结合部位结合，阻止钙离子参与乙酰胆碱的释放，引起非去极化型神经肌肉阻滞作用，表现为急性神经肌肉麻痹。

本实验采用腹腔注射氯化汞溶液方法造成小鼠急性肾小管坏死，以建立中毒性肾功能不全的动物模型。观察小鼠肾脏功能受损时对硫酸链霉素的急性神经肌肉麻痹作用的影响。

【实验材料】

1. 实验动物 瑞士小鼠 4 只，体重 20～30g，雌雄均可。

2. 药品与溶液 0.04%氯化汞溶液，2.5%硫酸链霉素溶液，苦味酸。

3. 仪器与器械 普通天平，鼠笼，注射器，针头。

【步骤与方法】

(1) 将小鼠编号并称重。

(2) 建立中毒性肾功能不全的动物模型：在实验前 24h 先取小鼠 2 只，腹腔注射 0.04%氯化汞溶液(0.2ml/10g)，引起急性肾小管坏死，破坏肾功能。

(3) 观察肾脏功能损害对硫酸链霉素药物效应的影响：实验时取已注射氯化汞的小鼠和正常小鼠各 2 只，称重后分别由腹腔注射 2.5%硫酸链霉素(0.15ml/10g 或 375mg/kg)，观察小鼠的呼吸与肌肉活动情况，比较注射过氯化汞的小鼠与正常小鼠的最后结果有何不同。

【结果记录方法】

表 2-13-4 不同肾脏功能状态对链霉素效应的影响

编号	体重(g)	组别	用药后小鼠反应及最后结果
1		氯化汞组	
2		氯化汞组	
3		正常组	
4		正常组	

【注意事项】

正常情况下，链霉素腹腔注射后毒性反应发生较慢，一般在用药后的 10 分钟出现反应，并逐渐加重。

【讨论内容】

(1) 查阅相关文献并探讨氯化汞损伤肾功能的机制。

(2) 各鼠的最后实验结果有哪些不同？试对两组小鼠对药物反应不同的原因作简要的分析和讨论。

（曾勇智 郭紫芬 郑 兴）

第十四章　神经系统

第一节　神经干动作电位及其传导速度的测定

【实验目的】

（1）掌握动作电位(action potential,AP)测定原理以及传导速度的测定与计算方法。

（2）应用微机生物信号采集处理系统和电生理实验的方法，观察、识别蟾蜍坐骨神经干双相和单相AP。

（3）分析低温、局麻药和机械损伤等因素对神经干AP及其传导速度的影响机理。

【实验原理】

用电刺激神经，在负刺激电极下的神经纤维膜内外产生去极化，当去极化达到阈电位时，膜产生一次在神经纤维上可传导的快速电位反转，此即为动作电位。神经干受有效刺激兴奋后，产生的AP以脉冲的形式按一定的速度向远处扩布传导。神经干由许多神经纤维组成，故神经干动作电位与单根神经纤维的动作电位不同，神经干动作电位是由许多不同直径和类型的神经纤维动作电位叠加而成的综合性电位变化，称复合动作电位，神经干动作电位幅度在一定范围内可随刺激强度的变化而变化。不同类型的神经纤维其传导兴奋的速度是不相同的，直径粗的神经纤维传导速度快，直径相同的纤维，有髓纤维比无髓纤维传导快。蛙类的坐骨神经干属于混合性神经，其中包含有粗细不等的各种纤维，其中直径最粗的有髓纤维，蛙类坐骨神经干以Aa类纤维为主，传导速度在正常室温下大约为35～40m/s。测定神经纤维兴奋的传导速度时，在远离刺激点的不同距离处分别引导其AP，两引导点之间的距离为d，在两引导点分别引导出的动作电位的时相差为T。可按照公式($V=d/T$)计算其传导速度。此外，神经纤维在一次兴奋过程中，其兴奋性可发生周期性变化，包括绝对不应期、相对不应期、超常期和低常期。

本实验要求学生通过离体神经干AP的细胞外记录法及其基本波形的判断和测量，掌握神经干AP及其传导速度的测定方法，通过调整刺激条件改变离体神经干的兴奋性及其AP波形，并分析其机理。

【实验材料】

1. 实验动物　蟾蜍或青蛙，体重150～250g。

2. 生理溶液　任氏液。

3. 仪器与器械　BL-420E型生物信号采集处理系统一套、神经标本盒、蛙类手术器械、滤纸、缝合线、烧杯、滴管等。

【步骤与方法】

1. 制备坐骨神经干标本　按第五章第六节两栖类动物实验常用手术方法分离制备坐

骨神经干，将制备好的坐骨神经干浸泡于任氏液的烧杯中备用。

2. 连接实验装置 将引导电极、刺激输出电极分别插入生物信号采集处理仪输入通道2和刺激输出通道并与神经标本盒相应电极相连（参见图2-14-1中 S_1S_2：刺激电极；R_1R_2：引导电极）。镊子夹住神经干标本两端的线头，将标本近心端放在刺激电极上，远心端放在引导电极上。

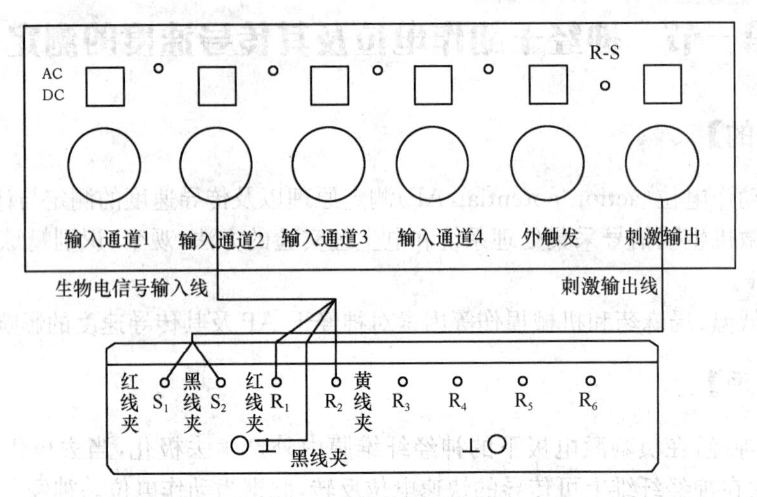

图2-14-1 实验装置示意图

3. 观察坐骨神经干双相动作电位 双击BL-420E图标进入生物信号采集处理系统软件界面，在实验项目栏中调出动作电位检测模块，点击“刺激”按钮，系统开始采样，适当调整各通道放大倍数及X、Y轴压缩比，即可产生双向动作电位。如改刺激参数为刺激个数为2，并适当增加时间间隔至1秒，即可观察到神经干的2个双向AP。

4. 测定神经兴奋传导速度 先用直尺测量两对引导电极之间的距离（距离 $d=R_1$ 与 R_2 之间的距离），启动“刺激”键，观察神经干AP波形变化，点击测量图标，即可手动测量两个AP之间的时间（时间 $T=$ 两个AP起点的间隔时间）。按公式 $V=d/T$ 计算AP传导速度。

（1）测量正常AP传导速度。

（2）将标本置于4℃任氏液中浸泡5分钟后，观察AP变化，测定其传导速度。

（3）调换标本方向，观察AP有无变化。

（4）保持刺激电极与引导电极间距离不变，改变两引导电极（R_1 与 R_2）间距离观察双相AP变化。

（5）对调两引导电极的位置，观察双相AP变化。

（6）在两引导电极之间滴一滴普鲁卡因，观察AP波形变化。

（7）用镊子将两引导电极之间的神经夹伤，观察AP波形的改变。

（8）实验结束后，选取“文件”下的打印，打印实验结果。

5. 测定神经兴奋不应期 另取一根制备好的坐骨神经干标本置于神经标本盒电极上，在“实验项目”下拉菜单中点击“神经干不应期”项，系统自动弹出刺激方式对话框，选择“程控”，设两次刺激初始间隔为30ms，依次递减间隔步长为2ms。当两次刺激间隔时间越来越短时，第二个AP波形开始减小，表明第二个刺激落入第一次兴奋后的相对不应期。当两次刺激间隔时间缩短为1～2ms时，第二个AP完全消失，说明第二个刺激落入到第一次兴奋后的绝对不应期。

【注意事项】

(1) 实验前和实验后，必须用任氏液棉球擦拭干净神经标本盒全部电极，使电极保持良好的导电性能。

(2) 神经干应尽可能分离得长一些，全长须在 8cm 以上。

(3) 神经干分离过程中避免损伤神经组织，以免影响实验效果。

(4) 神经标本盒保持接地，实验时应盖上神经标本盒的盒盖，以防干扰与神经干燥。

【讨论内容】

(1) 本实验采用的方法是细胞外记录 AP，此外还有何种方法记录 AP？

(2) 为什么一般情况下记录到的双相动作电位的波形是不对称的？

(3) 神经干双相和单相 AP 产生、传导和引导原理如何？

(4) 绝对不应期内，为什么神经对任何强度的刺激都不再发生反应？

(5) 低温、标本倒向、改变两引导电极间距离、对调两引导电极的位置、改变刺激电极和引导电极间的距离、用药物阻断或机械损伤等分别对神经干 AP 的波形、传导速度有何影响？

(曾勇智　金海燕)

第二节　主动脉神经放电与动脉血压的调节

【实验目的】

(1) 学习家兔在体神经干动作电位的引导和血压的直接测量方法，观察机械刺激、电刺激、神经体液因素及药物对家兔血压的影响。

(2) 分析主动脉神经放电的电压、频率、声音变化与动脉血压的相互关系。

【实验原理】

正常生理情况下，人和哺乳类动物的动脉血压相对稳定性是通过神经和体液因素调节实现的，其中血管压力感受性反射(也称降压反射或减压反射)尤为重要。

当动脉血压升高时，位于主动脉弓和颈动脉窦上的压力感受器发放冲动增加，主动脉弓压力感受器的冲动通过主动脉神经传入中枢，这样主动脉神经的放电增强，在延髓的心血管中枢调节下，使心迷走紧张增强，心交感紧张和交感缩血管紧张减弱，引起心肌收缩力减弱，心率减慢，心排出量减少，血管舒张，外周阻力下降，从而使动脉血压降低。反之，当动脉血压降低时，压力感受器发放冲动减少，主动脉神经放电减弱，通过压力感受性反射最终使动脉血压回升。此反射既可使升高的血压下降，又可使降低的血压升高，对血压波动起着缓冲作用，保证了动脉血压的相对稳定。

多数哺乳动物的主动脉神经在颈部混入迷走神经，而家兔的主动脉神经在解剖上独成一支,又称为主动脉神经,易于分离,可用于观察动脉血压变化对主动脉神经放电的影响。

【实验材料】

1. 实验动物 新西兰家兔,体重2～3kg,性别均可。

2. 药品与溶液 20%氨基甲酸乙酯溶液、1∶10 000去甲肾上腺素溶液、1∶10 000乙酰胆碱溶液、生理盐水、肝素生理盐水,液体石蜡(加温38～40℃)。

3. 仪器与器械 BL-420E生物机能实验系统、血压换能器1个、手术器械一套、动脉插管1个、双极银丝引导电极1根、铁支柱2个、试管夹、双凹夹2个、50ml注射器1个、1ml注射器2个、10ml注射器1个等。

【步骤与方法】

1. 家兔麻醉与固定 取家兔一只,称重后用20%氨基甲酸乙酯溶液(5ml/kg)耳缘静脉缓慢注射,待动物麻醉后,将其仰卧位固定于兔手术台上。

2. 分离主动脉神经、血管、气管 颈部备皮后,颈部正中切开4～6cm,用止血钳分离皮下组织,分开胸骨舌骨肌,暴露气管,在气管外侧找到与气管平行的颈总动脉鞘,鞘内有颈总动脉、迷走神经(最粗)、交感神经(次之)和主动脉神经(最细)。用玻璃分针将主动脉神经从血管神经束中分离出1.5～2cm,动作要轻柔细致,下方穿一根浸湿的细丝线备用。用同样方法依次分离交感神经、迷走神经、气管、颈总动脉,分别穿线备用。

3. 气管插管、左颈总动脉插管术

(1) 气管插管:在甲状软骨下2～3cm,做倒"T"形切口,向下插入气管插管,结扎固定好插管,便于保证呼吸通畅。

(2) 左颈总动脉插管:结扎左颈总动脉远心端,动脉夹夹闭近心端阻断血流,动脉夹与结扎线之间应相距3cm左右。在靠近远心端结扎部位用眼科剪做1/3斜切口,向心脏方向插入灌满肝素生理盐水并与血压换能器相连的颈总动脉插管,扎紧插管尖端并固定于其侧管,以防插管滑出,松开动脉夹观察插管内是否有血液射入。

4. 安置引导电极 将引导电极固定于支架上,调节好引导电极至合适位置,用玻璃分针轻轻挑起主动脉神经置于引导电极上,使电极与神经良好接触,电极不能与周围组织接触,但又不过度牵拉神经。

5. 实验装置与仪器准备 将血压换能器、生物电引导电极与BL-420E生物机能实验系统相连接。双击生物机能实验系统图标。在"实验项目"栏中调出"主动脉神经放电"项,点击开始图标,调整实验参数(参考值:G:100mv;T:0.5s;F:50Hz),直至观察到理想的波形曲线。

(1) 动脉血压:辨认血压波形曲线的一级波和二级波,有时可见三级波。

一级波:心搏波,随心脏收缩和舒张出现的血压变化,与心率一致。

二级波:呼吸波,随呼吸运动出现的周期性血压波动,与呼吸频率一致。

三级波:一般难以看见,可能是缩血管中枢的周期性紧张性活动所致。

(2) 主动脉神经放电波形与声音:主动脉神经放电波形的主要特点是放电频率和电压呈递减的倒三角波,声音类似于火车行驶的轰隆声,如声音太小不清楚,可调节音箱音量旋钮,放大音量,或加大信号通道的放大倍数。

6. 观察项目

(1) 记录正常主动脉神经放电频率、幅度、声音与血压变化相互关系。

(2) 动脉夹夹闭右颈总动脉远心端 5～10s，观察主动脉神经放电频率、幅度、声音与血压变化相互关系。

(3) 从耳缘静脉注射 1∶10 000 去甲肾上腺素溶液 0.3ml，观察主动脉神经放电的频率、幅度、声音与血压变化相互关系。

(4) 从兔耳缘静脉注射 1∶10 000 乙酰胆碱溶液 0.3ml，观察主动脉神经放电频率、幅度、声音与血压变化相互关系。

(5) 电刺激主动脉神经：剪断对侧主动脉神经，分别刺激中枢端与外周端(刺激电压：1～2V，刺激时间：5～10s)，观察主动脉神经放电频率、幅度声音与血压变化相互关系。

(6) 电刺激迷走神经：剪断迷走神经，分别刺激中枢端与外周端(刺激电压：1～2V，刺激时间：5～10s)，观察血压的变化。

实验流程如下：

家兔麻醉，固定

↙　↘

左颈总动脉插管术，记录血压　　左主动脉神经分离并置于引导电极，记录放电情况

↘　↙

动脉夹夹闭右颈总动脉，记录主动脉神经放电情况与血压变化

↓

i. v. NA 0.3ml，记录主动脉神经放电情况与血压变化

↓

i. v. Ach 0.3ml，记录主动脉神经放电情况与血压变化

↓

剪断右主动脉神经，分别电刺激中枢端与外周端，记录主动脉神经放电情况与血压变化

↓

剪断右迷走神经，分别电刺激中枢端与外周端，记录血压变化

【结果记录方法】

表 2-14-1　各因素对主动脉神经放电频率、幅度、声音和动脉血压的影响

观察项目	主动脉神经放电						动脉血压 (mmHg)	
	频率		幅度		声音			
	对照	实验	对照	实验	对照	实验	对照	实验
正常对照								
夹闭右颈总动脉								
1∶10 000 去甲肾上腺素溶液								
1∶10 000 乙酰胆碱溶液								
电刺激主动脉神经中枢端								
电刺激主动脉神经外周端								
电刺激迷走神经中枢端								
电刺激迷走神经外周端								

【注意事项】

(1) 主动脉神经纤细,分离时,动作要轻柔细致,切勿盲目牵拉,以免损伤。

(2) 引导电极与主动脉神经干须紧密接触并悬空,避免触碰周围组织,影响电信号的引导。

(3) 实验过程中,可滴少量生理盐水防止主动脉神经干燥。

(4) 引导电极两极间距为2mm左右,以防短路。

(5) 实验步骤(1)~(5),均须待主动脉神经放电及血压恢复正常后,方可进行下一步骤。

【讨论内容】

(1) 观察心缩期与心舒期血压和主动脉神经放电的变化,分析主动脉神经放电与血压的相互关系。

(2) 试述夹闭颈总动脉后,主动脉神经放电、血压发生变化的机制。

(3) 试述注射去甲肾上腺素和乙酰胆碱后,主动脉神经放电、血压发生变化的机制。

(4) 根据实验结果分析主动脉神经是传入神经还是传出神经,阐述血管压力性感受反射调节的生理意义。

(5) 本实验采用的动脉血压测量法是属直接测量法,还是属间接测量法?

(张海涛　金海燕)

第三节　香烟的毒性作用

【实验目的】

通过观察烟对小鼠的毒性作用,掌握烟对人体的毒理学作用及其机理。

【实验原理】

烟碱(nicotine,尼古丁)是烟叶(tobacco)的重要成分,具有N胆碱能受体激动作用,可兴奋自主神经节和神经肌接头的N胆碱受体,其对神经节N受体和神经肌接头N受体的作用呈双相性,即小剂量激动N受体,大剂量阻断N受体。

本实验用烟碱提取器制备烟碱溶液,给实验动物腹腔注射烟碱溶液,观察烟碱吸收过程中N受体由激动至阻断时的动物兴奋性的变化。

【实验材料】

1. 实验动物　瑞士小鼠,雌雄均可,体重20~25g。

2. 溶液与器械　水烟斗、火柴、1.0ml注射器、10.0ml量筒,香烟、生理盐水。

【步骤与方法】

(1) 量筒量取生理盐水4.0ml置于烟斗内,摇匀后,先用注射器抽取1.0ml液体(对照组用)。然后,将香烟插于水烟斗上并点燃,于烟斗嘴处用洗耳球抽吸促使继续燃烧,使烟雾经烟斗内溶液过滤,此时,烟雾内部分水溶性毒物如尼古丁(烟碱)等,即溶于水中(注:洗耳球抽吸过程要缓慢,使尼古丁充分溶解于生理盐水中)。

(2) 取小鼠2只,观察正常情况后,甲鼠腹腔注射烟过滤液0.5ml,乙鼠则腹腔注射吸烟前烟斗内溶液0.5ml做对照,逐步观察并比较两小鼠的表现,包括肌肉活动、呼吸、末梢循环、死亡。腹腔注射烟过滤液0.5ml后,如果毒性反应不明显,可酌情增加剂量。

【结果记录方法】

表 2-14-2　实验结果

编号	肌肉活动	呼吸	末梢循环	死亡
甲鼠				
乙鼠				

【讨论内容】

甲鼠中毒机制。

【结论提示】

(1) 病因学结论。

(2) 临床表现结论。

(曾勇智　陈临溪　廖端芳)

第四节　有机磷酸酯类农药的中毒

【实验目的】

(1) 通过制备有机磷酸酯类农药中毒家兔模型,掌握该类农药中毒的病因。

(2) 通过检测该类农药中毒家兔的部分体征和血液胆碱酯酶活力,掌握该类农药中毒的临床表现。

(3) 通过解救该类农药中毒家兔,掌握该类农药中毒的解救原则。

【实验原理】

有机磷酸酯类农药为持久性抗胆碱酯酶药,主要用作农业杀虫剂和化学战争毒剂。有机磷酸酯类通过多种途径吸收后,与胆碱酯酶呈难逆性结合,抑制胆碱酯酶活性,使其丧失水解乙酰胆碱的能力,造成胆碱能神经末梢释放的乙酰胆碱大量堆积,产生一系列急性拟胆碱中毒症状。

阿托品为选择性的M胆碱受体阻断剂,很大剂量时还可阻断N_1受体,可与乙酰胆碱竞争结合 M、N_1 受体，阻断乙酰胆碱对这些受体的激动作用，因而可以有效地解除有机磷酸酯类中毒的 M 样症状和 N_1 样症状，是解救有机磷酸酯类中毒的对症治疗药物。

碘解磷定（pyraloxime iodide，PAM）是有机磷酸酯类中毒的特效解救药，主要与磷酰化胆碱酯酶结合生成复合物，后者裂解为磷酰化碘解磷定和胆碱酯酶，恢复胆碱酯酶的活性，水解堆积的乙酯胆碱，因而能彻底解除有机磷酸酯类农药急性中毒的症状和体征，特别对于缓解肌肉震颤效果好，但其对循环和呼吸的解救作用起效较慢，临床上常需配合阿托品类药物一起使用，是解救有机磷酸酯类中毒的对因治疗药物。

本实验给实验动物家兔腹腔注射有机磷酸酯类敌百虫溶液后，观察家兔出现敌百虫中毒时的中毒症状和血液胆碱酯酶活力的抑制情况；观察比较阿托品、碘解磷定对有机磷酸酯类中毒的解救效果及对血液胆碱酯酶活力的影响，并分析两药的解毒原理。

【实验材料】

1. 实验动物 新西兰家兔 2 只，雌雄均可，体重 2～2.5kg。

2. 药品与溶液 3％精制敌百虫溶液、0.2％硫酸阿托品溶液、2.5％碘解磷定溶液、二甲苯。

3. 器械 家兔固定箱、注射器、预先加草酸钾的试管、试管架、刀片、棉球、瞳孔尺、木夹。

【步骤与方法】

1. 编号，称重，观察一般情况 取家兔 2 只，编号、称重后，观察动物的活动情况和呼吸状况（频率、幅度、是否困难等），以及瞳孔大小、唾液分泌、大小便、肌张力、有无肌震颤等，分别加以记录。

2. 测定血液胆碱酯酶活力 将 2 只家兔分别固定于箱内，以蘸有二甲苯的棉球涂擦耳壳，使血管扩张。当充血明显后，用刀片切割耳静脉（切口不宜过大、过深），让血液自然流出，滴入预先装有少量草酸钾结晶的试管中，立即摇匀，用于测定血液胆碱酯酶活力（详见附件材料），如取血后切口流血不止，可用干棉球按压止血。

3. 腹腔注射敌百虫，观察中毒症状，并取血再次测定血液胆碱酯酶活力 将 2 只家兔，分别腹腔注射 3％敌百虫 3ml/kg，密切观察给药后家兔各项生理指标的变化，记录并填入下表，待中毒症状明显后，再按上述方法取血，供测定血液胆碱酯酶活力之用。注：①敌百虫属于剧毒类杀虫剂，可以从皮肤吸收，手接触后应立即用自来水冲洗，且勿用肥皂，因其在碱性环境中可转变为毒性更大的敌敌畏。②家兔腹腔注射敌百虫后，15min 时仍未出现中毒症状，可再追加 1/3 剂量的敌百虫溶液。

4. 给予特殊解救药，观察、比较解救效果 当家兔中毒症状明显后，立即给甲兔由耳缘静脉注射 0.2％硫酸阿托品溶液 1.0ml/kg，给乙兔由耳缘静脉注射 2.5％碘解磷定 2.0ml/kg，然后每隔 5min，再检查各项生理指标 1 次，观察 2 只家兔的情况有无好转，特别注意甲兔和乙兔的区别。待有关中毒症状明显消减以后，再由 2 只家兔的静脉取血，测定血液胆碱酯酶活力。（注：①预先暴露好耳缘静脉，抽好阿托品与碘解磷定，以便急救。②阿托品给药宜快，碘解磷定给药宜慢。③临床上，须将阿托品与解磷定配合使用，才能获得最好的解毒效果）。

【结果记录方法】

表 2-14-3　实验结果

	用药	瞳孔直径	唾液量	呼吸困难	大小便失禁	肌无力	震颤	胆碱酯酶活力	综合判断
兔 1	对照								
	敌百虫								
	阿托品								
兔 2	对照								
	敌百虫								
	解磷定								

【讨论内容】

(1) 中毒机理,分类表现及其举例,本实验是否中毒。
(2) 解救原则,包括用药原则、品种及其机理,本实验解救是否有效。

【结论提示】

(1) 病因学结论。
(2) 临床表现结论。
(3) 药理学结论。

【附】　比色法测定血液胆碱酯酶活力

【实验原理】

血液的胆碱酯酶能催化乙酰胆碱水解而产生乙酸与胆碱。在一定的温度、pH 和时间等条件下,水解的乙酰胆碱量与胆碱酯酶的活性成正比。因此在一定量的血液中加入一定量的乙酰胆碱,使之反应一段时间后,测定血液中剩余的乙酰胆碱量,便可计算出已水解的乙酰胆碱量,进而测出胆碱酯酶的活力。

剩余乙酰胆碱的测定是利用乙酰胆碱与羟胺作用生成羟肟酸,后者在酸性条件下进一步与三价铁离子作用,生成红棕色的羟肟酸铁络合物,因此颜色的深浅即可反映乙酰胆碱含量的多少。

【实验材料】

吸管、试管、试管架、恒温水浴、光电比色计。

0.133mol/L 磷酸氢二钠溶液:称取 $Na_2HPO_4 \cdot 12H_2O$ 23.87g,用蒸馏水溶解并稀释至 500ml。

0.133mol/L 磷酸二氢钾溶液:称取 KH_2PO_4 9.08g,用蒸馏水溶解并稀释至 500ml。

pH7.2 磷酸盐缓冲液:取 0.133mol/L 磷酸氢二钠溶液 72ml,与 0.133mol/L 磷酸二氢钾溶液 28ml 混和即成 100mlpH7.2 磷酸盐缓冲液。

0.001mol/L pH4.5 醋酸盐缓冲液:先用每升含冰醋酸 5.78ml 的水溶液 28ml 和每升含醋酸钠(不含结晶水)8.20g 的水溶液 22ml 混合,配成 0.1mol/L pH4.5 的醋酸盐缓冲液,再用蒸馏水稀释 100 倍。

0.07mol/L 乙酰胆碱底物储存液：快速称取氯化乙酰胆碱 0.127g（或溴化乙酰胆碱 0.158g），溶于 0.001mol/L pH4.5 醋酸盐缓冲液 10ml 中。4℃下保存（可保存 4 周）。

0.007mol/L 乙酰胆碱底物应用液：试验前取 0.07mol/L 乙酰胆碱底物贮存液，用 pH7.2 磷酸盐缓冲液稀释 10 倍。

碱性羟胺溶液：临用前 20 分钟内取等量的 14%氢氧化钠溶液和 14%盐酸羟胺溶液，混合即成。

33.3%（*V*/*V*）盐酸溶液：取比重为 1.18 的盐酸 50ml，加蒸馏水 100ml。

10%三氯化铁溶液：称取 $FeCl_3 \cdot 6H_2O$ 10g，用 0.1mol/L 盐酸溶解，使成 100ml。

【步骤与方法】

按下表进行操作，每加一种试剂后均须充分摇匀后再加入下一种试剂，水浴的温度和时间须按要求严格控制。

表 2-14-4　比色测定法的实验操作步骤

步骤	操作	标准管(ml)	测定管(ml)	空白管(ml)
1	pH7.2 磷酸盐缓冲液	1.0	1.0	1.0
2	全血	0.1	0.1	0.1
3	37℃水浴预热 3min			
4	乙酰胆碱底物应用液	1.0	1.0	—
5	37℃水浴预热 20min			
6	碱性羟胺溶液	4.0	4.0	4.0
7	乙酰胆碱底物应用液	—	—	1.0
8	室温静置 2min			
9	33.3%盐酸溶液	2.0	2.0	2.0
10	10%三氯化铁溶液	2.0	2.0	2.0

滤纸过滤，15min 内用 721 型分光光度计比色，测定在 525nm 处的吸光度，以空白管校正光密度到 0 点，读取各管吸光度进行计算：

$$\frac{\text{标准管吸光度}-\text{测定管吸光度}}{\text{标准管吸光度}}\times 70=\text{血液胆碱酯酶活力单位数}$$

注：以 1ml 血液在规定条件下能分解 1μmol 乙酰胆碱为 1 个胆碱酯酶活力单位。

（曾勇智　雷小勇　廖端芳）

第五节　药物的镇痛作用

【实验目的】

（1）了解评价药物镇痛作用的常见药理学实验方法。

（2）比较临床常用的两类不同的镇痛药镇痛作用及其机制有何不同。

【实验原理】

在动物的皮肤、内脏等多处部位分布有初级传入神经元，可以感受温度、酸碱，机械及化学物质等在内的多种有害或伤害性刺激，产生的生物信号通过传入神经纤维经脊髓最后上传入大脑皮层感觉中枢，经过信号的调制，最终形成痛觉。

中枢神经系统存在一些内源性阿片肽，作为一种神经递质或神经调质或神经激素，通过选择性作用于其特异性受体——阿片受体，对痛觉的产生或传导起着重要的调节作用。目前已知的阿片受体主要分三型——μ、δ、κ。喷他佐辛(又名镇痛新)为阿片受体的部分激动剂，通过激动 κ 受体产生镇痛作用，但作用仅为吗啡的1/3，同时由于有轻度的 μ 受体拮抗作用，成瘾性小，药政管理上属非麻醉品，临床上主要用于各种慢性剧痛。

阿司匹林为非甾体类抗炎药的典型代表药，主要通过抑制外周前列腺素类物质的合成进而使局部痛觉感受器敏感性降低，产生镇痛作用。该类药物仅有中等强度镇痛作用，但无成瘾性，临床上主要各类慢性钝痛，而对急性锐痛、平滑肌绞痛效果较差。

【实验材料】

1. 实验动物 瑞士小鼠，雌性，健康，10～12只，体重18～25g。实验中应选用雌性小鼠，因雄性小鼠受热后阴囊会下坠而接触电热板，而阴囊皮肤对热刺激敏感，导致实验测定的痛反应时间不准。

2. 药品与溶液 0.1%盐酸喷他佐辛溶液，4%阿司匹林溶液，0.6%醋酸溶液，生理盐水。

3. 仪器与器械 热板仪，天平，鼠笼，1ml注射器。

【步骤与方法】

(一) 实验一(热板法)

动物的选择：将热板仪温度调到55℃±0.5℃，把小鼠放在热板仪上，测定各小鼠的正常痛反应(包括抬后足或舔后足并回头)出现所需时间，重复一次，每次间隔5分钟，取均数，平均时间超过30秒的小鼠弃去不用，如是选出3只，编号、称重后待用。注：①室温以15～20℃为宜，温度过高则小鼠过于敏感、且易于导致小鼠蹦跳，而温度过低则小鼠反应迟钝、影响实验结果。②小鼠在热板上15秒内出现不安(举前足、舔前足、踢后肢、跳跃等)不作为痛反应指标，只有出现抬后足或舔后足才是疼痛指标。③一旦小鼠出现典型疼痛反应即立即移开电热板，即使60秒钟无疼痛反应也应立即移开，以免导致小鼠严重烫伤。

将3只小鼠分为3组，其中甲鼠给予腹腔注射0.1%盐酸喷他佐辛0.1ml/10g(0.15mg/10g)，同时给乙鼠腹腔注射4%阿司匹林溶液0.15ml/10g(6mg/10g)，给丙鼠腹腔注射等量生理盐水0.15ml/10g。

给药后15、30、45、60分钟按步骤1观测并记录小鼠出现痛反应所需时间，如小鼠在热板仪上超过60秒还不出现痛反应，则痛反应时间按60秒计算。小鼠出现痛反应(热板法)：扭体反应或抬后足、舔后足并回头。

按下列公式计算小鼠痛阈提高的百分率：

$$痛阈提高百分率=\frac{用药后痛反应出现时间-用药前痛反应出现的时间}{用药前痛反应出现的时间}\times 100\%$$

(二) 实验二(扭体法)

(1) 取小鼠9只，称重、编号后待用。

(2) 将9只小鼠分为3组，其中甲组小鼠给予腹腔注射0.1%盐酸喷他佐辛0.1ml/10g(0.15mg/10g)，同时给乙组小鼠腹腔注射4%阿司匹林溶液0.15ml/10g(6mg/10g)，给丙组小鼠腹腔注射等量生理盐水0.15ml/10g，注射30分钟后，每只小鼠分别腹腔注射0.6%醋酸溶液：

0.2ml/只，观察15分钟内各组中发生疼痛阳性反应——扭体反应(腹部收缩，躯体扭曲，臀部抬高，后肢伸展，蠕行)的小鼠数目，集中全实验室的实验结果，按下列格式计算药物镇痛作用的百分率。小鼠出现痛反应(扭体法)：表现为腹部收缩，躯体扭曲，臀部抬高，后肢伸展，蠕行。

$$\text{药物镇痛作用的百分率}=\frac{\text{用药组无扭体反应鼠数}-\text{生理盐水组无扭体反应鼠数}}{\text{生理盐水组无扭体反应鼠数}}\times 100\%$$

【结果记录方法】

实验一计算痛阈提高百分率，实验二计算药物镇痛作用的百分率。

【讨论内容】

喷他佐辛和阿司匹林的镇痛作用及其机制有何不同？

【结论提示】

实验所见的药理作用。

(曾勇智　覃　丽　谢志忠)

第六节　药物对抗中枢兴奋药惊厥的作用

【实验目的】

(1) 学习抗惊厥实验方法，了解实验性癫痫动物模型的制备方法。

(2) 观察抗癫痫药对戊四氮惊厥的作用。

【实验原理】

基础医学常用电刺激、声刺激或化学法等方法建立实验性动物惊厥模型，用来筛选抗癫痫药物。化学法指使用大剂量的某些化学药品引起实验动物惊厥发作，以观察事先给予受试药物对癫痫的防止效果，是一种操作简便、不需要特殊仪器装置的抗惊厥实验方法。常用的化学药品有戊四氮、氨基脲、尼可刹米等。戊四氮为主要兴奋延髓的中枢神经兴奋药，过量可兴奋大脑和脊髓，表现为强烈的阵挛性惊厥，继续发展可引起强直性惊厥，其致惊的主要作用部位在脑干和大脑，发生机制可能是增加中枢神经细胞对 K^+ 的通透性，提高细胞外 K^+ 浓度，使细胞膜部分去极化而提高其兴奋性，增强了兴奋性突触的易化过程，也可能与戊四氮阻止脑内主要的抑制性神经递质 γ-氨基丁酸(GABA)的自发释放有关。戊四氮在阈剂量时，引起头部及前肢抽搐，但不影响翻正反射，此为戊四氮发作阈值实验(metrazol seizure threshold test，MST)，属癫痫小发作模型；大剂量戊四氮则可引起全身性阵挛性惊厥，继而发展成强直性惊厥，甚至可引起死亡，此称为戊四氮最大发作实验(metrazol maximal seizure test，MMS)，属癫痫大发作模型。

巴比妥(barbital)类抑制中枢神经系统，随着剂量的由小到大，中枢抑制作用的程度由浅入深。当剂量大于催眠剂量时有抗惊厥作用。临床上常利用 barbital 类这一机制将其用于小儿高热、破伤风、子痫、脑炎等及中枢兴奋药中毒引起的惊厥。

【实验材料】

1. 实验动物　瑞士小鼠，雌雄均可，体重18～25g。

2. 药品与溶液　生理盐水（NS），0.5%苯巴比妥钠溶液（sodium Phenobarbital），0.02%地西泮，0.5%戊四氮溶液，生理盐水。

3. 仪器与器械　粗天平，小鼠笼，1.0ml注射器。

【步骤与方法】

1. 随机分组　取6只小鼠，称重、编号，随机分成3组，每组2只。

2. 给药　实验组ip（腹腔注射）给予0.5%苯巴比妥钠溶液0.1ml/10g，地西泮溶液2mg/kg，对照组ip NS 0.1ml/10g。10分钟后，各组小鼠均ip戊四氮100mg/kg。

3. 观察　观察30min内各组小鼠惊厥发生情况（以后肢伸直为指标）。

小鼠强直性惊厥指标：大多数小鼠给予戊四氮后5～15分钟内出现阵挛性抽搐，或出现兴奋性跳跃，随后出现前肢屈曲，后肢强直，呈角弓反张状，以其后肢僵直作为惊厥指标。

【结果记录方法】

将尽可能多的实验结果（全班或更多班级的实验结果）汇总起来，列表（表2-14-5）。

表2-14-5　实验结果

组别	动物数	惊厥数	惊厥率	死亡数	死亡率
生理盐水组					
苯巴比妥钠组					
地西泮组					

【注意事项】

(1) 给药剂量必须准确并确认注射在腹腔内。

(2) 戊四氮腹腔注射剂量一般为100mg/kg，最大也可用至150mg/kg。

(3) 观察指标以强直性惊厥出现与否为准，细微震颤不作为惊厥指标。

【讨论内容】

(1) 中枢兴奋药有哪些？常用哪类中枢神经兴奋药制备惊厥模型？为什么？

(2) 苯巴比妥钠属于哪类药物？有哪些药理作用？

（曾勇智　唐圣松　黄红林）

第七节　可待因的镇咳作用

【实验目的】

(1) 学习用浓氨水引咳的方法。

(2) 观察可待因的镇咳作用。

【实验原理】

NH_3 能刺激呼吸道黏膜上皮的感受器，反射性引起咳嗽，制作成咳嗽模型，以观察药物的镇咳作用，此方法也可用于镇咳药的筛选。可待因可抑制延脑咳嗽中枢，阻断咳嗽反射弧，产生强大的镇咳作用。

【实验材料】

1. 实验动物 瑞士小鼠，雌雄均可，体重 18～25g。

2. 药品与溶液 0.2%磷酸可待因溶液、浓氨水(27%～29%)、生理盐水。

3. 仪器与器械 天平、秒表、1ml 注射器、脱脂棉，鼠笼、大烧杯。

【步骤与方法】

(1) 取 2 只小鼠分别编号，称重，放入倒置大烧杯内。

(2) 观察小鼠的正常呼吸及活动情况。

(3) 1、2 号两鼠分别按 0.2ml/10g 体重腹腔注射 0.2%磷酸可待因溶液和生理盐水溶液，并将两鼠分别扣入大烧杯内。

(4) 20min 后分别往大烧杯内放入一浸有氨水的棉球刺激引咳，观察并记录：①两鼠的咳嗽潜伏期(从棉球放入大烧杯内至观察到吸入 NH_3 后第一次咳嗽反应时间)；②2 分钟内小白鼠咳嗽次数(咳嗽表现为缩胸、张口，有时可听到咳声)。比较受试的两只小白鼠咳嗽反应时间和咳嗽次数有何不同。

【结果记录方法】

表 2-14-6 可待因的镇咳作用

编号	体重	药物	药量	咳嗽潜伏期(秒)	2 分钟咳嗽次数
1		磷酸可待因			
2		生理盐水			

【注意事项】

(1) 小鼠咳嗽 1 分钟后取出棉球，以免 NH_3 中毒死亡。

(2) 咳嗽表现：小鼠咳嗽很难听到声音，因此应注意观察，表现为剧烈腹肌收缩(缩胸)并张嘴，在安静环境小鼠抬头有时可清晰地听到咳嗽声，须仔细观察。

(3) 磷酸可待因为混悬液，应混匀后再取用，以保证给药均匀。

(4) 用过后的浓氨水必须密闭，以防挥发降低浓度，影响实验效果。

(5) 实验时，应保持室内通风。

【讨论内容】

(1) 可待因的镇咳机制、临床应用及用药注意事项。

(2) 咳嗽发生的原因是什么？除了氨水引咳外，还有什么其他办法。

(曾勇智　黄红林)

第十五章　内分泌系统

第一节　糖皮质激素的抗炎作用

【实验目的】

（1）学会利用化学药物制备急性炎症动物模型的方法。

（2）通过实验观察，掌握糖皮质激素的抗炎作用。

【实验原理】

化学刺激物可以导致动物急性炎症，引起局部血管扩张，通透性增强，组织水肿等炎症反应。

糖皮质激素是由肾上腺皮质所分泌的一类甾体激素，临床上常用的糖皮质激素，如泼尼松、地塞米松等，可以激活细胞胞浆内相应的糖皮质激素受体产生激素效应，对多种原因引起的炎症反应均有强大的抑制作用，试验中采用小鼠腹腔二甲苯或伊文蓝以造成小鼠急性炎症反应，比较给予药物前后动物局部肿胀程度以及血管通透性的变化从而观察糖皮质激素的抗炎作用。

【实验材料】

1. 实验动物　瑞士小鼠，雄性，健康，4 只，体重 25～30g。

2. 药品与溶液　二甲苯、0.5%地塞米松溶液、0.5%氢化可的松溶液、生理盐水、1%伊文蓝溶液。

3. 仪器与器械　天平、打孔器（直径 9mm）、粗剪刀、1ml 注射器、5 号针头、钟罩（或大烧杯）。

【步骤与方法】

（一）实验一　地塞米松对鼠耳水肿的作用

（1）取体重 25～30g 雄性小鼠 2 只，称重、标号。注：选择雄性小鼠。

（2）每只小鼠用二甲苯 0.1ml 涂擦右耳前后两面皮肤（注：正反面均匀涂抹，避免滴入耳廓内）。30min 后，1 号鼠腹腔注射 0.5%地塞米松溶液（0.1ml/10g），2 号鼠腹腔注射等量生理盐水溶液。

（3）2h 后将小鼠拉脱颈椎处死，沿耳廓基线剪下两耳，用打孔器分别在两耳中央部位打下圆片（注：不同位置不具可比性），分别称重，记录结果。同一鼠的右侧重减去左侧重，即为右耳肿胀程度。

（二）实验二　可的松对鼠耳毛细血管通透性的影响

取小鼠 2 只，称重、标号。1 号鼠背部皮下注射 0.5%氢化可的松溶液，2 号鼠皮下注射等量生理盐水溶液。30min 后，分别给两鼠腹腔注射 1%伊文蓝溶液(0.15ml/10g)。10min 后，分别在两鼠的耳朵上滴 2 滴二甲苯(去脂，使耳血管透明易见)。观察比较两鼠耳廓颜色变化。

【结果记录方法】

表 2-15-1　地塞米松实验结果

	体重(g)	用药	左侧重	右侧重	水肿程度
实验鼠		地塞米松			
对照鼠		生理盐水			

表 2-15-2　氢化可的松实验结果

	体重(g)	用药	蓝色深度
实验鼠		氢化可的松	
对照鼠		生理盐水	

【讨论内容】

(1) 实验一中两鼠水肿程度出现差异的机制。
(2) 实验二中两鼠蓝色深度出现差异的机制。

【结论提示】

实验所见的药理作用。

(曾勇智　罗其富　黄红林)

第二节　胰岛素的降血糖作用

【实验目的】

观察胰岛素对血糖浓度的影响。

【实验原理】

人体内主要糖类是糖原(储存形式)和葡萄糖(运输形式)。正常人空腹时血液中的葡萄糖浓度(以下简称血糖浓度)一般为 3.89～6.66mmol/L。

胰岛素是促进合成代谢、调节血糖浓度稳定的主要激素。胰岛素能促进组织、细胞对葡萄糖的摄取和利用，加速葡萄糖合成糖原储存于肝和骨骼肌中，并抑制糖异生，促进葡萄糖转变为脂肪储存于脂肪组织，导致血糖浓度下降。胰岛素缺乏时血糖浓度升高，如超过肾糖阈，尿中将出现糖(即糖尿)。调节胰岛素分泌的最重要因素是血糖浓度，当血糖浓度升高时，胰岛素分泌明显增加，从而促进血糖浓度降低；血糖浓度下降至正常时，胰岛素分泌也迅速恢复至基础水平。胰岛素临床上主要用于治疗 1 型糖尿病。注射给药(如皮下注射)吸收快，半衰期为 9～10min，作用可维持数小时。

测定血糖浓度的方法有多种，邻甲苯胺法为常用的一种，其原理为葡萄糖在热的酸性溶液中与邻甲苯胺缩合反应生成蓝色的希夫碱。因此，根据其颜色深浅不同，用分光光度计测定其光密度可知血糖浓度。

【实验材料】

1. 实验动物　新西兰家兔。

2. 实验器材　试管(10ml)，试管架，离心管(5ml)，离心机，吸管(0.1ml,5ml)，恒温水浴箱，注射器(1ml,2ml)，分光光度计。

3. 实验试剂　胰岛素、无水葡萄糖、蒸馏水、乙二醇、枸橼酸、硫脲、邻甲苯胺、苯甲酸。

4. 试剂的配制

(1) 10%邻甲苯胺试剂的配制：在 700ml 乙二醇中加入 150g 枸橼酸，置水浴中加热搅拌使之溶解，冷却后加 1.5g 硫脲，待硫脲完全次溶解后，加入 100ml 邻甲苯胺，再用乙二醇稀释至 1000ml，储存在棕色瓶中备用。

(2) 葡萄糖标准液的配制

1) 储存液(10mg/ml)：称取 10g 干燥无水葡萄糖放入 1000ml 容量瓶内，以 0.2%苯甲酸液加至刻度处。

2) 应用液(1mg/ml)：取储存液 100ml 放入 1000ml 容量瓶内，用 0.2%苯甲酸溶液稀释到刻度线处。

【步骤与方法】

本实验采用邻甲苯胺法。

(1) 取兔 1 只，禁食(不禁饮水)12～24h，称动物体重。自耳缘静脉或心脏取血 1ml 左右，立即注入离心管内，稍等片刻用竹签剥离离心管周围血块再离心，血清用于测定正常血糖浓度。

(2) 在兔皮下注射胰岛素 1～2U/kg，每隔 1h 取血 1 次，共取血 3～6 次。将血液分别置于离心管内，以 3000r/min 离心后之上清液即可供测定用。

(3) 取试管 9 支(测定管 7 支，分别加入正常血清和给胰岛素后 1h、2h、3h、4h、5h、6h 的血清；标准管和空白管各 1 支)，按表 2-15-3 加入液体。

表 2-15-3　比色液的配制

	空白管 (ml)	标准管 (ml)	测定管 (ml)
血清	—	—	0.1
葡萄糖标准液	—	0.1	—
蒸馏水	0.1	—	—
10%邻苯甲胺溶液	5	5	5

(4) 将试液充分混匀后置于沸水中煮沸 10min，取出冷却 3min。用光电比色计或分光光度计在 30min 内比色，记录各管光密度。

【结果记录方法】

各实验组将测定结果填入表 2-15-4。根据光密度值按照【实验计算】方法计算血糖浓度。

表 2-15-4　家兔皮下注射胰岛素后不同时间的血糖浓度

	正常血清	注射胰岛素后(h)					
		1	2	3	4	5	6
光密度值(A)							
血糖浓度(mmol)/L							

【实验计算】

计算全血每 100ml 内所含葡萄糖的毫克数。

血糖浓度(mg/dl) = 测定管光密度/标准管光密度×100。然后换算为 mmol/L,换算关系为:mg/dl×0.0555(mmol/L)。

根据实验结果绘制时间(h)与血糖浓度(mmol/L)坐标图。

【注意事项】

(1) 邻甲苯胺为浅黄色油状体,若显红棕色宜重蒸馏,收集 191～201°C 蒸馏出的微黄色液体,蒸馏时弃去首尾部分。

(2) 煮沸时水面需较试管内水面高,以免温度不均而影响比色。

(3) 分光光度计用 0.5cm 光径比色杯,若用光电比色计用 65 号滤光片。

(4) 若用分光光度计比色,上述血清、葡萄糖标准液、蒸馏水则各取 0.05ml,10%邻甲苯胺试剂取 2.5ml。

【讨论内容】

(1) 胰岛素除用于 1 型糖尿病外,还有哪些用途?

(2) 使用胰岛素治疗 2 型糖尿病患者,是否有疗效?为什么?

(易光辉)

第三节　胰岛素的过量反应及其解救

【实验目的】

观察小鼠胰岛素过量反应及葡萄糖的解救作用。

【实验原理】

胰岛素过量也会出现不良反应、过量中毒等机体反应。胰岛素过量中毒可导致低血糖症。合理规范使用胰岛素能迅速降低血糖,机体出现饥饿感、出汗、心搏加快、焦虑、震颤等症状。若胰岛素使用不当，严重者会发生血糖下降过快，细胞外液水分向高渗的细胞内转移，导致或加重脑水肿，引起昏迷、惊厥及休克，甚至脑损伤及死亡。出现胰岛素过量反应后，立即注射 25%～50 %葡萄糖溶液，补充血糖至正常水平，可以消除或减缓胰岛素过量引起的机体不良反应或中毒症状。

【实验材料】

1. 实验动物　瑞士小鼠。

2. 实验器材　钟罩，注射器(1ml)，烧杯(800ml)，恒温水浴箱。

3. 实验试剂　20U/ml 胰岛素溶液，0.9%氯化钠注射液，25%葡萄糖液。

【步骤与方法】

(1) 取禁食不禁水 12～20h 的成年小鼠 2 只，称重。

(2) 其中 1 只小鼠腹腔内注射胰岛素 1U/g 体质量，另 1 只腹腔内注射等容量 0.9%氯化钠注射液作为对照。然后将两只小鼠装入烧杯内，将烧杯放入 38℃左右的恒温水浴箱内，观察小鼠有何反应。

(3) 当小鼠出现惊厥时(大约在注射胰岛素后 20～30min)，迅速将其取出，腹腔内注射预先准备好的 25%葡萄糖溶液 0.5～1.0ml，观察小鼠行为有何变化。

【结果记录方法】

仔细观察小鼠的行为表现，记录观察结果。记录异常反应开始出现的时间，严重程度，发生惊厥的频次。

【实验计算】

各实验组记录本组的实验结果，以实验班为单位，统计出现对照小鼠和腹腔内注射胰岛素小鼠出现异常反应的动物数，汇总统计，分析实验结果。

【注意事项】

(1) 所有小鼠的禁食条件应一致。

(2) 禁食后小鼠体质量宜在 20g 以上。

(3) 小鼠放入恒温箱后应在 15min 内达到所需温度，升温太慢会影响反应率。

(4) 应选择安静和光线柔和均匀的场所实验，因为声、光等外来刺激能增加小鼠对胰岛素的敏感度。

【讨论内容】

(1) 注射胰岛素的小鼠为何产生惊厥？其临床意义如何？

(2) 胰岛素中毒反应主要有哪些表现？如何预防与救治？

(易光辉)

第十六章　临床前药物实验

第一节　药物半数致死量(LD50)的测定

【实验目的】

(1) 掌握测定药物 LD50 的药理学方法，理解药物 LD50 测定的原理及意义。

(2) 熟悉尼可刹米的毒性作用。

【实验原理】

1. LD50 的概念　引起 50%的实验动物死亡的药物剂量。

2. 测定 LD50 的原理　药物的给药剂量与动物的死亡百分率间呈正态分布，以对数剂量为横坐标、死亡百分率为纵坐标作图，可得到一对称 S 型曲线，lgLD50 恰在横轴中点。据此，如果求出正态曲线横轴中点或正 S 型曲线中点，所对应的横轴上的值，即为 lgLD50。所以用数学方法，计算公式为：$LD50 = lg-1(\Sigma C/\Sigma n)$，其中 n 为各组实验动物数，C 为各组的对数剂量与各组实验动物数 n 的乘积。

3. 测定 LD50 的意义　LD50 值常被选作反映药物毒性、评价药物安全性的指标。

4. 尼可刹米产生毒性作用的原理　尼可刹米是一种中枢兴奋药，对呼吸中枢有直接的兴奋作用，其产生毒性并引起死亡的原因主要为惊厥、呼吸肌强直性痉挛和呼吸衰竭等。

【实验材料】

1. 实验动物　瑞士小鼠，健康，体重相近，20～30 只，雌雄不限。

2. 药品与溶液　尼可刹米溶液，苦味酸。

3. 仪器与器械　电子天平，1ml 注射器，针头，鼠笼。

【步骤与方法】

1. 预实验

(1) 探索剂量范围：取小鼠 12～16 只，每组 4 只，选择一定浓度的尼可刹米溶液腹腔注射给药，观察动物 10 分钟内是否死亡，找出引起 100%及 0%死亡率所需药物的剂量范围 *Dm* 及 *Dn*——如 4 只小鼠全部死亡则降低一半剂量，如 4 只小鼠全不死则增加一倍剂量，确定 *Dm* 值后按组间比 1∶2 逐步降低剂量，直至确定出 *Dn*。(此步骤在开课前由带教老师完成，参考值：*Dm* 约为 1750mg/kg，*Dn* 约为 600mg/kg)。

(2) 确定剂量组数，计算各组剂量并配制相应不同浓度的药液：实验动物以 4～9 个剂量组为宜，各组剂量按等比数列排列，组间的比值以 0.70～0.85 为宜，以 *Dm* 剂量配制最高浓度组药液，而以 *Dn* 剂量配制最低浓度组药液。注意：小鼠腹腔注射给药容量一般采用 0.2ml/10g，应保证每剂量组每 10g 体重小鼠的用药容量相等。

2. 正式实验　各组取体重相近的健康小鼠 10 只，称体重后分别作标记，将实验用不同浓度的尼可刹米系列药液观察实验动物按从高到低的顺序逐一用药；第一只动物用药后如死亡，下一只动物就降低一级剂量给药；相反，如果存活，下一只动物就提高一级剂量给药，依此类推，直至10只动物都做完为止。在表中记录时，动物死亡用“+”表示，未死亡用“－”表示。若在同一剂量中连续出现“－”两次，则下一次实验结束，最后一只动物不做实验（根据上一个小鼠结果即可确定其所在的剂量组位置），但在表格中占一个，用E表示。

【结果记录方法】

表 2-16-1　尼可刹米半数致死量的测定结果

剂量	剂量对数	实验结果纪录										死亡数	存活数	n	C
(D,mg/kg)	(lg$X$)	1	2	3	4	5	6	7	8	9	10	(n_1)	(n_2)	(n_1+n_2)	($n\times$lg$X$)
														$\Sigma n=$	$\Sigma C=$

统计表2-16-1中的结果，代入下面公式中计算：LD50 ＝ lg－1($\Sigma C/\Sigma n$)

【注意事项】

(1) 动物分组的随机性：各组动物在性别、体重等要保证均匀一致性。
(2) 腹腔注射的正确操作。
(3) 组间剂量等比设置。
(4) 尼克刹米溶液最好试验前新鲜配制。

【讨论内容】

(1) 用LD50评价药物的安全性有何缺点？
(2) 评价药物的安全性的指标还有哪些？

（张海涛　涂　剑　谢志忠）

第二节　不同给药途径对药物作用的影响

【实验目的】

(1) 通过尼可刹米实验，掌握不同给药途径可引起药物作用量的差异。
(2) 通过硫酸镁实验，掌握不同给药途径可能引起药物作用质的差异。

【实验原理】

药物在机体内产生的药理作用和效应受药物和机体的多种因素影响，主要因素有药物方面、给药方法和机体这三大方面。凡能影响上述因素，都可影响药物作用。影响的结果表现为药动学差异和药效学差异，这两方面的差异均能导致药物反应的个体差异。个体差异在绝大多数情况下只是“量”的不同，即药物产生的作用大小或是作用时间长短不同；但有时药物作用出现“质”的差异，产生了不同性质的反应。

尼可刹米主要是直接兴奋延脑呼吸中枢，也可刺激颈动脉体和主动脉体化学感受器，反射性兴奋呼吸中枢，并能提高呼吸中枢对 CO_2 的敏感性，使呼吸频率加快，呼吸深度加深，通气量增加，呼吸功能改善。但剂量过大亦可致血压升高、心动过速、肌震颤及僵直等，中毒时可强烈兴奋中枢引起惊厥。惊厥系物理、化学或精神性的刺激所引发的全身骨骼肌不自主的强烈收缩，常见于小儿高热、破伤风、癫痫大发作、子痫和中枢兴奋药中毒等。小白鼠惊厥时主要表现为全身性阵挛，或尾巴竖直。

Mg^{2+} 与 Ca^{2+} 化学性质相似，可以特异地竞争 Ca^{2+} 受点，拮抗 Ca^{2+} 的作用，抑制神经化学传递和骨骼肌收缩，从而使肌肉松弛。过量时，引起呼吸抑制、血压骤降以致死亡。口服硫酸镁则不易吸收，导致肠道内的高渗状态，阻止肠内水分的吸收，引起容积性导泻作用。

本实验通过观察不同给药途径给予相同剂量的尼可刹米后引起小鼠药理作用出现量的变化，及不同给药途径给予硫酸镁后引起小鼠药理作用出现质的差异，了解不同给药途径对药物作用起效时间及作用强度和性质的影响，深刻理解影响药物作用的因素和合理用药的相关知识。

【实验材料】

1. 实验动物 瑞士小鼠 3 只，雌雄均可，体重 20～30g。新西兰家兔 2 只，雌雄均可，体重 2～2.5kg。

2. 药品与溶液 2%尼可刹米溶液，5%硫酸镁溶液。

3. 仪器与器械 普通天平，1ml 注射器，针头，小鼠灌胃针头，鼠笼。

【步骤与方法】

(1) 取健康小鼠 3 只，称体重后分别作标记，然后观察正常活动情况，再依次给予尼可刹米，并密切观察小鼠反应。

甲鼠以灌胃法给予尼可刹米(4mg/10g)；乙鼠皮下注射尼可刹米(4mg/10g)；丙鼠腹腔注射尼可刹米(4mg/10g)。注:灌胃时，动作需轻柔，以免损伤口腔及食管黏膜。

每次给药后立即记下当时时间，并分别置于鼠笼中，密切观察 3 只小鼠的反应。

动物首次出现惊厥时，也立即记下时间，从给药到首次出现惊厥的一段时间为药物作用的潜伏期，记录结果，并比较有何不同。将实验结果填入下表。

(2) 取家兔 2 只，称体重后分别作标记，然后观察正常活动情况，再按下述方法分别给予硫酸镁溶液，并密切观察家兔反应。

甲兔通过灌胃给予 5%硫酸镁溶液 800mg/kg，乙兔耳缘静脉注射 5%硫酸镁溶液 175mg/kg。分别置于兔笼中，观察 2 只家兔表现，记录结果，并比较有何不同。

当家兔出现明显呼吸抑制时，迅速耳缘静脉注射 2.5%$CaCl_2$ 溶液 2ml/kg 体重，观察症状的变化。将实验结果填入表 2-16-2，表 2-16-3。

【结果记录方法】

表 2-16-2　尼可刹米实验结果

	体重	给药途径	剂量	惊厥潜伏期	死亡时间
鼠 1					
鼠 2					
鼠 3					

表 2-16-3　硫酸镁实验结果

	体重	给药途径	剂量	肌张力			呼吸		
				给药前	硫酸镁	氯化钙	给药前	硫酸镁	氯化钙
兔 1									
兔 2									

【讨论内容】

(1) 药代动力学主要过程。

(2) 尼可刹米实验为何引起药物作用的量的差异？

(3) 硫酸镁实验为何引起药物作用的质的差异？作用机制？

【结论提示】

(1) 尼可刹米实验结论:①不同给药途径可引起药物作用量的差异。②三种给药途径的起效时间比较。

(2) 硫酸镁实验结论:①不同给药途径可能引起药物作用质的差异。②硫酸镁两种给药途径的药理作用。

(张海涛　郭紫芬　谢志忠)

第三节　血浆药物浓度半衰期($T_{1/2}$)等参数的测定

【实验目的】

(1) 在理论上,掌握血浆药物浓度半衰期、表观分布容积、生物利用度的概念。

(2) 在操作上,掌握静注药物血浆浓度半衰期、表观分布容积、生物利用度的测定方法。

【实验原理】

1. 化学反应　实验所用药物为磺胺嘧啶钠(SD),它是磺胺类药物之一。磺胺类药物在酸性溶液中,可使苯环上的氨基($—NH_2$)离子化生成铵类化合物($—NH_3^+$),进而与亚硝酸钠起重氮反应,产生重氮盐($—N═N^+—$)。此重氮盐在碱性溶液中与酚类化合物如麝香草酚起偶联反应,生成橙红色的偶氮化合物,由此可见,偶氮染料的显色深浅与磺胺的浓度有关。故可用分光光度计测出其光密度,通过与标准品光密度的比较及运算,即可推算出磺胺的浓度。

2. 血浆药物浓度半衰期 血浆药物浓度半衰期是指血浆药物浓度下降一半所要的时间。临床上多数药物在体内按一级代谢动力学的规律而消除，也就是血浆中药物消除速率与瞬时药物浓度成正比，根据这一规律可知：药物静脉注射后，如以血浆药物浓度的对数值为纵坐标，时间为横坐标，其时量关系常呈直线。

该直线的方程式为

$$\log C_t = -Ke/2.303 \times t + \log C_0 \quad (1)$$

当 $C_t = 0.5C_0$ 时，即药物浓度下降一半时，$Ke/2.303 \times t = \log C_0 - \log C_t = \log C_0/C_t = \log 2$

因此，药物血浆浓度半衰期（$t_{1/2}$）为：$t_{1/2} = 0.693/Ke$ (2)

因此，我们只要求出药物的消除速率常数 Ke，就可以得出药物的血浆半衰期。

由公式(1)可推出：

$$Ke = 2.303(\log C_0 - \log C_t)/t \quad (3)$$

只要我们测出消除相任意两个时间的血浆药物浓度，又知道这两个浓度变化的时间间隔，就可以求出 Ke，进一步可计算出血浆药物浓度的半衰期。

3. 表观分布容积 静脉注射一定量的药物、分布均匀之后，按测得的血药浓度，计算得到该药在 T_0 时的血浆容积理论值，称为表观分布容积。其计算公式为：$Vd = A_t/C_0$（A_t 为给药总量，C_0 由时量曲线稳定段反向延伸与 y 轴交点值 $\lg C_0$ 计算获得）。

4. 生物利用度 药物经过肝脏首关消除过程之后，能被吸收进入体循环的相对量，称为生物利用度。其计算公式为：$F = A_i/A_t \times 100\%$（A_i 为进入体循环的药量，A_t 为给药总量）。生物利用度常用来研究口服药物。静脉注射药物因全部进入体循环，故生物利用度为 100%。

【实验材料】

1. 实验动物 新西兰家兔，雌雄均可，体重 2～3kg。

2. 药品与溶液 20%氨基甲酸乙酯溶液，125U/ml 肝素生理盐水，20%磺胺嘧啶钠(SD)注射液，6%三氯醋酸溶液，0.5%亚硝酸钠溶液，0.5%麝香草酚氢氧化钠溶液。

3. 仪器与器械 分光光度计，离心机，手术器械一套，注射器，7 号针头，动脉插管，动脉夹，移液枪，Tip 头，试管架，试管 24 支，吸管，洗耳球。

【步骤与方法】

实验操作可分为标准曲线的制备、血液样品的准备、吸光度的测定等三大步骤。关于步骤一“标准曲线的制备”的说明：①本实验为教学实验，时间不足，学生可免做步骤一，采用实验室提供的标准曲线 $C = 32A_b + 3.68$；②如做研究或精确测定，实验者需自主完成步骤一，以确保步骤一和步骤二的实验条件一致（实验条件包括时间、地点、温度、适度、实验材料、操作手法等）。

（一）标准曲线的制备

(1) 取 20% SD 溶液 2.56ml，置于 200ml 容量瓶中，加蒸馏水至刻度，此浓度即为 256mg/100ml。

(2) 取上述浓度为 256mg/100ml 的 SD 溶液 100ml，倍比稀释，分别获得浓度为 128、

64、32、16、8mg/100ml 的 SD 溶液。

(3) 取试管 7 支，编号，分别加入 6%三氯醋酸溶液 7.8ml。试管 1～6 分别加入上述不同浓度的 SD 标准液 0.2ml，试管 7 加入蒸馏水 0.2ml(蒸馏水即浓度为 0mg/100ml 的 SD 标准液，用于测定吸光度时调零)。混匀。

(4) 取试管 7 支，编号。按照表 2-16-4 中的顺序，依次加入各种液体，每次加样后摇匀。注：加样顺序不能颠倒，否则将显著影响反应过程和实验结果。

表 2-16-4　标准曲线的制备

	7(0mg/100ml)	6(8mg/100ml)	5(16mg/100ml)	4(32mg/100ml)	3(64mg/100ml)	2(128mg/100ml)	1(256mg/100ml)
标准液(ml)	3	3	3	3	3	3	3
0.5%亚硝酸钠溶液(ml)	1	1	1	1	1	1	1
0.5%麝香草酚溶液(ml)	2	2	2	2	2	2	2

(5) 在分光光度计上，选择 520nm 波长，以对照液(0mg/100ml)调零，由低浓度到高浓度，测定各个样品的吸光度 A_b。

(6) 以 SD 浓度为横坐标，光密度 A_b 为纵坐标，绘制平面坐标和标准曲线(直线)，计算其直线方程。

(二) 血液样品的准备

1. 预备试管　预备干净、干燥、规格统一的试管 24 支，分为 3 套，8 支/套，其中：第一套试管各加入 6%三氯醋酸溶液 7.8ml，第二套试管用于采血，第三套试管用于离心后加样。

2. 行颈总动脉插管　捉拿家兔，称重，经耳缘静脉注射 20%乌拉坦溶液 5ml/kg 实施麻醉，固定于手术台。颈部备皮，做颈部正中切口，逐层切开，深层钝性分离，暴露气管，找出一侧颈总动脉，实施颈总动脉插管术，用于后述步骤的采血。经耳缘静脉注射 0.5%肝素 1ml/kg，以利于血液抗凝(注：该步骤如省略，则以下每次采血之前、之后，均需处理插管和血液样品，以达到防稀释、防污染、防凝固的目的，详见下述)。

3. 制备对照样品　5 分钟后，取第二套试管中的 1 支，采血约 0.5ml；移液枪从试管中准确采血 0.2ml，加入到第一套试管中的 1 支之中，立即摇匀，用作对照。注：①本次血液样品为 SD 浓度为零的对照，不能省略该步骤，否则测定吸光度时缺少调零样品。②为达到防稀释、防污染、防凝固的目的，本次采血以及后述步骤每次采血时，请按以下步骤进行操作：弃血数滴以冲洗插管；试管采血约 0.5ml；生理盐水冲洗插管；尽快从试管中采血加入到三氯醋酸之中。③血液加入到三氯醋酸之中后，应立即摇匀，否则易出现血凝块。

4. 制备各浓度样品　吸取 20% SD 溶液 2ml/kg，经耳缘静脉作快速注射(注：勿注射至皮下，否则将影响实验结果)，立即计时。在给药后的第 5、10、20、30、40、50、60 分钟，第二套试管分别采血约 0.5ml，移液枪从试管中准确采血 0.2ml，加入到第一套试管的三氯醋酸之中。注：①采血步骤参见前述"制备对照样品"。②使用同一支移液枪，每次采血前更换 Tip 头，以减小实验误差。③如采血不准时，则需记录实际时间，并体现在实验结果之中。④因采血时间过短(仅 60 分钟)，故绘制 t-lgC 曲线、计算血药浓度半衰期和表观分布容积时，均出现较大的误差。

(三) 吸光度的测定

1. 离心　将上述第一套试管(包括对照共 8 支)，以 1500r/min 的速度离心 5 分钟。

2. 加样 离心后，8支试管各取上清液3ml，加入到第三套（8支）试管之中。每支试管加入0.5％亚硝酸钠溶液1ml，摇匀；加入0.5％麝香草酚溶液2ml，摇匀。注：①加样顺序不能颠倒，否则将显著影响反应顺序和实验结果；②每次加样之后，需摇匀，使之反应充分。

3. 测定吸光度 在分光光度计上，选择520nm波长，以注射SD之前采血制备的对照液调零（其SD浓度为0mg/ml），由低浓度到高浓度，测定各个样品的吸光度A_b。注：①比色杯加入测定液之前，需确保干净、干燥。②测定每一个样品之前，均需以对照液调零。③由低浓度到高浓度测定各个样品，否则残留的高浓度样品对低浓度样品的影响较大。

【结果与讨论】

1. 浓度的计算 在平面坐标上，根据各标准液的浓度C和吸光度A_b，绘制标准曲线（直线），计算其直线方程。如因时间不足而未做步骤一，可采用实验室提供的标准曲线$C=32A_b+3.68$。根据该方程，计算各时间点的SD浓度C及其对数值$\lg C$，填入表2-16-5。

表2-16-5 浓度C及其对数值$\lg C$的计算结果

	5′	10′	20′	30′	40′	50′	60′
吸光度（A_b）							
浓度（C）							
浓度对数（$\lg C$）							

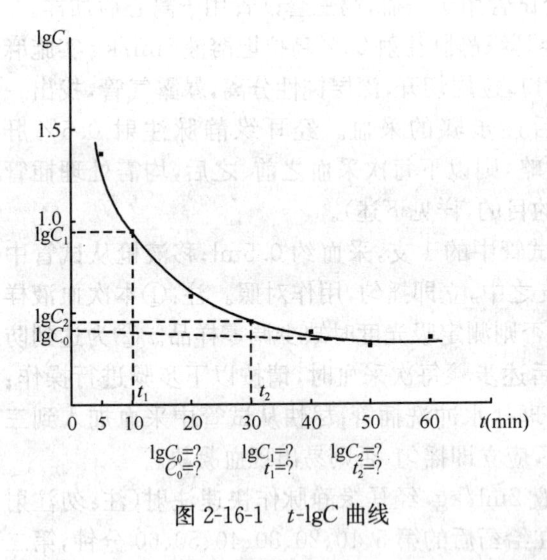

图2-16-1 t-$\lg C$曲线

2. t-$\lg C$曲线的绘制 参见图2-16-1。①以t为横坐标、$\lg C$为纵坐标，绘制平面坐标，标记横坐标、纵坐标的刻度与数值。②将测定的7个坐标点，描记在坐标上。③绘制光滑曲线，反映7个坐标点的走势（注：不能绘制连接7个坐标点的折线）。④将曲线的稳定消除相（即接近直线的末段），作反向延伸，在纵轴上得一交点，标记为$\lg C_0$。⑤计算出C_0，$\lg C_0$和C_0的数值写在坐标图的下方。⑥在曲线的快速消除相（即前、中段），取两点（注：不能在曲线之外取点），标记$\lg C_1$、t_1、$\lg C_2$、t_2，其数值均写在坐标图的下方。

3. 血浆浓度半衰期的计算 根据下式，计算SD在家兔体内的血浆浓度半衰期：

$$T_{1/2}=\frac{0.301}{(\lg C_1-\lg C_2)/\Delta t}$$

4. 表观分布容积的计算 根据下式，计算家兔对于SD的表观分布容积：$Vd=A_t/C_0$（A_t为给药总量，C_0由t-$\lg C$曲线获得）。

5. 生物利用度的计算 根据下式，计算SD经静脉注射之后的生物利用度：

$F=A_i/A_t\times100\%$（A_i为进入体循环的药量，A_t为给药总量）。

【结论提示】

家兔经静脉注射 SD 之后，测得的 $T_{1/2}$、Vd、F 值。

（谭健苗　张海涛　郭紫芬）

第四节　药物的拮抗参数或(和)亲和力指数的测定

【实验目的】

观察乙酰胆碱对小肠平滑肌的收缩作用及阿托品拮抗乙酰胆碱引起的小肠平滑肌收缩作用，学习定量分析拮抗参数 pA_2 和亲和力指数 pD_2 的测定方法。

【实验原理】

观察药物对小肠平滑肌舒缩功能的影响最直观的实验是离体肠管实验，尤其是观察受体拮抗剂和激动剂对小肠张力的影响，从而判断药物作用的部位和作用强度，进一步分析相关的药效学参数。

乙酰胆碱激动小肠平滑肌细胞膜上的 M 受体，引起小肠平滑肌收缩，并表现出一定的量效关系。乙酰胆碱用克分子浓度表示，按质量作用定律，量-效关系呈直方双曲线，符合 Clark 方程式线形关系。用 Scott 比值法可将 Clark 方程式推导为直线公式，通过直线回归运算可得到 KD 和 Emax。KD 表示药物与受体的亲和力，单位是摩尔，其意义是引起最大效应的一半时(即 50%受体被占领)所需的药物剂量。pD_2 是衡量药物亲和力的参数，用药物-受体复合物的解离常数 KD 的负对数(－lgKD)来表示。

受体阻断药与激动药竞争结合受体，使激动药的量-效曲线右移，这种竞争性拮抗现象仍然符合 Clark 受体占领学说，可以用 Scott 比值法的直线回归运算。拮抗参数 pA_2 是表示竞争性拮抗药的作用强度，其含义是：当激动药与拮抗药合用时，若 2 倍浓度激动药所产生的效应恰好等于未加入拮抗药时激动药所引起的效应，则所加入拮抗药的摩尔浓度的负对数为 pA_2，该指标可定量比较不同拮抗剂对同一受体的亲合力大小或与激动剂的竞争性拮抗能力。

【实验材料】

1. 实验动物　新西兰家兔，雌雄均可，体重 1.8～2.5kg。

2. 药品与溶液　台氏液，1×10^{-6}mol/L 阿托品溶液，1×10^{-4}mol/L 乙酰胆碱溶液。

3. 仪器与器械　离体平滑肌恒温装置，氧气瓶，张力传感器，BL-420E 生物机能实验系统，微量注射器，手术器械一套(手术剪、手术镊、持针器、缝合针、丝线)。

【步骤与方法】

1. 制备家兔小肠平滑肌标本　取家兔 1 只，击头处死，立即打开腹腔，从幽门下 5cm 剪取空肠和回肠上段，用台氏液将肠内容物冲洗干净。将肠管置于预冷的台氏液中，剪除肠系膜，将肠管剪成 2～2.5cm 长小段，用丝线分别系住肠管的对角线(注意不能把肠管口全部扎紧)，置于平滑肌恒温装置内，其中一端固定在肌槽内的钩子上，另一端与张力传感器相连。(注意:悬挂回肠环时，不要过度牵拉)，将张力传感器信号输入 BL-420 生物机能实验系统，设定好相关参数，设定如下：显示方式(单屏显示)，实验标记组(张力实验)，滤波(30HZ)，时间常数(DC)，实扫描速度(32 s/div)，增益(50 或 100)。实验前将小肠环的前负荷调到 2g。平衡 1～2 小时左右，每半小时换台氏液一次。

2. 测定乙酰胆碱的 pD_2 待肠管张力稳定后，将张力进行调零，立即按下列顺序给药，同时采用生物机能实验系统进行张力曲线的记录。

(1) 依次加入 1×10^{-4} mol/L 乙酰胆碱 2、4、14、40、140、400μl，使乙酰胆碱在溶液中的终浓度分别为 1×10^{-8}、3×10^{-8}、1×10^{-7}、3×10^{-7}、1×10^{-6}、3×10^{-6} mol/L。每次加入药液后要注意观察小肠环张力的变化情况，并随时观察变化趋势和记录“最大值”。当发现小肠环的张力变化在对某剂量达到最大反应后，马上给予下一个剂量。持续到最后一次给药后的反应不再增加后(注意:其间不必更换平滑肌恒温装置中的台氏液)，用台氏液冲洗标本 3～5 次，再加入台氏液进行平衡。

(2) 将每次加药后平滑肌恒温装置中乙酰胆碱的终浓度及相应小肠环张力“最大值”(g)记录在表格中。

3. 测定阿托品对抗乙酰胆碱收缩小肠平滑肌作用的 pA_2 测定乙酰胆碱的 pD_2 后，待肠管平衡 30 分钟之后，按顺序给药，同时观察小肠张力变化，记录其张力曲线：

(1) 加入 1×10^{-6} mol/L 阿托品 20μl，使其终浓度为 1×10^{-9} mol/L。稳定 10 分钟左右后，重复观察乙酰胆碱对肠管的收缩试验，同时将给每次加入的 1×10^{-4} mol/L 乙酰胆碱药量增加(6、14、40、140、400μl)，使药物在溶液中的终浓度分别达到 3×10^{-8}、1×10^{-7}、3×10^{-7}、1×10^{-6}、3×10^{-6} mol/L。

(2) 将每次加药后平滑肌恒温装置中乙酰胆碱的终浓度和对应的小肠环张力的最大值(g)记录在表格中。

表 2-16-6 pD_2 测定

1×10^{-4} 乙酰胆碱量(μl)	2	4	14	40	140	400
终浓度(M)	1×10^{-8}	3×10^{-8}	1×10^{-7}	3×10^{-7}	1×10^{-6}	3×10^{-6}
效应(g)						

表 2-16-7 pA_2 测定

1×10^{-6} 阿托品(μl)	20μl，终浓度为：[I]=1×10^{-9}				
1×10^{-4} 组胺量(μl)	6	14	40	140	400
乙酰胆碱终浓度(M)	3×10^{-8}	1×10^{-7}	3×10^{-7}	1×10^{-6}	3×10^{-6}
效应(g)					

【结果记录】

pD_2 与 pA_2 计算：

将实验数据输入专用的计算程序中，进行 pD_2 与 pA_2 的计算。点击桌面相应的图标，在主界面上，点击“数据处理(P)”工具栏，在数据处理对话框(图 2-16-2)，选择“计算 pA_2 与

pD_2”，在 pA_2 参数测定对话框（图 2-16-3）的相应栏内输入数据，最后点击计算 pA_2 或者 pD_2。

【注意事项】

（1）组织标本制备应轻巧，避免牵拉、压迫。

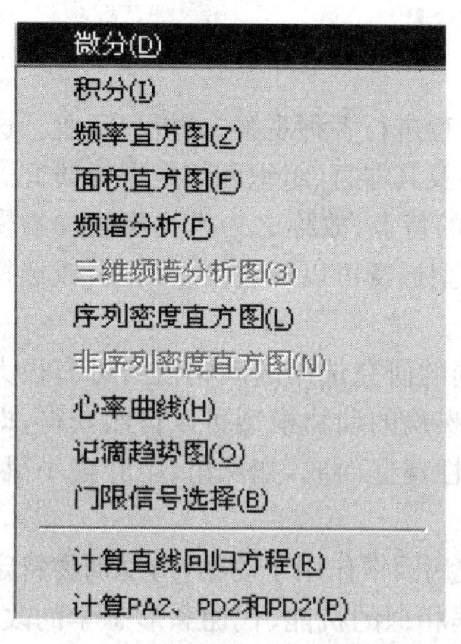

图 2-16-2　数据处理对话框图

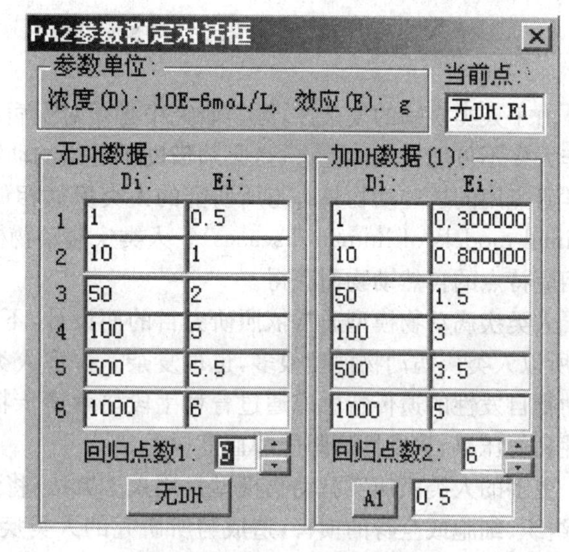

图 2-16-3　pA_2 参数测定对话框

（2）实验过程中尽量避免震动实验台，更不得更改任何已设置好的参数，以免影响实验结果的精确性。

（3）实验中以累加方式给药，每次给药后不冲洗标本。

（4）药物添加时应将药液直接滴在液面上。在加药过程中，注意换用注射器，即每只注射器只能用来抽取一种浓度的药液。

（5）该实验属于定量观察，每次所加的液体量和药量必须准确。

（6）浓度 Di 均以 10^{-6} mol/L 为单位，效应以 g 为单位。

【讨论内容】

（1）pD_2、pA_2 的概念是什么？

（2）什么是激动剂？什么是拮抗剂？

（3）何谓竞争性拮抗？其量效关系曲线将如何改变？

（张海涛　覃　丽）

第十七章　人类疾病动物模型

第一节　概　　述

由于人类疾病的复杂性，医学研究中必须对疾病过程进行各种观察、分析和实验。这些工作大多不可能在人体上进行，必须借助于适当的动物及其器官、组织和细胞进行研究。供医学研究用的这些动物具有与所研究的人类疾病相似的特点，故称之为人类疾病动物模型(animal models of human diseases)。人类疾病动物模型通常可以通过人工诱发，或选择具有相应特点的自然动物而获得。

人类疾病动物模型通常依照研究目的而设计，不同的研究选用的动物模型可有很大差别，所以人类疾病动物模型很多，也很复杂。许多人类疾病的动物模型可以自然获得，即利用动物自发性的遗传特性或通过育种手段培育遗传特性建立而成，如裸鼠、肥胖症小鼠、自发性高血压鼠、自发性高胆固醇血症鼠等。

更多的人类疾病实验动物模型是用人工方法，将致病因素作用于动物，诱发动物特定器官、组织、细胞或全身的损害，造成与所研究的人类疾病相似的机能、代谢和形态学的改变。可用于诱发疾病模型的方法和因素很多，包括物理因素、化学因素、微生物因素以及基因工程技术等。

近年随着生物技术的发展，越来越多地应用生物工程技术方法制作动物模型，包括利用动物卵或胚胎移植、胚胎嵌合、细胞核移植、转基因或基因敲除和克隆等技术制作人类疾病的动物模型。

复制的人类疾病动物模型是否能真正地、客观地反映人类疾病是能否作为研究对象而用于医学研究的关键。但动物与人类之间存在着很大的差异，任何一种人类疾病的动物模型不可能与人类疾病完全相同，而且影响因素很多，所以在选择和设计动物模型时要尽可能力求全面周密，在分析实验结果时要充分考虑动物模型的局限性。

复制人类疾病动物模型有三点最基本的要求：一是复制模型选用的动物应尽可能接近人类，建立的模型必须尽可能地与所研究的人类疾病有相同的或相近的机能、代谢和形态学变化特点，病变发生机制应尽量与相应的人类疾病相同；二是选用的方法要保证疾病动物模型复制有较高的成功率，具有较好的可重复性和一定的稳定性，以供他人应用和验证；三是复制成功的动物模型应有明确而可靠的测量或观察的指标，以供判断病变的轻重程度和病程的缓急。

应该强调指出的是，动物模型的设计和选择都要适合于研究的目的，即便研究同一疾病，但因研究的发病环节不同也不可套用同一动物模型。

本章节选择性的介绍几种严重威胁人类生命的疾病和综合征的动物模型复制方法，供学生在探索性实验阶段参考。

第二节　动脉粥样硬化模型

动脉粥样硬化(Atherosclerosis，As)性疾病是目前危害人类健康的“头号杀手”，动脉粥样硬化斑块的形成最常见于大、中动脉。动脉粥样硬化斑块的发生发展过程大致如下：由于血浆脂质水平的升高或同时有其他危险因子的存在，使动脉内皮发生了某种损伤性变化，使血浆脂质易于通过动脉内膜进入内膜下间隙并沉积。同时血流中的单核细胞易与内皮细胞发生黏附，并通过内皮细胞间隙跨过内皮进入内皮下，摄取大量脂质而转化成泡沫细胞，形成脂质条纹，随后血管平滑肌细胞向内膜方向迁移，并摄入脂质和合成大量细胞间质，导致动脉粥样硬化斑块形成。

As 研究领域中经常使用动物模型作为实验对象，获得大量实验结果，大大促进了人们对 As 的认识。本节主要介绍实验性动脉粥样硬化动物模型和泡沫细胞模型的复制方法。

一、动脉粥样硬化动物模型

1. 家兔　家兔是复制动脉粥样硬化模型最常用的动物，它对外源性胆固醇的吸收率高，可达 75%～95%，静脉注入胆固醇后高脂血症可持续 3～4 天。只要给兔含胆固醇较高的饲料，不必附加其他因素，经 3～4 月即可形成明显的动脉粥样硬化病变，而且与人体发生的病变相似，取血检查也较方便。

通常选用体重 2kg 左右的新西兰白兔或日本大耳白兔，每天喂服基础饲料加胆固醇 0.3g，4 个月后肉眼可见主动脉粥样硬化病变；若每天胆固醇剂量增至 0.5g，3 个月后可出现病变；若增至每天 1g，可缩为 2 个月。在基础饲料中加入 15%蛋黄粉、0.5%胆固醇和 5%猪油，经 3 周后，将饲料中胆固醇减去，再喂 3 周，可使主动脉病变发生率达 100%，血清胆固醇可增高至 52mmol/L。

促进病变形成的方法：

(1) 在高脂饲料中还可加入甲基硫氧嘧啶、丙基硫氧嘧啶、甲亢平、苯丙胺、维生素 D、烟碱或蔗糖等；

(2) 预先用 Fogarty 球囊导管插入主动脉，造成内皮细胞剥脱的浅表损伤，再喂高脂饲料；

(3) 静脉滴注去甲肾上腺素引起血管壁中层弹性纤维拉长、劈裂或断裂；

(4) 皮下注射同型半胱氨酸硫代内脂(dl-homocysteine thiolactone)可明显促进动脉粥样硬化病变。

2. 其他动物　除田鼠和地鼠外，一般温血动物只要用适当的方法，都能形成动脉粥样硬化斑块。已经用于复制动脉粥样硬化模型的动物除兔以外，还有鸡、鸽、猴、猪等。具体选取哪种动物来复制模型，需要根据实验目的及观察指标、实验时间等。

3. 动脉粥样硬化动物模型的鉴定　处死动物，选取观测的动脉，剪开剖面，用苏丹Ⅳ或者油红 O 染色，使病变部位呈现红色，用计算机图像处理系统或求积仪计算病变面积百分比。根据病变面积百分比进行病变分级，判断粥样硬化病变的程度。按病变面积百分比分级标准见表 2-17-1。

表 2-17-1　按病变面积百分比分级标准

分级	病变面积(%)
Ⅰ	<5
Ⅱ	6～15
Ⅲ	16～33
Ⅳ	34～50
Ⅴ	>50

二、泡沫细胞模型

巨噬细胞和增殖移行的中膜平滑肌细胞表面存在有清道夫受体(scavenger receptor)，

能无反馈地摄取大量修饰变性的低密度脂蛋白(LDL),如氧化低密度脂蛋白(oxidized low density lipoprotein, oxLDL),使细胞内充满大量脂滴,形似泡沫状,称为泡沫细胞。泡沫细胞是动脉粥样硬化病变重要的特征性细胞,所以常用 oxLDL 与巨噬细胞或血管平滑细胞共孵育,形成泡沫细胞,作为动脉粥样硬化研究的实验模型。

1. LDL 的制备和氧化修饰

(1) LDL 的制备:见有关专业书籍。

(2) OxLDL 的制备(LDL 的氧化修饰):在氧化前,LDL 先用无 EDTA 的 PBS 液透析 24 小时,以除去 EDTA;再将 LDL 在含 10μmol/L $CuSO_4$ 的 PBS 液中,于 37℃氧化 12 小时;然后于 4℃,在含 0.1g/L EDTA 的 PBS 中透析,每 8 小时换液一次,透析 24 小时;最后过滤除菌,4℃保存。

2. 巨噬细胞的培养 细胞培养是把从人体或动物体上取得的组织用机械或消化的方法分散成单个的细胞悬液,然后在模拟体内生理环境等特定的体外条件下,进行孵育培养,使之生存并生长。泡沫细胞模型的细胞来源于单核巨噬细胞或血管壁平滑肌细胞。

通常多用小鼠腹腔巨噬细胞与 oxLDL 共孵育以培养泡沫细胞。步骤如下:选取 8 周龄、无感染的小鼠,眼球放血或颈椎脱位致死;用 70%乙醇溶液消毒腹部皮肤,在无菌条件下,用镊子提起腹部皮肤剪去约 3~5 厘米长的皮肤,暴露去皮的腹壁;再用注射器将 3~4ml 无血清的 RPMI1640 培养液注入腹腔,轻揉片刻后抽出腹腔液;将其注入离心管,于 4℃,1000r/min 离心 10 分钟,去上清液,加同样培养液调整细胞数为 1×10^6/ml~5×10^6/ml。若需要的细胞数多,可将数只小鼠的细胞收集在一起。而豚鼠、家兔腹腔巨噬细胞的取得,需在数日前于腹腔注射液体石蜡诱发巨噬细胞在腹腔聚集。

由于巨噬细胞有很强黏附能力,要分离它最常用的方法是贴壁法,即将含有巨噬细胞的悬液加到盖玻片上、培养瓶或培养板内,于 37℃培养 30~60 分钟,巨噬细胞开始贴壁,此时用 Hanks 液冲洗 5 次,以洗去未贴壁的其他细胞,最后得到较纯的巨噬细胞,加含 10%小牛血清的 RPMI1640 培养液,置 37℃培养箱。由于巨噬细胞是终末细胞,故不能长期传代培养。

血管平滑肌细胞的培养可参阅有关书籍。

培养的腹腔巨噬细胞或传至 3~5 代的血管平滑肌细胞,培养瓶换培养液后,加入已制备好的 oxLDL,共培养 48~72 小时,观察细胞形态的改变及测定细胞内胆固醇及胆固醇酯的含量。

3. 细胞形态学的观察 将贴壁于盖玻片的细胞取出,以 PBS 液冲洗 3 次,于 10%甲醛中固定 24 小时,用油红 O 方法染色。在倒置显微镜下观察,并以 10×100 倍彩色照相。

4. 细胞内胆固醇(Ch)和胆固醇酯(ChE)的测定 用 0.25%胰酶消化 1min,收集细胞,以 1000r/min 离心 10min,弃去上清液,用 PBS 液冲洗一次,加入异丙醇 0.5ml,在超声波清洗器上震动 10s/min×3 次,再以 1000r/min 离心 15min。吸取上清液用 TC 试剂药盒及 FC 试剂药盒分别测定其总胆固醇(TC)和游离胆固醇(FC),并将其离心沉淀物用 0.1mol/L NaOH 0.5ml 裂解细胞,用 Lowry 法测定细胞蛋白含量。细胞内的胆固醇含量以 TC/g 细胞蛋白和 FC/g 细胞蛋白表示,两者之差即为 ChE/g 细胞蛋白含量。

(杨永宗)

第三节　糖尿病动物模型

糖尿病(diabetes mellitus)是一种古老的疾病，关于糖尿病的记载，最先见于文明古国中国、印度、埃及等国家，约有一千余年至数千年的历史。近年来糖尿病的研究进展迅速，虽然许多新的发现和成就充实了对本病的认识，但病因及发病机制方面仍未完全阐明。

糖尿病以持续高血糖为基本生化特征，其病因目前尚无定论。糖尿病不是单一原因与发病机制引起的疾病，而是由不同原因引起的体内胰岛素缺乏或胰岛素效应降低，临床以糖代谢紊乱为主的一组代谢性疾病的总称。按 WHO1985 年的分型标准，它分为：胰岛素依赖型(IDDM，Ⅰ型)、胰岛素非依赖型(NIDDM，Ⅱ型)、营养不良性糖尿病(Ⅲ型)和其他类型。IDDM 患者的基础及葡萄糖负荷后胰岛素分泌均呈现低水平状态，反映了胰岛素的完全缺如或严重缺乏。NIDDM 患者胰岛素分泌功能障碍较轻，表现在第一时相缺如及分泌高峰后移，该类患者基础胰岛素分泌常增高或正常，而胰岛对葡萄糖刺激的反应减弱，在葡萄糖负荷后胰岛素分泌水平较相应体重为低。一般认为 IDDM 和 NIDDM 的发病与自身免疫、遗传、病毒感染、胰岛素抵抗等有关，继发性糖尿病的病因多数较清楚。在这些因素的作用下，发生了胰岛素的缺乏和作用减低，从而引起体内代谢紊乱，导致血糖升高。

对糖尿病研究的重要方法之一是复制糖尿病动物模型，目前能够用来复制糖尿病模型的动物有地鼠(Carpenter，1970)、大鼠(Maner，1972)、小鼠(Butler，1972)、豚鼠(Munger，1973)、狗(Kramer，1980)、猫(Johnaon，1973)、兔(Roth，1980)、猪(Lang，1977)和灵长类(Howard，1980)。复制糖尿病动物模型有多种，按产生原因分为：①自发性动物模型(spontaneous animal model)，指实验动物在自然条件下自然产生的、或由于基因突变而出现的类似人类疾病的动物疾病；②诱发性动物模型(experimental artificial or induced animal model)，指通过物理、化学、生物等致病手段，人为造成动物组织、器官或全身形成类似人类的疾病，动物在功能、代谢、形态结构等方面有相应的改变。

一、动物自发性模型

1. 小鼠　KK 糖尿病小鼠是 1941 年 K. Kondo 用日本商人的 kasukabe 小鼠原种群培育而成的，属先天性遗传缺陷小鼠。该动物对胰岛素不敏感、对葡萄糖耐性小、糖尿病发病率高、老年动物偶见肥胖。

2. 大鼠　BB Wistar 大鼠是一种典型自发遗传 IDDM 型糖尿病动物模型，85 日龄出现症状，发病率为 50%～70%，临床表现为多饮、多食、糖尿病、高血压、酮症，病鼠胰岛内 B 细胞大量破坏，伴有外周神经系统严重病变、睾丸萎缩、甲状腺炎、胃溃疡、恶性淋巴瘤等。该型与人类发病年龄较早的少年型糖尿病极为相似。

NIH 肥胖大鼠品系(SHR/N-cp)是新培育的一种用于肥胖症和糖尿病研究的遗传动物模型。其特征主要是脂肪聚集层，脂肪细胞体积和数量增加并有损伤发热作用。雄性肥胖大鼠有轻度高血压，当饲喂高糖饮食时，表现出与人 NIDDM 型糖尿病相似的代谢改变，包括胰岛素分泌过多、高血脂，不耐葡萄糖和糖尿病。

3. 地鼠　中国地鼠(黑线仓鼠)有 50%自发性产生糖尿病，属多基因遗传，病鼠耐糖曲线似人类 NIDDM 糖尿病。

4. 新西兰家兔　美国退伍军人管理局医疗中心于 1969 年发现一只 6～12 月龄的雌性

新西兰白兔有烦渴和多尿现象，血糖和尿糖均明显增高，确诊为糖尿病。经连续几代近亲繁殖，遂形成具有自发性糖尿病的一个品系。其中19%为显著高血糖及糖尿的显性糖尿病兔，另外27%的兔空腹血糖正常但处理静脉注射葡萄糖能力异常。这两种兔的其他一些特征包括烦渴、多尿、贪食、胰岛素释放严重受损及胰岛B细胞颗粒增多。这些兔不肥胖，且有轻度酮症酸中毒。病理学发现，糖尿病兔的特殊损害局限在胰岛B细胞及肾脏。本动物模型与人类的IDDM或青少年中成年发作型糖尿病极为相似。

二、诱发性动物模型

诱发性糖尿病动物模型的复制方法有多种，包括手术、化学物质损伤、微生物感染、营养源性诱导等等。

（一）手术

自从德国的Von Mening将犬作胰腺全切除术造成糖尿病后，陆续报道猫、大鼠、兔、猪、猴等切除80%～90%胰腺并受到高糖饮食刺激后，出现B细胞退变衰竭而引起永久性糖尿病。

（二）化学物质损伤

用化学物质损伤来复制糖尿病动物模型，可用的方法有：①注射致高血糖因子；②注射链脲佐菌素（streptozocin，STZ）；③注射环丙庚哌；④注射四氧嘧啶（alloxan）破坏胰岛B细胞，造成胰性糖尿病；⑤注射根皮苷。一般以后两种方法最常用。

1. 四氧嘧啶

(1) 复制原理：用适量的四氧嘧啶注入动物体内，可选择性地损害胰岛的B细胞，使B细胞制造胰岛素的功能发生障碍而导致血糖过高和糖尿病。这是由于四氧嘧啶化学性质极不稳定，易与巯基（主要是半胱氨酸）发生反应，而胰岛的B细胞中巯基含量较其他组织为多，故四氧嘧啶只选择性地损害胰岛的B细胞。

四氧嘧啶复制的糖尿病动物模型是目前研究人类糖尿病较好的方法，主要优点有：①实验性糖尿病近似人类糖尿病；②体内代谢障碍时有可能产生此种衍生物；③胰岛外分泌部分不受损伤；④几乎所有常用实验动物都可用来进行实验研究；⑤胰岛的B细胞不是功能消失，而是功能不同程度的降低，有利于研究胰岛组织再生和功能恢复；⑥动物不必注射胰岛素可存活很久。

(2) 复制方法

1）大白鼠：实验前四天，给大白鼠腹腔内注射新鲜配制的四氧嘧啶（2.5%或5%氯化钠溶液），剂量为12mg/100g体重。注射后血糖呈几个时相的变化，在注射第四、五天后即可造成持续高血糖。实验中每天注意给动物充分供应饮水，以便获得较多尿量，用以测定尿中糖含量。如在冬季，大白鼠饮水少，则可由食管插管按5ml/100g体重喂水。

2）家兔：取体重1.5kg以上健康家兔，先测定正常血糖量，并检查尿内有无糖后，静脉注射四氧嘧啶溶液150～200mg/kg体重，然后有计划地观察血糖、尿糖、体重和食欲情况的变化。有的家兔在注射后10～15天排除中毒现象后，即可正式进行四氧嘧啶性糖尿病的实验观察。

3）家犬：实验前二周，静脉注入新鲜配制的四氧嘧啶溶液（1%～3%），剂量为50～60mg/kg体重。在注射后24～48小时，即可出现持久性的高血糖和糖尿。

(3) 注意事项:四氧嘧啶模型与人的糖尿病类似,但注射药物后,血糖值迅速下降,继而又很快上升且有几次起伏,几天后方形成持久性高血糖。另外,注射四氧嘧啶后,有时可在24小时以内死于低血糖昏迷,可用50%葡萄糖水溶液喂动物抢救。

2. 根皮苷

(1) 复制原理:根皮苷是一种配糖体,系由苹果树的根皮抽提而得。其所以引起糖尿病,是因为根皮苷能使肾小管对糖的再吸收发生障碍(排糖阈降低)。根皮苷可能有破坏酯酶的作用,致使葡萄糖磷酸化过程和脱磷酸过程障碍,引起糖尿病。

(2) 复制方法:使用的动物为健康家兔,首先测定正常血糖含量和尿糖定性,在确定血糖含量处于正常范围内和尿内无糖时,以0.5%根皮苷按15ml/kg体重的剂量作皮下注射,同时收集24小时尿液,然后测定血糖含量和尿糖定性。为了增加尿量,可多饲以白菜。

(3) 注意事项:根皮苷溶液要新鲜配制,配时取0.5g根皮苷溶于100ml的1%$NaHCO_3$溶液中。

3. 链脲佐菌素 一次性腹腔注射或静脉注射30~100mg/kg,几天后使犬、大鼠等动物产生永久性高血糖,但链脲佐菌素(streptozocin,STZ)造成糖尿病的同时,还可造成白内障、冠状动脉粥样硬化斑块。

4. 环丙庚烷(cyproheptadine) 给大鼠连续给药4周后,可见高血糖症状,并出现胰岛素B细胞的分泌颗粒逐渐消失。胰岛素分泌在安静时呈正常值,当补充葡萄糖过量时,则不能引起胰岛素的补充分泌,这与人类糖尿病患者动态极为相似,停药一周后,病态可自动恢复,该模型比上述模型更接近于人体发病形式。

(三) 微生物感染

脑炎心肌炎(EMC)病毒的M型变异株可在若干品系的成年小鼠中诱发糖尿病。在DBA/2品系小鼠中发病率大于70%,而在CD-1小鼠中约为40%,在C3H、C57BL、BALB/CJ与A/J小鼠中发病率少于10%。雌雄均能感染EMC病毒,雄性的发病率明显大于雌性。皮下接种病毒4~7天后可出现明显的高血糖,伴有血中及胰腺组织中胰岛素含量降低。高血糖通常为短暂性,但许多小鼠在恢复期仍显示糖耐量异常。EMC病毒感染小鼠后出现的疾病在生化方面与人类青少年发病的IDDM糖尿病极为相似。

(四) 营养源性

用含10%氧化的长颌竹刀鱼油的饲料喂养鲤鱼60天,即能诱发鲤鱼营养源性糖尿病。本病的临床特征包括高血糖、糖尿、糖耐量降低与偶有酮尿。组织学研究表明其胰岛、肾小球等部位的损害与人类糖尿病中所见者极相似。该疾病模型与人类青少年发病的IDDM糖尿病极为相似。

最近有报道,用含10%猪油、37%蔗糖的饲料喂养新西兰白兔也能诱发糖尿病,但该模型尚在研究中。

(五) 转基因糖尿病动物模型

虽然转基因动物这一生命科学研究的新体系引入到糖尿病的研究领域时间并不长,但已取得了惊人的成果。转基因动物模型在糖尿病研究中的运用仍然方兴未艾。1998年,Allison等在*Nature*上报道,第一类组织相容性抗原复合物(MHC-1)基因(H-2Kb),该基因是大鼠的胰岛素启动子,在小鼠的胰腺B细胞中高表达,复制成转基因小鼠。这种动物模型的胰岛素分泌降低,与人类的IDDM糖尿病相似。

利用转基因的方法建立人类疾病动物模型和用其他方法相比具有许多优点。诸如遗传背景清楚，遗传物质改变简单，建立的模型更自然和更接近病人症状；建立过程操作简单，周期短，而且建立的转基因动物模型不需要特殊的饲养条件即可保持疾病症状，按照孟德尔规律代代相传，维持费相对较低等等。但是由于转基因方法和技术上的原因，目前转基因糖尿病动物模型尚处于研究阶段，相信随着转基因技术的不断完善，人类疾病的转基因动物模型会不断涌现。

（袁中华）

第四节　心、脑缺血-再灌注损伤动物模型

心、脑血管缺血性疾病是严重威胁人类健康的一大类疾病，据统计，我国每年新发生的脑卒中有150万人，每年死于心血管疾病的在200万人以上，恢复缺血组织的血液灌注是治疗的目的，但在某些情况下，再灌注会加剧组织的损伤，其发病机制至今尚未阐明。因此，研究心、脑缺血-再灌注损伤的发病机制及其防治，具有重要的理论价值和实践意义。

一、在体心脏缺血-再灌注损伤模型

（一）实验目的

复制心脏缺血-再灌注损伤动物模型，观察再灌注过程中心功能的变化及再灌注性心律失常表现。为研究心脏缺血-再灌注损伤的机制及其防治打下基础。

（二）实验动物

Wistar大鼠，雄性，健康，体重200～300克。

（三）实验材料

多功能生物信息采集仪或二道生理记录仪，小动物人工呼吸机，小动物常规手术器械，左心室导管，直径3mm、长2cm的充气硅胶管，小拉钩。小圆针，5/0号线。

（四）观察指标

1. 心电图

2. 心功能检测指标　左室内压(LVP)，左室内压变化最大速率($\pm dp/dt_{max}$)，左室舒张末期压(LVEDP)。

（五）步骤与方法

(1) 动物称重后，腹腔内注射12%水合氯醛40mg/100g体重麻醉动物，并将其仰卧固定于手术台上。

(2) 作颈部正中切口，分离气管并插入气管插管，分离右颈总动脉，结扎远心端，近心端用动脉夹夹闭，在靠近结扎线处剪口，插入左心室导管，用线轻扎固定后松开动脉夹，然后将导管缓慢插入左心室，双重结扎固定，并连接多功能生物信息采集仪或生理记录仪用于测定心功能，连接标准肢体Ⅱ导联记录心电图。

(3) 胸骨左侧旁约0.5cm处、第3～5肋间做切口开胸，立即行呼气末正压呼吸(吸室内空气，通气量为2ml/100g体重，呼吸频率50～60次/分钟)，剪开心包膜暴露心脏，以左冠状

动脉为标志，在左心耳根部下方 2mm 处用穿好 5/0 号线的无创小圆针穿过左冠状动脉下方的心肌表层，在肺动脉圆锥旁出针，将心脏放回原处。

(4) 待心电图稳定 10 分钟后记录心电图、LVEDP 及 $\pm dp/dt_{max}$。

(5) 静脉注入肝素 100～200U，在左冠状动脉穿线上方放置硅胶管并结扎动脉，使之压迫血管造成血管闭塞和左室壁缺血 5～10 分钟，每隔 2 分钟记录心电图及心功能指标，然后剪开结扎线，移去硅胶管，恢复血液灌流，继续观察 30～60 分钟。

(6) 记录解除结扎即刻及随后动态的心电图和心功能指标变化。

二、离体心脏缺血-再灌注损伤模型

(一) 实验目的

学习 Lagendorff 离体心脏灌流技术，复制离体心脏缺血-再灌注损伤模型，观察再灌注过程中心脏功能、代谢及心电图的变化。为研究心脏缺血-再灌注损伤的机制及其防治打下基础。

(二) 实验动物

Wistar 大鼠，雄性，健康，体重 200～300g。

(三) 实验材料

Lagendorff 离体心脏灌流装置，超级恒温水浴，恒温水浴器，氧气袋，O_2、CO_2、N_2 钢瓶，721 分光光度计，多功能生物信息采集仪，天平，小动物手术器一套，Krebs-Henseleit 缓冲液(K-H 液)，水合氯醛，肝素，玻璃插管等。

(四) 观察指标

(1) 冠脉流出量{ml/(min · g 组织湿重)}；

(2) 乳酸脱氢酶(lactate dehydrogenase，LDH)含量；

(3) 心电图；

(4) 心功能：$\pm dp/dt_{max}$，LVP，LVEDP。

(五) 步骤与方法

1. Lagendorff 离体心脏灌流模型的制备

(1) 动物称重后用 12%水合氯醛 40mg/100g 体重(或氯氨酮 8～10mg/100g 体重)腹腔注射麻醉，仰卧位固定于手术台上，经尾静脉或股静脉注入肝素钠 100～150U/100g 体重，注射完毕后 2 分钟开始手术。

(2) 肋骨下缘横向剪开腹前壁，再纵向剪开两胸侧壁和横膈前缘，将胸壁向头端翻起分离出心脏后以左手拇指和食指轻轻提起，暴露出各大血管，在距主动脉起始部 4～5mm 处，用眼科剪将肺与心脏一同剪下，置于预冷的 0～4℃的 K-H 液{组成(mmol/L)：NaCl：118，KCl：4.7，$MgSO_4$：1.1，KH_2PO_4：1.18，$NaHCO_3$：24.5，$CaCl_2$：2.55，Glucose：11.1(临用前加)，pH 7.4}中。

(3) 立即行主动脉插管、固定，并迅速经插管(可用注射器与之相连)注入 K-H 液，冲洗出冠脉血管内的残留血液，然后将主动脉插管与 Lagendorff 灌流装置相连，让心脏悬挂于灌流装置上，灌流约 30 秒。

(4) 肺动脉圆锥处剪一小口，用线结扎肺门根部血管，剪去肺及纵隔组织。

(5) 左心房插管与前负荷瓶相连，荷包缝合固定；调整左室前负荷为 15cmH_2O

(147Pa)，待心跳规则后，即改为从左心房导管灌入 K-H 液，液体经左室收缩泵入主动脉，部分液体进入冠脉，流至右房，经右心室从肺动脉圆锥流出，收集在烧杯中，用来测定冠脉流出量及乳酸脱氢酶含量，左室后负荷为 60～75mmHg (8～10kPa)。持续向 K-H 液中通以 (95% O_2+5% CO_2)混合气体。灌注压为 7.9kPa，灌注速度为 10ml/min。心脏维持湿润及 37℃恒温。

(6) 经心尖部向左心室插入心导管，与压力传感器及多功能生物信息采集仪相连，测定心功能；连接心电图描记装置记录心电图；稳定 10 分钟后，记录各指标。乳酸脱氢酶 (LDH)含量测定方法见药盒说明。

2. 心脏缺血-再灌注损伤模型的制备

(1) 用穿好 5/0 号线的无创小圆针穿过左冠状动脉下方的心肌表层，在肺动脉圆锥旁出针，在血管上方放置一小段硅胶管并结扎造成左心缺血 10～20 分钟，记录结扎前及结扎后即刻、5 分钟、10 分钟、15 分钟、20 分钟心电图及心功能变化，并测定冠脉流出量及 LDH。

(2) 松开结扎恢复灌流，继续观察 10～20 分钟，并在松开结扎后即刻、30 秒、60 秒、1 分钟、2 分钟、5 分钟、10 分钟、15 分钟、20 分钟记录上述指标的变化。

3. 氧反常及钙反常的复制

(1) 氧反常的复制方法：仍采用上述 Lagendorff 离体心脏灌流模型，先用通入(95% O_2+5% CO_2)混合气体的 K-H 液灌流 20 分钟，然后改用无糖的、通入(95% N_2+5% O_2)混合气体的 K-H 液灌流 90～120 分钟，再恢复先前的富氧含糖 K-H 液灌流 5～10 分钟，并动态记录前述指标变化。

(2) 钙反常的复制方法：采用 Lagendorff 离体心脏灌流模型，先用富氧含钙的 K-H 液灌流 20 分钟，然后改用富氧无钙的 K-H 液灌流 5～10 分钟，再恢复富氧含钙 K-H 液灌流，继续观察 5～10 分钟，并动态记录前述指标变化。

三、脑的缺血-再灌注损伤模型

(一) 四血管阻断模型

1. 实验目的 复制脑缺血-再灌注损伤的动物模型，观察动物脑再灌注损伤的表现，为研究脑缺血-再灌注-损伤的机制及其防治打下基础。

2. 实验动物 Wistar 大鼠，雄性，健康，体重 200～300g。

3. 实验材料 多功能生物信息采集仪，小动物人工呼吸机，三棱针，不锈钢电极，小动物手术器械，12%水合氯醛等。

4. 观察指标 脑电图，瞳孔及结膜颜色，心电图。

5. 步骤与方法

(1) 动物称重后，用 12%水合氯醛 40mg/100g 体重行腹腔麻醉。

(2) 卧位固定，沿头顶部正中线切开皮肤，在右冠状缝后，中线旁开各约 1mm 处用三棱针钻透颅骨达骨膜外，将开口稍加扩大，安装不锈钢电极，作记录脑电图用。

(3) 将动物改为仰卧位，做颈部正中切口，分离气管并插管固定；分离两侧颈总动脉，置套扣备用。

(4) 将颈部切口稍往下延伸沿右侧颈总动脉向近心端分离，找到锁骨下动脉的起始段，分离锁骨下动脉并穿线备用；沿左颈总动脉向下分离，找到左锁骨下动脉的起始段，分离该动脉并穿线备用。

(5) 使用小动物呼吸机进行人工呼吸(通气量为2ml/100g体重,呼吸频率48～50次/分钟);将安装在头顶部的不锈钢电极与多功能生物信息采集仪的脑电图负极相连,再将参比电极插在同侧耳根皮下,然后连接标准肢体Ⅱ导联,同步记录脑电图和心电图。

(6) 用小动脉夹夹闭双侧颈总动脉和锁骨下动脉,分别于夹闭后即刻、5分钟、10分钟和15分钟重复记录脑电图和心电图,并观察瞳孔和结膜颜色的变化。

(7) 松开动脉夹,于松开后即刻、10分钟、20分钟、40分钟和60分钟记录脑电图和心电图,并密切观察瞳孔和结膜颜色的变化。

此模型可造成动物全脑缺血-再灌注损伤,成功率较高,稳定可靠,但对呼吸循环影响较大,必须使用人工呼吸机。

(二) 线栓大脑中动脉模型

本方法的特点是在不开颅的情况下,用尼龙线栓塞大脑中动脉造成局灶性脑缺血,抽出尼龙线形成再灌注。在实验操作上是分离出颈内、外动脉后,将颈外动脉的分支及其终末支以及颈内动脉的颅外分支全部结扎,使颈内动脉成为颈总动脉在颅外的唯一分支,然后导入尼龙线。

1. 实验动物　Wistar大鼠,体重350～500g。

2. 实验材料　12%水合氯醛、0.3mm的硅化的尼龙线、小动脉手术器械等。

3. 步骤与方法

(1) 用12%水合氯醛(40mg/100g体重)行腹腔麻醉,仰卧固定于手术台上。

(2) 颈部正中切口,在一侧肩胛舌骨肌和胸锁乳突肌形成的暴露颈总动脉、颈外动脉和颈内动脉,然后分离颈外动脉的分支枕动脉、甲状腺上动脉、舌咽动脉及其终末分支,并结扎之。分离颈内动脉及其颅外分支,并将其颅外分支结扎。

(3) 动脉夹夹闭颈总动脉和颈内动脉,用一线绕住颈外动脉的残余部并在结扎线的下方(近颈内、外动脉的分支处)剪一小口,由此插入预先硅化好的3cm长、0.3mm粗的尼龙线,松开颈内动脉夹,小心地将尼龙线导入颈内动脉,并仔细观察辨认位置是否正确,然后继续向前推进至颈内动脉的颅内段(从插入前端到颈总动脉分支处长度约为2cm),当有明显的阻力感时,即可阻断大脑中动脉。

本模型的优点是无须开颅,重复性好,与临床较为接近,适用于脑缺血-再灌注损伤的病理生理研究。缺点是手术方法较为烦琐。

4. 大鼠局灶性脑缺血评分方法　大鼠清醒后,根据其行为评分:

(1) 提鼠尾离地面约1尺,有左肩内旋、左前肢内收者,记4分,否则为0分,正常鼠则两前肢对称地伸向地面。

(2) 将动物置平滑地板上,分别推左(或右)肩使其向对侧移动,检查抵抗推动的阻力,若发现推其右肩向左侧移动时阻力明显低于对侧者,根据其降低程度的不同,记1～3分,正常大鼠两侧阻力明显对称。

(3) 将动物两前肢置一金属网上,观察两前肢的肌张力,若左前肢肌张力低于对侧者,视其降低的程度,记1～3分,正常大鼠两前肢肌张力明显对称。以上评分满分为10分,记分越高,说明缺血-再灌注损伤越严重。还可将脑组织染色测定梗死面积,根据梗死面积大小判定损伤的程度。

(冯大明)

第五节 胃癌动物模型

胃癌是最常见的恶性肿瘤之一，尤其在我国的发生率和死亡率仍居首位。建立类似人胃癌的动物模型是研究胃癌的病因、发生、发展及实验性防治的重要手段和方法。胃癌实验动物模型分为诱发性与移植性两大类。

一、诱发性胃癌模型

理想的实验性胃癌模型必须具备下列要求：①致癌物质必须容易合成或取得；②能在各种动物中致癌；③致癌方法简单易行；④致癌周期短，癌变率高；⑤对胃有特异选择性；⑥所诱发的胃癌的病理类型、生物学行为、电镜表现及组织化学改变等与人类胃癌有相似性。

（一）致癌剂(carcinogen)

目前，诱发性实验性胃癌采用的致癌剂多为亚硝胺类，如甲基硝基亚硝基胍(MNNG)、甲基硝基亚硝基脲(ENNG)、甲基苄基亚硝胺(MBNA)等或芳香多环烃类(如3-甲基胆蒽、3，4-苯并芘、7，12-二甲基胆蒽、20-甲基胆蒽等)。

（二）实验动物(experimental animal)

实验性胃癌模型的成功与否和实验动物的选择密切相关。一般所用的实验动物有大鼠、小鼠、地鼠、犬等，而最常用的是大鼠，其饲养方便，胃癌诱发率高。大鼠的胃分为前胃和腺胃两部分，前胃占整个胃的1/3～1/2左右，由鳞状上皮细胞构成，腺胃由腺上皮细胞构成，前胃和腺胃之间有高出黏膜的界嵴相隔。因此。前胃诱发的是鳞状细胞癌，腺胃诱发的是腺癌。实验证明，不同种系大鼠的胃对致癌物的易感性不同，有人发现Wistar大鼠对MNNG较敏感，雄性大鼠的胃癌诱发率高于雌性大鼠。不同周龄的大鼠对MNNG较敏感性亦不同，一般幼龄大鼠较成年鼠更敏感，因此，选用2～4月龄、体重100～200g的大鼠较为妥当。

（三）实验方法(experimental method)

1. 线结穿挂法 取小鼠或大鼠，行无菌手术，在腺胃黏膜面穿挂含甲基胆蒽(methylcholanthrene，MC)的线结。含MC线结是用普通细线，在一端打结后，将线结置于盛有MC的玻璃试管内，在乙醇灯上微微加热，使MC液化渗入线结。一般MC的量为0.05～0.1g，可制10～20根线，每根线结约含5mg。手术埋线后大约半个月至1个月即可形成早期浸润癌，3～4个月诱癌率最高，且诱发的胃腺癌与人胃癌相似。本校肿瘤研究所(1977)在20-甲基胆蒽诱发大鼠胃腺癌病理形态学动态观察中，提出胃癌发生过程为：MCA→腺胃黏液颈细胞增殖、分化异常→肠上皮化生→腺瘤性增生或不典型增生→早期癌→浸润癌。

2. 甲基硝基亚硝基胍(N-methyl-N′-nitro-N-nitrosoguanidine，MNNG)**诱发法**

给药方法有三种：

(1) 连续给药法：即从实验开始至结束每日给大鼠饮用MNNG溶液，诱癌周期一般需一年或一年半。此法给药时间持续，药物积累多，剂量大，诱发胃癌的发生率高，但胃外肿瘤发生率也较高。Sugimura(1967)用6周龄的雄性Wistar大鼠进行研究，用33μg/mlMNNG溶液饮用的12只大鼠366～542天后，有8只在胃腺部发生腺瘤，4只为胃腺癌。另4只大鼠用83μg/mlMNNG溶液饮用6个月后改用167μg/mlMNNG饲养至371～382天，1只发生胃腺癌和腺瘤，2 只发生腺瘤，1 只为腺瘤伴平滑肌瘤。胃肿瘤主要发生在幽门区和胃窦部，肿瘤大小由粟粒斑块样到指尖大小的结节，并侵及浆膜。但在十二指肠、空肠和近端肠系膜有肉瘤发生。本校肿瘤研究所应用自制合成的 MNNG 先后成功复制大鼠胃腺癌(1979)。随后，用 500μg/mlMNNG 溶液，采取连续定量法诱发 Wistar 大白鼠胃腺癌病理形态学动态观察中(1988)，在第 84、168、217 天分别诱发出黏膜内癌、早期浸润癌及浸润癌与多灶性癌(47 例胃癌共 97 个癌灶)，获得较高诱癌率(47/80)，癌灶大部分位于胃窦，黏膜混浊、灰白或灰黄是胃癌的最早期改变，认为胃癌变过程为：MNNG → 黏膜糜烂、缺损 →腺体再生性增生→腺瘤性增生(息肉和腺瘤)或不典型增生→早期癌(黏膜内癌和早期浸润癌)→浸润癌。同时，诱发出前胃鳞癌，诱癌率分别高达 58.3%(12 个月)、86.7%(14 个月)、86.7%(20 个月)。此外，诱发胃平滑肌肉瘤 13 例。

(2) 间隔给药法：有人选用 SD 系大鼠，用 80mg/kgMNNG 溶液喂养，每周一次，一共 12 周。给药后直至大自然死亡(平均 226 天)，病理解剖时发现，肿瘤多发于前胃(88/89)，胃腺癌发生率仅 3/98。同时发现 30%的大鼠有肝脏退行性改变、局灶性坏死和胆管增生性损害，可能单剂量过大引起。

(3) 限期给药法：即以实验性开始连续给药 6～7 个月后停药连续饲养，直至自然死亡后进行尸检，发现胃腺癌发生率达 40%，而连续饲养同剂量 MNNG 的大鼠只有 16%，说明限期给药法诱癌率高，专一性强。

大动物中多选用犬制作实验性胃癌。犬的胃组织结构与人胃相似，可进行 X 线检查、内镜检查和活检，有利于对癌肿的发展过程、早期诊断、化疗效果评价等进行研究，但诱癌时间较长，一般要 2 年或更长的时间，费用较高，饲养管理较困难。MNNG 化学性质不稳定，不能与食物混合喂养，而且容易诱发犬肠道平滑肌肉瘤而导致犬死亡。有人介绍用 MNNG 的乙基衍生物 N-乙基-N-硝基-N-亚硝基胍(ENNG)能成功地诱发胃印戒细胞癌，诱癌特异性强，其大体形态、组织学分型及肿瘤转移的途径均与人胃癌相似，并且小肠肿瘤发生率低。ENNG 给药方法有两种：①将 ENNG 制备成 1～1.5g/L 溶液储存，给药时再用自来水稀释至 100～150μg/ml，由犬饮用，容器需避光。给药 150μg/ml 6 个月或 100μg/ml 9 个月后停药，大都在 18 个月后出现胃癌。②将 ENNG 溶解在含 2%吐温溶液中，混入犬的固体颗粒饮料中喂食，每日 2 次，持续 8 个月。由于固体食物在胃内停留时间较长，能延长药物与胃黏膜的作用时间，缩短诱癌时间，增加诱癌效果。本校肿瘤研究所分别用 MNNG、ENNG 诱发了狗微小胃癌和癌前病变(1985)，发现胃癌的组织发生为多中心起源。

二、移植性胃癌模型

移植性肿瘤是指人或动物的肿瘤组织移植到异种或同种动物，传代后其组织类型、生长特性稳定，并能在受体动物身上继续传代成为可移植性瘤株。Rydard(1969) 首次将人结肠癌皮下移植于免疫缺陷动物裸小鼠获得成功，开创人鼠异种移植模型的新时代。20 世纪 80 年代中期，国内外开始用体外培养的人胃癌细胞移植于裸鼠皮下，但因长期体外培养过程诸多因素的影响，其生物学特征与原发瘤有较大差异。

我校肿瘤研究所(1991)分别将人胃黏液癌和乳头状腺癌组织移植于裸鼠皮下，经鼠间传代 20 代以上，建立了 GC-916 与 GC-915 两株人胃癌裸鼠移植瘤株，经病理学、组织化学、免疫病理学和超微结构观察，证实裸鼠移植瘤保持了原发人胃癌的结构和功能，并具有表达突变型 P53、rAsp21 蛋白及产生 CEA 的特性。

皮下移植模型虽能保持原发瘤的组织类型和生化特征，但缺乏人胃癌最典型的转移特性。为了克服这一缺陷，Hoffman(1991)创立了外科原位移植方法，即将新鲜的人肿瘤组织通过手术原位移植于裸鼠体内建立转移鼠模型。此新型模型不但保持原发瘤组织结构，而且较完整表达其包括转移在内的生物学行为。因此，它可广泛用于肿瘤转移机制、抗肿瘤治疗及寻找新的肿瘤基因。转移鼠模型无疑是这个领域近年来的重大进展，这将预示每个肿瘤患者都可由其自身肿瘤建立的转移鼠模型作为临床实践标准的新纪元的到来。

此外，裸鼠体内人类器官移植为诱癌实验奠定了基础，如人胚胎气管、支气管、鼻咽移植，分别诱发气管癌、支气管癌、鼻咽癌。我校肿瘤研究所(1995)用人胚胎胃黏膜成功移植于裸鼠，并用 MNNG 诱发了胃黏膜不典型增生与裸鼠平滑肌肉瘤。

（苏　琦）

第六节　肝纤维化动物模型

各种损伤因子所致的肝脏损伤，各种疾病引起的慢性肝病，都可使肝脏发生炎症、肝细胞坏死、纤维组织增生进而继发肝纤维化的病理改变。肝纤维化是指肝细胞受炎症刺激及坏死时，肝脏内纤维结缔组织异常增生的病理过程，轻者称为纤维化；重者进而使肝小叶结构改建、肝细胞结节状增生及假小叶形成，称为肝硬化。生物化学测定，每克正常肝组织湿重平均有 5.5～6.5 毫克的胶原，而硬化的肝脏可高达 20 毫克以上。

肝纤维化(硬化)动物模型的建立，是开展肝纤维化(硬化)基础研究及实验治疗研究的重要手段。许多因子可以在实验动物引起肝纤维化(硬化)。在实验动物身上施以不同性质、不同剂量及不同作用方式的肝毒剂，可造成不同类型的肝纤维化(硬化)模型。按损伤因素和病因分类，主要有下述六种类型，对各种类型的肝纤维化(硬化)动物模型原理及造模方法作一全面的了解，有利于科研中选择和应用较为理想的肝纤维化(硬化)动物模型。

本节将各种肝纤维化(硬化)动物模型复制方法分述于下。

一、化学性损伤模型

(一) 四氯化碳中毒性肝纤维化(硬化)模型

四氯化碳(carbon tetrachloride，CCl_4)为一种选择性肝细胞原浆毒性药物，其作用机制为四氯化碳进入肝脏后引起肝小叶内中央静脉周围肝细胞坏死，继而引起以肝小叶内窦间隙为主的纤维组织增生，通过四氯化碳制备肝纤维化(硬化)模型的途径有口服、腹腔注射及皮下多点注射等。实验动物一般采用雄性 Wistar 大鼠，雌性大鼠肝纤维化形成率低。方法有以下几类：

1. 单纯 CCl_4 法　一般采用如花生油、橄榄油等作溶剂制成 50% CCl_4 油剂。0.1～0.3ml/100g 体重皮下或腹腔内注射，每周 2 次。肝纤维化形成时间较长，一般在 12～15 周，动物死亡率较高。

2. CCl_4 加苯巴比妥诱导法　于饮水中加入苯巴比妥(300～400mg/L)，同时 CCl_4 蒸气吸入或灌胃。灌胃方法为：在饮用苯巴比妥 2 周后，CCl_4 灌胃，开始剂量为 0.04ml，以后按体重增减调整 CCl_4 用量，每周给药 1 次。此法缩短了肝纤维化(硬化)形成时间，早期肝纤维化4～6周形成，8～10周形成肝硬化。动物死亡率仍在40%左右。

3. 复合因子干预造模　采用高脂低蛋白食物，30%左右的酒精为唯一饮料，皮下注射CCl_4（第1次0.5ml/100g体重，以后每隔3天注射40%CCl_4油剂0.3ml/100g体重）。实验第6周末可形成肝硬化。该模型方法简单，肝硬化形成率高，动物死亡率低。

（二）致癌剂*N*-乙基亚硝胺（*N*-Diethylnirtosamine，DEN）、二甲基亚硝胺（*N*-Nitrosodimethylamine，DMNA）、硫代乙酰胺（Thioacetamide，TAA）诱发肝纤维化（硬化）模型

DEN、DMNA是一种具有肝毒性、细胞毒性和免疫毒性的化合物。

DMNA造模方法为腹腔注射，腹腔每周注射DMNA 3次，处理3周，结果17天即可见肝小叶中央区肝细胞坏死及中性粒细胞浸润，21天可见胶原纤维沉积、局部脂肪变、胆管增生，中央静脉周围纤维沉积，此模型与人类肝硬化早期改变的胶原纤维沉积相似，可作为筛选抗纤维化药物的方便模型。

TAA制备模型的原理是TAA入肝后延长肝细胞有丝分裂过程，并阻碍RNA从胞核到胞质的转移，进而影响依赖酶的代谢过程，最终形成肝细胞坏死。肝实质的破坏引起间质内织缔组织的生成增多，从而引起纤维组织在局部的沉积，其形成的动物模型在血流动力学、形态学及功能上的改变均与人肝硬化相似。具体方法为用雄性wistar大白鼠，体重130克左右。第一次20mg/100g体重，从第二次起12mg/100g体重，用液体石蜡、橄榄油将CCl_4配成40%的溶液每周2次腹腔内注射；或饮水中加入0.03%TAA，3个月后100%形成肝硬化，动物死亡率约20%。

二、酒精中毒性和营养性肝纤维化（硬化）模型

酒精引起肝纤维化的主要机制是：酒精中间代谢产物乙醛对肝脏产生直接损害，其在肝脏使辅酶Ⅰ（NAD）转变为还原性辅酶Ⅰ（NADH），从而其比值下降，而NAD/NADH比值下降使三羧酸循环受抑制，进而脂肪氧化减弱，肝内脂肪酸合成增多，当其增多超过肝脏的处理能力就形成脂肪肝，最终形成肝纤维化。

河福金等在大鼠常规喂养同时灌入酒精（56℃）、橄榄油等的混合液，4周后可见肝小叶中央区明显坏死或呈局灶性坏死、点状坏死，间质可见炎性浸润，电镜下可见肝细胞周围胶原纤维增生，此类模型可广泛用于酒精性肝病的研究，依其处于不同的时期可作酒精性脂肪肝及肝纤维化的研究，主要缺点是缺乏稳定。

丁霞等采用雄性Wistar大鼠，180～200g体重，每天清早用白酒-玉米油-吡唑混合液灌胃，另外间断给予高脂饲料[其中乙醇摄入量为8～12g/(kg·d)，玉米油为2g/(kg·d)，吡唑为24mg/(kg·d)]，造模时间为12周。可见不同类型的变性、坏死及胶原纤维增生，均有肝纤维化形成，但程度不一。

三、免疫性肝纤维化（硬化）模型

1. 用异种血清制品建立肝纤维化模型　其主要原理是异种血清进入体内引发机体免疫应答反应，在肝脏主要是在门脉汇管区及中央静脉周围形成免疫复合物沉积，由沉积的免疫复合物引起局部炎性反应，进一步刺激胶原的增生而形成肝纤维化，并见汇管区主要分布肌成纤维细胞。

方法为:雄性 Wistar 大鼠,体重 120～150g。尾静脉攻击注射异种人血清白蛋白,2 次/周,第一周 2～3mg/只,以后每次攻击增加 0.5mg,直至 4.5mg。维持此量,至少 2 个月。攻击后 60 天纤维化达到最大限度且纤维化持续时间达 260 天以上。肝纤维化形成率约为 85%。建立免疫性肝纤维化(硬化)动物模型,对于研究肝纤维化(硬化)的产生机制、早期诊断及评价药物疗效,是一种极有用的肝纤维化模型。

2. 用细菌菌体成分建立肝纤维化模型 大鼠腹腔内注射链球菌胞壁提取物,可引起门脉区周围肉芽肿,为 T 细胞依赖性免疫应答损伤所致的肝纤维化,可用于研究肝纤维化过程中巨噬细胞、T 细胞及其他细胞及这些细胞产生的细胞因子的作用。

四、总胆管结扎致肝纤维化(硬化)模型

其作用原理是形成人为的肝外胆道梗阻,从而引起梗阻部位以上胆管扩张、胆汁淤积、胆道内压力增高,并可引发肝内胆小管扩张破裂,由于肝内血管受到扩张胆管的压迫及胆汁外渗,肝细胞会发生缺血和坏死,纤维组织向胆管间伸展,包围肝小叶并散布于肝细胞周围,最终形成肝硬化。

动物选用健康的成年杂种狗,雌雄均有,体重 12～21kg。术前禁食 12 小时,戊巴比妥 30mg/kg 静脉麻醉,上腹正中切口,分离总胆管 2～3cm,近十二指肠处和近胆囊处各扎两道,从中切断胆总管。6～10 周即可建立肝纤维化(硬化)模型。

由于造成的是完全性梗阻,所以建立模型的时间相对较短。该模型的肝功能试验异常及病理组织学所见,与人类小结性肝硬化的生化及组织学变化相似。

五、生物学模型

(一) 虫卵致肝纤维化(硬化)模型

小鼠、家兔等动物感染血吸虫所致的肝纤维化(硬化)模型,病变特殊,可用于研究血吸虫病性肝纤维化(硬化),但不适于其他类型的肝纤维化(硬化)。

小鼠皮下注射曼氏血吸虫尾蚴后,门脉区寄生虫卵沉积引发免疫反应产生炎症,6～8 周肝纤维化形成,10～20 周后形成肝硬化。肝脏胶原量可增加至正常的 20 倍,白蛋白合成也受抑制。

(二) 病毒致肝纤维化(硬化)模型

我国的肝纤维化大都继发于病毒性肝炎。因此,用鸭乙肝病毒(DHBV)感染鸭来制作病毒性肝炎肝纤维化(硬化)模型,有益于对病毒性肝炎肝纤维化(硬化)的肝纤维化机制和药物治疗的研究。

造模成功与否的主要因素有:①鸭种:北京鸭较为敏感。②DHBV 接种剂量:7.5×10^{7}～5×10^{9} 之间。③接种途径:包括静脉注射、腹腔注射、肌内注射、胚内注射,其中静脉注射感染率可达 100%。④接种时机:孵出后 24 小时内接种最佳,此时,鸭免疫系统发育不完善。

方法举例:60～90g 体重的 1 日龄樱桃谷鸭(英国鸭与北京鸭杂种),经胫静脉注射鸭乙肝病毒 0.1ml/只(含 DHBV 颗粒 2.5×10^{9})。80 天可见纤维组织轻度增生,100 天纤维组织中度增生,112 天约 10%发生肝纤维化,约 5%发生肝硬化。

(三) 复合因素所致肝纤维化(硬化)模型

由于单因素造模时间长,成模率低,单一因素加大剂量不能提高肝纤维化水平,反而动

物死亡率增高;复合因素造模,时间短,成模率高。

有 CCl_4 与乙醇联合使用,CCl_4 与苯巴比妥、亚硝基胺合用,CCl_4 与 DMNA 合用,乙醇与饱和脂肪酸或植物油、葡萄糖合用等等。如 CCl_4 与 DMNA 合用,肝纤维化时间可缩短至 42 天,且该模型可用于研究肝硬化向肝癌转化的机理。

肝纤维化(硬化)模型种类繁多,理想的肝纤维化模型需要符合以下特征:复制人肝纤维化(硬化)的病变模型;病理改变呈阶段性进展;模型制作的可重复性高且死亡率低;肝纤维化应具有可逆性和不可逆性病变过程;病理生理上一系列的病变过程与人类的相似。

总体上动物肝纤维化(硬化)模型能与人的肝纤维化(硬化)有形态学、血液动力学及生化方面相似的特点,但到目前为止没有与人肝纤维化(硬化)完全相似的模型,可能与人和动物之间的种属差异有关。可依据实验目的来选取相应的实验动物模型。

(朱建思)

第七节　呼吸衰竭动物模型

呼吸衰竭是由导致外呼吸功能发生严重障碍的疾病所引起,也是这些疾病发生发展过程中导致病人死亡的重要原因。根据 PaO_2 降低或 $PaCO_2$ 是否升高,可将呼吸衰竭分为低氧血症型(Ⅰ型)和高碳酸血症型(Ⅱ型),按发病机制不同,可分为通气性和换气性呼吸衰竭,因原发病变部位不同,可分为中枢性和外周性呼吸衰竭,根据病情的急缓分为急性和慢性呼吸衰竭。呼吸窘迫综合征(Respiratory distress syndrome,RDS)是临床上较常见的一型急性呼吸衰竭,于 1967 年由 Ashbaugh 首先提出,其临床特征为:进行性的呼吸困难和低氧血症,常继发于休克、创伤、烧伤、脓毒血症、氧中毒等多种病理过程。目前,利用实验动物复制 RDS 模型的方法有多种,如给予动物静脉注射油酸、甘油三酯、内毒素或吸高浓度氧、失血性休克等,本节主要介绍一种用动物异体骨髓提取液静脉注射的方法复制 RDS 模型。

一、实验动物

大鼠、家兔、家犬、猪等动物均可用于复制 RDS 模型,且均可雌雄和品系,因大鼠和家兔体格小,提取骨髓较麻烦,而从家犬和猪提取骨髓较容易。

二、步骤与方法

1. 犬骨髓提取液的制备　取犬新鲜长骨,刮除骨膜外组织,75%乙醇消毒后劈开。将劈开的长骨放入乙醚中洗出骨髓腔的骨髓,然后,用普通滤纸过滤,清除碎骨和组织等有形成分。骨髓与乙醚混合物放于烧杯中,加盖滤纸防尘,在常温下乙醚经 48 小时充分挥发后,得清亮微黄骨髓提取液,置冰箱备用。猪骨髓提取液制备方法与此相同。

2. 模型复制步骤

(1) 选取健康杂种犬或小型猪,体重 4～8kg 左右,雌雄均可,以 3%戊巴比妥钠溶液 1ml/kg 静脉麻醉。颈部手术,作气管插管,分离颈总动脉和颈外静脉。

（2）从右侧颈外静脉插入漂浮导管经右心房、右心室至肺动脉以备测肺动脉楔压（PAP），从左侧颈总动脉插入普通导管至主动脉以备测主动脉压（aortic pressure，AP）。

（3）从左侧颈外静脉注入加温至38℃的骨髓提取液，注射量按0.6ml/kg计算。缓慢注射历时1～2分钟左右。

（4）注射骨髓提取液前后，全程监测主动脉压和肺动脉楔压。每小时测一次主动脉血pH、PaO_2和$PaCO_2$并计算肺泡-动脉氧分压差（A-aDO_2）。

3. 模型复制结果判定

（1）呼吸变化：动物在静脉注入骨髓提取液后，10分钟内均表现出呼吸加深加快，1小时后，呼吸频率可达正常频率的3～4倍，3小时后呼吸频率开始趋缓，可有明显的吸气性呼吸困难。

（2）血气和A-aDO_2变化：静脉注入骨髓提取液后，PaO_2开始逐渐下降，1小时后PaO_2可低于60mmHg，而pH与$PaCO_2$无明显变化，但可见pH稍偏高，$PaCO_2$稍偏低。A-aDO_2正常值在海平面呼吸空气的条件下为10～30mmHg，差值增大说明肺泡氧弥散功能发生障碍，这是判定RDS的主要依据。RDS时因肺水肿、充血、出血等病变使肺通气/血流比值改变，导致的严重低氧血症不能单纯用提高吸入氧分数（FiO_2）纠正。

A-aDO_2计算公式：

$$A\text{-}aDO_2 = [(\text{大气压}-\text{水蒸气压})\times\text{吸入气氧浓度}-(PaCO_2\div\text{呼吸商})]-PaO_2$$
$$=[(760-47)\times 0.21-(40\div 0.8)]-PaO_2=98-PaO_2$$

（3）PAP与AP：静脉注入骨髓提取液后，PAP快速升高并持续稳定在较高水平，3小时后再次开始缓慢升高。AP无明显变化。

（4）肺病理形态变化：肺体积和重量增加使肺系数增大[肺系数＝肺重量（g）÷体重（kg）]。镜检可见肺水肿、肺出血、微血栓、肺间质炎性浸润和增厚、肺透明膜形成。部分肺泡萎陷，部分肺泡呈代偿性扩张。

骨髓提取液中含有软脂酸、硬脂酸、油酸、亚麻酸、豆蔻酸、花生酸、蛋白质、氨基酸等成分，此外，还有一些未测成分。用骨髓提取液复制RDS模型，在发病原因上较单纯用油酸、甘油三酯更接近于严重挤压伤或骨折时机体大量释放脂质所致RDS，其引起RDS发生发展的主要机制为骨髓栓塞肺毛细血管造成肺微循环障碍。

（金海燕）

第八节　多器官功能障碍综合征动物模型

多器官功能障碍综合征（multiple organ dysfunction syndrome，MODS）主要是指严重创伤、感染、休克期间或复苏后，同时或者相继出现两个或两个以上器官功能障碍。在MODS发病过程中还出现失控的全身炎症、高代谢状态、高动力循环等全身炎症反应综合征（systemic inflammatory response syndrome，SIRS）及免疫功能失调。MODS可以逆转，并且可以不遗留器官损伤的痕迹，也不复发。但迄今为止其发病机制仍不清楚，早期诊断较为困难，缺乏行之有效的防治手段，发病率和病死率居高不下。因此，阐明MODS的概念和发病机制，找出早期诊断的指标和防治方法，具有重要的理论价值和实践意义。

一、单向速发型 MODS 动物模型

1. 实验目的　模拟多器官功能障碍综合征(MODS)的致病因素、发病过程和临床特征,研究 MODS 的发病机制及其防治措施。

2. 实验动物　Wistar 大鼠,200～300g,性别均可。

3. 药品、试剂与器材　酵母多糖粉剂(zymosan A,Sigma 公司)、医用石蜡、3%戊巴比妥钠、无菌生理盐水、无菌林格氏液等。高频磁力搅拌器,注射器等。

含酵母多糖石蜡液的配制:将酵母多糖粉剂 1g 加入 20ml 医用石蜡中,用高频磁力搅拌器混匀制成悬液,置 100℃水浴中消毒后备用。

4. 实验步骤　动物分为三组,实验组、石蜡对照组和正常对照组。实验组动物腹腔注射含酵母多糖石蜡液 1.5～2ml/100g 体重,石蜡对照组动物腹腔注射医用石蜡液 1.5～2ml/100g 体重,正常对照组动物腹腔注射无菌生理盐水 1.5～2ml/100g 体重。实验组与石蜡对照组动物于实验第一天腹腔补充无菌生理盐水 10ml/100g 体重,第二天补充 5ml/100g 体重,第三天及第四天分别补充 2.5～1.25ml/100g 体重。分别于第二天和第五天放血或断头处死动物,处死前左心室取血检测 PaO_2、GPT、Cr,处死后取主要脏器作大体检查和常规石蜡切片作光镜检查,必要时作常规透射电镜制样,用作超微结构观察。

5. 结果判定　注射酵母多糖动物第 2 天,平均动脉压明显降低,尿量显著减少,血肌酐及谷丙转氨酶显著升高,嗜睡、反应低下,门静脉和肝静脉血培养阳性率显著高于对照组;具有明显 SIRS 的表现,病理改变主要为各脏器组织水肿、出血和炎症细胞浸润,可见实质细胞变性、坏死、脱落,部分动物在 2 天内死亡。至第 5 天,上述病变有所减轻。

此模型较易复制,死亡率较低(33%左右),有明显的 SIRS 和多器官损害。其中以肺脏发生最早、最严重。但致病因素与临床有一定差距。本模型适用于发病机制研究。

二、双相迟发型 MODS 动物模型

1. 鼠双相迟发型 MODS 模型

(1) 实验目的:模拟多器官功能障碍综合征(MODS)的致病因素、发病过程和临床特征,研究 MODS 的发病机理及其防治措施。

(2) 动物与分组:Wistar 大鼠,体重 200～300g,性别均可。

(3) 药品、试剂与器材:大肠埃希菌内毒素(E. Coli $O_{55}B_5$),3%戊巴比妥钠,无菌林格氏液,动、静脉插管,输血、输液器材,注射器等。

(4) 实验步骤:动物术前 12 小时禁食,戊巴比妥钠 3mg/100g 体重腹腔麻醉。行一侧颈动、静脉分离与插管,动脉插管用于检测血压和放血。动物分为三组,首次打击组采用失血性休克和再灌流损伤。按 Wigger's 法在 3 分钟内快速放血,使平均动脉压迅速降至 4kPa (30mmHg),然后缓慢放血,使平均动脉压维持在 4～4.7kPa (30～35mmHg),持续 2 小时。之后将全部放出的血液及其 1 倍容量的林格氏液经颈静脉快速回输(15 分钟内完成),造成缺血-再灌注损伤。首次加第二次打击组在复苏后 6 小时实施第二次打击。第二次打击组不作前述处理,仅从腹腔 1 次性注射 E. Coli $O_{55}B_5$ 2mg/100g 体重,造成腹膜炎和脓毒症。注射后 4 小时,经腹腔补充林格式液 5ml/100g 体重。整个实验观察 72 小时。

(5) 结果:动物有 SIRS 表现,首次加第二次打击组心、肝、肠等脏器功能障碍发生率约为 50%,死亡率大于 30%,而首次打击组和第二次打击组基本不出现 MODS。

本模型损伤因素和发病过程均与临床接近,适合于 SIRS 或双相迟发型 MODS 机制及防治方面的研究。

2. 标准化的 MODS 模型

(1) 实验动物:1 年龄的雄性山羊,体重 25kg 左右。

(2) 药品与溶液:大肠杆菌内毒素($O_{26}B_6$),3%戊巴比妥钠,林格液,10%脂肪乳剂和葡萄糖液,复合氨基酸等。

(3) 动物 ICU 的建立:基本设备:①心功能监护仪:能进行全套血流动力学监测。②多功能呼吸机:能监测呼吸频率、潮气量、气道阻力、肺顺应性、吸入氧浓度,并具备 PEEP 功。③输液泵和注射器泵:用于循环治疗。④氧气管道用于氧疗。⑤负压吸引装置,用于吸痰和胃肠减压。⑥动物代谢笼和动物固定装置。⑦具有空调、净化和通风设备。

(4) 步骤与方法:模型复制分为受次打击(手术创伤+失血性休克+复苏再灌流)、二次打击(门静脉内毒素血症)和器官支持三个阶段。动物分为首次打击组、二次打击组、首次+二次打击组。山羊用戊巴比妥钠 30mg/kg 体重腹腔麻醉,颈部手术行气管插管、颈总动脉、颈静脉和肺动脉插管。上腹正中切口,自肠系膜上静脉插管至门静脉,监测门静脉血流量(PVF),作胃和回肠造瘘置入胃肠黏膜张力计监测胃和小肠黏膜 pH (pHi);首次打击组术后 20 分钟采用 Wiggers 法造成失血性休克,平均动脉压维持在 6.0～7.3kPa 1 小时。之后经静脉和门静脉快速输回放出的血液及其 2 倍容量的林格液。此时,MAP 和心脏指数(CI)均能恢复至休克前的 80%以上;第二次打击组于复苏后 24 小时经门静脉持续输入大肠杆菌 $O_{26}B_6$ 内毒素 30ng/(kg·min),持续 5 天。

器官功能监护和支持:进行持续呼吸和循环功能监护,当心血管或(和)呼吸功能不全达到 1 分(见后)时,施行机械通气或(和)输入多巴胺维持血压。整个实验过程进行代谢监测和标准代谢支持,热卡按 2 倍基础能量消耗[山羊实测为 85.8±3.9k/(kg· d)],静脉输入复合氨基酸、10%脂肪乳剂和葡萄糖溶液补给。补充蛋白质 1.45g/(kg·d),热卡与氮的比例为 2180:1,常规补钾 1.5g/d,水 100～150ml/(kg·d)。

(5) 检测指标

1) 炎症介质:测定 TNF、IL-6、IL-8 等;

2) 器官功能:测定血气和心、肝、肾以及血液酶学或生化指标;测定门静脉血二胺氧化酶(diamine oxidase,DAO)、小肠 pHi 以及尿中乳果糖与甘露醇排除量的比值作为评价肠屏障功能的参考。

3) 血细菌培养、内毒素测定和脏器细菌定量。

4) 物质代谢:测定血葡萄糖、游离脂肪酸、尿三甲基组氨酸和全血乳酸含量。

5) 血流动力学:用心功能监护仪测定并计算体循环、肺循环和门静脉血流动力学和氧代谢指标。

6) 病理形态学检查:本模型为标准化的 MODS 动物模型,最大限度地模拟临床 MODS 的病因、发病过程和功能、代谢变化,是研究 MODS 发病机制及其防治的好的动物模型。

表 2-17-2　动物 SIRS 的诊断依据

指标	诊断依据
直肠温度	>或<对照值 1℃
呼吸频率	>对照值×2 或 PaO_2< 对照值的 75%
心率	>对照值×1.5
白细胞	总数>对照值×2 或<对照值的 50%,分叶核总数>10%
血流动力学	高心排出量,低外周阻力
氧代谢	耗氧量和二氧化碳排出量增加
炎症介质	血浆急性期蛋白和炎症介质含量(主要为 TNF,IL-1,IL-6,PLA_2)增加
细菌、内毒素	血细菌培养阳性,血中内毒素含量增加
病理改变	多脏器组织呈炎性改变

表 2-17-3　动物 MODS 时器官功能障碍分期诊断及评分标准

受累器官	功能障碍		
	Ⅰ期(1分)	Ⅱ期(2分)	Ⅲ期(3分)
肺	呼吸窘迫,频率≥2 倍对照值;吸空气 PaO_2≤9.3kPa,>7.98kPa;PaO_2/FiO_2≥39.9kPa;以上三项中具备两项	吸空气 PaO_2≤7.98kPa,>6.60kPa;PaO_2/FiO_2≤39.9kPa,>26.6kPa;(A-a)O_2($FiO_2$1.0)>13.3kPa,≤26.6;以上三项中具备两项	PaO_2/FiO_2 ≤ 26.6kPa;$PaCO_2$≥5.98kPa;P(A-a) O_2 ($FiO_2$1.0) > 26.6kPa;以上三项中具备两项
胃肠	腹部胀气,肠鸣音减弱,胃肠 pHi≤7.1,>7.0;血 *D*-乳酸酸或 L/m≥1.5 倍对照值。以上四项具备两项	高度腹部胀气,肠鸣音消失,胃肠 pHi≤7.0 以上三项中具备两项	麻痹性肠梗阻,应激性溃疡出血
心血管	无血容量不足,心动过速≥2 倍对照值;MAP 持续≤9.3kPa,>7.98kPa	心动过速,CPK 或 LDH>3 倍对照值;无血容量不足,MPA ≤ 7.98kPa,>6.65kPa;(需升压药维持血压)	心律失常,心率<60/min;
肝	血 TB 或 GPT≥2 倍对照值,<3 倍对照值	TB 或 GPT≥3 倍对照值	MAP<6.65kPa;对升压药失去反应
肾	血 Cr>2 倍对照值和(或)FENa>2.5	血 Cr>3 倍对照值和(或)FENa>4.0	
凝血	血小板≤80×10^9/L,>50×10^9/L,PT 及 TT 比对照延长≤3 秒	PT 或 TT 比对照值延长>3 秒,血小板≤50×10^9/L	
脑		昏迷对疼痛刺激有反应	对疼痛刺激无反应

注:P(A-a)O_2:肺泡动脉氧分压差;pHi:黏膜内 pH;L/M:尿中乳果糖与甘露醇排出量的比值;FENa:滤过钠排泄分数;GPT:谷丙转氨酶

(冯大明)

第九节　老年性痴呆动物模型

老年性痴呆又称阿尔茨海默病(Alzheimer's disease,AD)是发生在老年前期的一种原发性退行性脑病,指的是一种持续性高级神经功能活动障碍,即在没有意识障碍的状态下,记忆、思维、分析判断、视空间辨认、情绪方面的障碍。其病理特征表现为大脑皮层萎缩，并伴有β-淀粉样蛋白（β-amyloid）沉积，神经原纤维缠结（neurofibrillary tangles，NFT），大量记忆性神经元数目减少，以及老年斑（senile plaque，SP）的形成。以往的研究表明，通过给大鼠海马的特定部位注射一定量的Aβ淀粉样多肽，就可以建立大鼠的AD模型。AD模型建立后，其行为学测试通常包括水迷宫检测、Y迷宫检测、新旧物体识别等，本文以Y迷宫检测为例进行讲述。

【实验原理】

β淀粉样多肽(β-amyloid peptide，Aβ)是老年痴呆病理特征中淀粉斑的主要成分，由β-分泌酶和g-分泌酶水解淀粉样前体蛋白得到，一般包含39～43个氨基酸。在正常生理条件下，人体内存在纳摩尔级浓度的Aβ，但是在一些特定的条件下，由于淀粉样前体蛋白和早老素基因等发生错义突变，导致Aβ大量产生并聚集，继而引发老年痴呆的一系列病变反应。以往的大量研究表明通过大鼠海马内注射一定量的Aβ就可以建立大鼠AD模型。

【实验材料】

1. 实验动物 成年雄性SD大鼠，体重250～275g。

2. 药品、试剂与溶液 Amyloid β-protein，Fragment1-42（Sigma公司，Lot59H49552），医用生理盐水、20%的乌拉坦、75%的乙醇溶液、医用过氧化氢溶液、青霉素、自凝造牙粉、自凝牙托水。

3. 仪器与器械 脑立体定位仪、微量进样器、大鼠常用手术器械、医用缝合针线，医用棉棒，酒精棉球。

【步骤与方法】

1. AD模型建立

(1) 实验分组：选雄性SD大鼠16只，随机分成两组，AD模型组（8只），假手术组（8只）。

(2) Aβ1-40的孵育：Aβ1-40用无菌生理盐水配制成5g/L，37℃孵育48～72小时，使其变成聚集状态的Aβ，−20℃下保存。

(3) 用10%的水合氯醛(0.035ml/kg)麻醉。然后用脑立体定位仪固定大鼠，使颅骨表面处于水平位置。

(4) 头顶部去毛，消毒皮肤并沿矢状面切开，刮去皮下组织，暴露颅骨。

(5) 以前囟为原点用脑立体定位仪进行脑定位，常规备皮消毒，参照包新明等著《大鼠脑立体定向图谱》，选择右侧海马CA1区为注射靶区，前囟后3.8mm，中线右侧旁开2.0mm，垂直颅骨表面向下5mm即为海马区注射点。

(6) 用大鼠颅骨钻钻开颅骨，暴露硬脑膜，微量进样器自颅骨表面垂直进针5mm，缓慢注入2μl(10μg)Aβ1-40，注入时间控制在2min左右，留针5min保证溶液充分弥散，然后缓慢撤针。

(7) 用自凝牙托水溶解自凝造牙粉，待溶液黏稠时均匀地涂于颅骨表面，用医用缝合针缝合皮肤并消毒，青霉素涂于缝合处。

(8) 假手术组注射等量的无菌生理盐水，其他处理同模型组。单笼常规饲养两周后做行为学检测。

2. Y 迷宫检测

（1）打开录像设备，把大鼠从一固定支臂末端放入，放入支臂时大鼠的头部朝向支臂的末端，录像 8min，保存录像并重命名。

（2）分析录像，分别算出入臂次数 n、最大交替次数 $n-2$、实际交替次数 x、交替率 $x/(n-2)\times100\%$，并填写在下面表格中。

【结果记录方法】

表 2-17-4　实验结果

动物分组	入臂次数	实际交替次数	最大交替次数	交替率(%)
AD 模型组				
NO. 1				
NO. 2				
……				
假手术组				
NO. 1				
NO. 2				
……				

【注意事项】

Y 迷宫实验中，大鼠的四只脚完全进入一个支臂记为一次入臂。

【讨论内容】

Y 迷宫检测的是什么类型的记忆？

（田绍文　邓海峰）

第十节　坐骨神经慢性压迫性损伤动物模型

神经病理性痛是由于外伤或疾患（如手术、骨压缩、糖尿病及感染等）导致的外周神经、脊髓背根、脊髓或脑内某些区域的病损所致的疼痛。在动物实验中，一般是对坐骨神经、脊神经或其他比较大的神经干，进行切断、松散结扎或紧密结扎、冷冻、钳夹或周围炎症，以此来模仿病理性的神经痛。1988 年由 Bennett 和谢益宽提出坐骨神经慢性压迫性损伤模型（the chronic constriction injury of the sciatic nerve，CCI），因该模型简单可靠，可重复性好，用于模拟临床慢性神经压迫性损伤，如椎间盘突出导致的神经根刺激症状，且不会引起动物的伤肢自噬现象，因此在疼痛学界有广泛的应用。

由于疼痛很难与某种客观指标联系起来，所以对疼痛的测量多基于动物对伤害性刺激的保护反应和保护性反射行为来推测它们的疼痛程度，比如测量痛觉增敏和异常痛敏，痛觉增敏就是指动物对疼痛感受的能力更加敏感。常用的有冷热水刺激逃避法，机械刺激逃避法，热辐射抬足法来检测痛觉感受能力的变化。本文以机械刺激逃避法来介绍痛敏反应。

【实验原理】

CCI模型主要是利用结扎来引起外周神经的敏感化，使痛觉增敏，其机制可能与髓背跟神经节(DRG)神经元的转录水平改变密切相关。

【实验材料】

1. 实验动物 SD雄性大鼠，体重200～250g。

2. 药品与溶液 3%戊巴比妥钠溶液，青霉素。

3. 仪器与器械 电子压痛仪，手术器械，玻璃分针，4-0吸收性羊肠线，蚕丝手术缝合线，缝合针，1ml注射器。

【步骤与方法】

大鼠分二组：一、CCI模型组；二、假手术对照组，只分离但不结扎坐骨神经。

1. 坐骨神经慢性压迫性损伤模型的制作

(1) 大鼠称重后，用3%戊巴比妥钠溶液(45mg/kg)腹腔注射麻醉，待用止血钳夹大鼠尾中部，大鼠没有缩腿反射，之后，将其俯卧固定于手术台上。

(2) 在大鼠左腿中部靠内侧边缘，剪掉毛，用酒精消毒，再用手术刀切开表皮，用钝性分离法分离肌肉，再利用玻璃分针暴露出坐骨神经干，约长7mm。见图2-17-1。

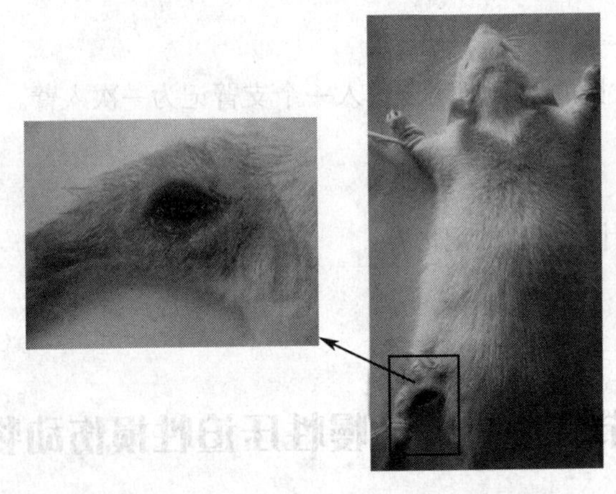

图2-17-1 大鼠左腿中部靠内侧边缘手术

(3) 用4-0铬制肠线环绕神经干分别做4个轻度结扎环，间距1mm，结扎强度以引起小腿肌肉轻度颤动反应，不影响血液循环为宜。涂上青霉素消毒后，用普通蚕丝手术缝合线缝合伤口。

(4) 术后5～7天开始出现痛反应，10～14天达高峰，是检测痛觉增敏的最佳时机。持续2个月后痛反应表现逐渐消失，感觉变得迟钝，一般无伤肢自噬现象。

2. 痛觉增敏的观察与测定

(1) 先将大鼠放置于实验室20min，适应安静后，将大鼠置于特制塑料固定筒内。

(2) 用电子压痛仪给大鼠后足跖部施加以恒定速率连续递增的压力。当其后足反射性缩回时，即停止加压并读出压力数值(g)。先测定三次压力-缩腿阈值(paw withdrawal threshold, PWT)，每次测定间隔 5min，取其平均值作为伤害性感受基础阈值，并以 150% 作为 PWT 升高的上限以免损伤局部组织。注意左右足趾要分别记录。

【结果记录方法】

表 2-17-5　实验结果

分组	动物编号	压力值	
		L	R
CCI 组	1		
	2		
	3		
	4		
	……		
对照组	1		
	2		
	3		
	4		
	……		

【实验计算】

利用 t 检验对 CCI 组和对照组压力值进行统计学分析。

【注意事项】

测量痛觉的过程中要注意保持实验室安静，室温合适。

【讨论内容】

简述 CCI 模型的原理。

【参考资料】

王金保，聂发传 . 2007. 改良坐骨神经慢性压迫性损伤模型的建立[J]. 华北国防医药，19 (3)：1～4

Bennett GJ，Xie YK. 1988. A peripheral mononeuropathy in rat that produces disorders of pain sensation like those seen in man[J]. Pain，33(1)：87～107

（田绍文　杨玉凤）

第十八章　设计性实验

本课程所称的设计性实验，是指医学或理学有关专业的本科学生群体在本校教师的指导下，立足于本课程所能满足的人力、物力、财力条件，经自主设计、自主操作、自主探讨而完成的创新性机能实验。本章将阐述开设设计性实验的意义、申请开展设计性实验的程序和要求、设计性实验申请材料的要求、设计性实验申请材料的示例等内容。

一、开设设计性实验的意义

本课程的教学宗旨涉及三个方面，即培养基本技能与操作能力，巩固基本理论与基础知识，培养创新能力和创新素质。在课程所开设的验证性实验、综合性实验、设计性实验等三类实验中，设计性实验对于培养学生群体的创新能力和创新素质，具有十分重要的现实意义。在有限的人力、物力、财力条件下，众多学生自主设计、自主操作、自主探讨这种创新性机能实验，可在实验与实践过程中萌生创新兴趣和创新意识、培养创新能力和创新素质，为以后从事科研工作和其他创新工作打下初步基础。

二、申请开展设计性实验的程序和要求

学生申请开展设计性实验，需遵循以下程序和要求：

(1) 以实验班为单位，全体学生参与设计实验，由学生代表书写申请材料。

(2) 学生提前1～2周联系指导教师和实验室管理人员，并递交申请材料一式两份。申请材料需在形式上符合要求（详见下述），实验设计需在内容上具有创新性和可行性，并获得指导教师和实验室管理人员的审查通过。

(3) 学生按预约时间和地点开展设计性实验，并遵守实验室管理制度、服从指导教师的具体安排。

(4) 实验完成之后，学生需在三天之内各自独立写作实验报告，并由学生代表统一交给指导教师批改。

三、设计性实验申请材料的要求

申请材料需写明以下内容：

(一) 基本情况

(1) 预约时间。

(2) 预约地点。

(3) 指导教师的姓名和联系电话。

(4) 学生联系人的姓名和联系电话。

(5) 参与学生的学院、年级、专业、班级、起止学号。

(6) 其他需要说明的情况。

（二）实验设计

（1）实验名称。

（2）实验目的。

（3）实验原理。

（4）实验材料。

（5）步骤与方法。

（6）结果记录方法。

（7）讨论内容。

（8）结论提示。

四、设计性实验申请材料的示例

设计性实验申请材料

一、基本情况

（一）预约时间：（此处略）

（二）预约地点：（此处略）

（三）指导教师的姓名和联系电话：（此处略）

（四）学生联系人的姓名和联系电话：（此处略）

（五）参与学生的学院、年级、专业、班级、起止学号：（此处略）

（六）其他需要说明的情况：（此处略）

二、实验设计

（一）实验名称

急性失血状态下失血量与部分生命体征之间的量化关系研究。

（二）实验目的

探讨急性失血状态下失血量与部分生命体征之间的量化关系。

（三）实验原理

反映生命状况的生命体征有七类，包括体温、呼吸（包括频率、幅度）、脉搏（包括频率、强度）、血压（包括收缩压、舒张压、脉压）、神志、瞳孔（包括直径、直接对光反射、间接对光反射）、尿量。在急性失血状态下的某一时间点（如失血后5分钟），随着失血量（自变量）的增多，多个生命体征（随变量）将呈现趋势性变化，如脉搏强度减小，血压下降，尿量减少等等，据此可绘制多个自变量与随变量之间的量效曲线。上述失血量（自变量）与部分生命体征（随变量）之间是否存在量化（方程）关系，尚未见报道，本研究将作一简单的探讨。

（四）实验材料

1. 实验动物　新西兰家兔5只，雌雄不拘，体重2.0～2.5kg。

2. 药品与溶液　20%乌拉坦溶液，生理盐水，125U/ml的低分子量肝素钠溶液（实验前配制）。

3. 仪器与器械　生物信号采集处理系统，压力传感器2个，婴儿秤，家兔手术器械一套，结扎线，动脉夹，家兔气管插管，家兔颈总动脉插管，家兔输尿管插管，50ml量筒，100ml烧杯，500ml烧杯。

（五）步骤与方法

1. 捉拿、称重、麻醉、固定　捉拿家兔，称重，静脉注射20%乌拉坦溶液（5ml/kg）实施麻醉，固定于手术台。

2. 气管和颈总动脉插管、连接和调试仪器　颈部备皮，做颈部正中切口，逐层切开，深层钝性分离，暴露气管，找出一侧颈总动脉。先后作气管插管、颈总动脉插管。气管插管、颈总动脉插管的末端分别连接压力传感器，压力传感器连接生物信号采集处理系统，用于监测呼吸频率、呼吸幅度、脉搏频率、收缩压、舒张压、脉压。

3. 输尿管插管　下腹部备皮，做下腹正中切口，逐层切开，打开腹腔，找出两侧输尿管。先后作两侧输尿管插管，用于计数尿液滴数。

4. 放血前记录体征　在放血之前，记录对照的生命体征，包括呼吸频率、呼吸幅度、脉搏频率、收缩压、舒张压、脉压、尿液滴数。

5. 放血5%之后记录体征　按照7.5%的体重比例，计算血液总量。放血5%。放血后5分钟，记录生命体征，包括呼吸频率、呼吸幅度、脉搏频率、收缩压、舒张压、脉压、尿液滴数。

6. 分步放血5%之后记录体征　再次释放等量的血液，放血后5分钟，记录生命体征，包括呼吸频率、呼吸幅度、脉搏频率、收缩压、舒张压、脉压、尿液滴数。重复操作，直到家兔死亡。

（六）结果记录方法

以失血量为横坐标、各项生命体征为纵坐标，绘制7个平面坐标。在各个平面坐标之内，描记各个坐标点，以光滑曲线来反映坐标点的走势。

（七）讨论内容

(1) 初步判定7条曲线是否存在量化关系。

(2) 如初步判定部分曲线存在量化关系，则以数学方法来探讨其曲线方程。

（八）结论提示

急性失血状态下失血量与哪些生命体征存在量化关系。

（谭健苗）

第三篇 病例讨论、制剂与处方

第十九章 病例讨论

第一节 病 例 一

一般资料:患者男性,43岁,工人。

主诉:心慌14年,心悸、气短4年,加重伴咳嗽、咳痰10天。

现病史:14年前开始,常于劳累后心慌、咳嗽,但休息后可缓解。4年前开始,一般体力活动即感心悸、气短,有时双下肢出现轻度水肿,咳嗽时咯出白色泡沫样痰,经"强心、利尿"治疗之后,症状缓解,但常反复发作。10天前,因感冒着凉,开始出现流涕、咽痛、咳嗽、咳痰、寒战、发热、心悸、呼吸困难等症状,咳黄色痰,痰中带有血丝,并且心悸、呼吸困难逐日加重。入院前开始,感觉胸闷、恶心、右上腹饱胀,夜间常被迫坐起,双下肢明显水肿,痰量逐日增多,高热不退,食欲不振,尿量减少,1981年3月27日来院就诊。

既往史:20年前曾患"风湿病"。无结核、肝炎、肾炎病史。

体格检查:体温38.9℃,呼吸27次/分,脉搏110次/分,血压13.3/9.31kPa(100/70mmHg)。发育正常,营养中等,不能平卧。眼睑水肿,呼吸急促,口唇发绀,扁桃体肿大,咽部红肿,声音嘶哑。颈静脉怒张。两肺可闻及散在中小水泡音和痰鸣音。心尖搏动在左侧第5肋间锁骨中线外1.5cm,心界向左侧扩大,心率120次/分,节律不齐,心音强弱不等,心尖部可闻及收缩期吹风样杂音和舒张期隆隆样杂音。肝在肋缘下3.0cm、剑突下4.4cm可触及,质地中等,有触痛,肝颈静脉反流试验阳性。脾在肋缘下2.0cm可触及。腹部无明显移动性浊音。四肢末端轻度发绀,双下肢凹陷性水肿(++)。

实验室检查:

(1) 血常规:红细胞5×10^{12}/L,血红蛋白120g/L;白细胞12.5×10^{9}/L,中性粒细胞0.81,嗜酸性粒细胞0.02,淋巴细胞0.17;血小板80×10^{9}/L。

(2) 尿常规:尿蛋白(+),尿比重1.025。

(3) 血沉与抗"O":血沉25mm/h,抗"O">500U。

(4) 血酸碱度、血气、血电解质:pH 7.22,PaO_2 10.77kPa(81mmHg),$PaCO_2$ 8kPa(60mmHg),CO_2CP 15.7mmol/L,PtO_2 4kPa(30mmHg),BE −6mmol/L。

(5) 血清钾和非蛋白氮:K^+ 6.5mmol/L,NPN 64mg%。

(6) X线片:两肺纹理增粗,右下肺见片状阴影,心界向两侧扩大,肺动脉段突出。

住院经过:入院后,经强心、利尿、抗感染等处理,症状略有缓解。但于30日晚7点,病情突然加重,胸痛明显,呼吸极度困难,咯出大量粉红色泡沫样痰,听诊可闻及两肺中下部有中小水泡音,全肺有哮鸣音,心律呈奔马律,体温37.5℃,血压5.32/1.33kPa(40/10mmHg),立即进行抢救。4小时后，患者皮下及注射部位出现片状紫斑和点状出血，恶心，呕吐，吐出少量带血食物，排尿20ml，为肉眼观血尿，测得凝血酶原时间延长，血浆鱼精蛋白副凝试验阳性，血小板40×10^9/L。31日凌晨2点，出现陈-施氏呼吸，患者处于深度昏迷状态。

【讨论内容】

(1) 入院诊断及诊断依据(注：入院诊断不等于出院诊断，“住院经过”暂勿考虑)。

(2)《病理生理学》教材中，哪些章节的内容与该患者的病情密切相关?

(3) 请制定患者入院时的治疗原则(如抗心衰、抗感染等)。

(金海燕　冯大明　谭健苗)

第二节　病　例　二

一般资料：患者男性，26岁，汽车司机。

主诉：持续发热7天，少尿2天。

现病史：1979年11月19日开始畏寒、发热、体温波动于38.5～40.5℃。伴头痛、腰痛、全身酸痛。注射“复方氨基比林”无效。11月22日眼结膜充血，水肿。双腋下出现散在众多的出血点。23日11:30Pm发现血压不稳定，最低为10.64/9.31kPa(80/70mmHg)，持续6小时，经输入大量“低分子右旋糖酐”等液体后，血压才恢复正常。24日后开始使用“6-氨基己酸”和“止血敏”等药。25日尿量<400ml/日，当晚出现烦躁，谵妄，白天曾呕吐数次，腹泻十余次。26日晨1:30Am给予西地兰0.2mg静注。26日11:30时，飞机转送入院。

既往史：既往体健。

体格检查：急性重病容、神志清楚、呼吸迫促、面肿、眼结膜充血、水肿、双瞳孔等大，对光反应良好。头面部、双腋下、右臀部众多出血点。颈软，双肺呼吸音粗糙，满布哮鸣音，双腋下还可闻湿啰音、心律齐，心音强。体温37.1℃，脉搏120次/分，呼吸44次/分，血压21.28/14.63kPa(160/110mmHg)，腹平，满腹轻 压痛，无反跳痛，肠鸣音(+)。

实验室检查：

(1) 当地医院检查资料：①血小板(Pt)：11月21日90×10^9/L，11月25日19×10^9/L。②尿常规：蛋白(++)～(+++)，有RBC、WBC和管型。③大便潜血试验(+)。④血清非蛋白氮：11月25日为59mmol/L(逐日增多)。

(2) 本院血液检测：Pt(10～60)$\times10^9$/L，WBC 21.9×10^9/L，中性粒细胞86%。3P试验(—)，凝血酶原时间20分钟，纤维蛋白原1.77g/L。CO_2CP 11.5mmol/L，血钾3.2mmol/L，血钠135mmol/L，血氯93mmol/L，非蛋白氮49mmol/L。

(3) 本院心电图：ST段下移，T波低平。

入院诊断：流行性出血热?

入院治疗情况：入院后，经控制入水量，限制蛋白类食物，给予50%GS、6-氨基己酸、止血敏、枸橼酸钾、辅酶A、新型青霉素、呋塞米、人工肾7次透析等治疗，病情好转。尿量↑。12月9日尿量2000ml/日，12月20日尿量6000ml/日，此后逐渐减少。1980年1月9日出院。出院时尿量3000ml/日，尿常规正常，NpN18.2mol/L，BP16.7/10.7kPa(125/80mmHg)，心电图正常。

附:"流行性出血热"资料

本病系自然疫源性急性传染病,多有肾损害,临床特点为发热、出血、休克、急性肾功能衰竭。

病因:病毒。

传染源:鼠。

每年10~12月发病率最高,4~6月次之,以男性青壮年居多。

病理变化:全身广泛性小血管损害,由于小血管受损而脆性增高,小血管麻痹性扩张,通透性↑,导致皮肤、黏膜及其他器官组织广泛性充血、水肿、出血,血容量↓,血液浓缩,血压下降,休克,急性肾功能衰竭。DIC使Pt↓、纤维蛋白原↓、凝血因子Ⅴ、Ⅶ、Ⅻ因子缺乏。肾、肾上腺皮质、垂体及心肌凝固性坏死。

临床表现:潜伏期2周左右,病程典型者分五期。

(1) 发热期:表现为"上感"、"胃肠炎",发热38~40℃、头痛、眼眶痛、腰痛明显。一般3~5天,本期有三大特点:①有特殊中毒症状(酒醉样外貌);②皮肤黏膜出血,以上胸、腋、肩、大腿等处多见,四肢少见;③退热后病情加重。

(2) 低血压及休克期:数小时至2日。

(3) 少尿期:肾缺血、坏死所致,尿量<400ml/日;可出现心衰、肺水肿等、出血加重,呕吐,BP↑。

(4) 多尿期;尿量可达5~10升/日,1~4数周。

(5) 恢复期:1~3个月。

实验室检查:WBC先↑后↓,中性粒细胞↑,核左移,RBC↑。出血时间、凝血时间延长,Pt↓,纤维蛋白原↓,凝血因子Ⅴ、Ⅷ、Ⅻ等↓,NpN>50mmol/L(↑),CO_2CP↓,K^+↓或↑,Na^+↓,Ca^{2+}↓,Cl^-↓。早期蛋白尿,后期血尿、管型尿,尿比重1.005~1.015。

心电图:心肌损害。

治疗:间歇滴注"低分子右旋糖酐"、"肝素"、透析等。

【讨论内容】

(1) 本病例有哪些主要的病理过程?根据是什么?

(2) 试就本病发病机理提出你的看法。

(3) 联系发病机理讨论本病的治疗。

(冯大明 金海燕)

第三节 病 例 三

一般资料:患者男性,56岁。

主诉:咳嗽、咳痰20余年,心慌、气喘10余年,腹胀浮肿半年,逐渐加重近20天。

现病史:患者于20余年前的秋天,因受凉出现咳嗽;咳少许白色泡样沫痰;但无咳血、胸痛、无发热盗汗,未服药而自行缓解。此后几乎每年均因受凉而复发,尤以冬春季明显,每次持续2~4个月。咳痰以白色黏痰为主,有时咳黄痰。10年前曾因上述症状加重住院治疗。一个月前再次加重,经强心、利尿、祛痰、抗菌治疗后,症状缓解;此次又因受凉,气喘加剧,双下肢浮肿,时有尿少,精神萎靡,再次入院。

既往史:无结核、肝炎病史,无风湿病史。

体格检查:T 37.2℃,R 26 次/分,P 115 次/2 分,BP 14.40/9.06kPa (108/68mmg),神志恍惚,呼之能应,眼睑水肿,巩膜轻度黄染,口唇轻度发绀,双侧颈静脉充盈,肝颈静脉反流征阳性。气管居中,桶状胸,语音减弱,呼吸运动受限,叩诊过清音,双肺底可闻及散在中细湿性啰音及少量哮鸣音,心律齐,腹平,肝于右肋缘下锁骨中线 4.5cm,剑突下 3cm,质中,轻触痛,腹水(—)。

实验室检查:WBC12×10^9/L,中性粒细胞 88%,淋巴细胞 12%。血钾 5.6mmol/L,血钠 136mmol/L,血氯 112mmol/L。pH 7.2,$PaCO_2$ 6.5kPa(48.8mmHg),PaO_2 8.4kPa (63mmHg),[HCO_3^-]19.3mmol/L,BE −9.0mmol/L,SB 18.1mmol/L,动脉血氧饱和度 86.1%,P_{50} 4.5kPa(33.4mmHg)。

心电图诊断:右心室肥大,心肌缺血。

【讨论内容】

(1) 该患者的诊断是什么? 有何根据?

(2) 该病的发展经过说明什么?

(3) 治疗方案。

(孙文清　金海燕)

第四节　病　例　四

一般资料:患者女性,19 岁。

主诉:精神不振、嗜睡 2 月,呕吐、尿少、排尿灼热感、面部浮肿 2 周。

现病史:患者曾于 9 年前出现尿频、尿急和排尿灼热感,持续 6 个月。以后上述症状虽消失,但体力逐渐下降,不能参加学校的正常活动。5 年前出现"贫血",曾进行多种抗贫血治疗,但疗效不好。不久又出现多尿、烦渴。3 年前尿内发现"蛋白",并经常发生鼻出血。2 年来,明显消瘦,疲乏无力加重。1 年前左腰部间歇性疼痛 6 小时,继后连续 3 天出现呕吐,吐出物为食物。但无发热和寒战,无血尿、尿内未见"结石"。为明确诊断,曾于 1 年前住院检查。当时血压 18.7/10.7kPa(140/80mmHg),红细胞压积 23%,Hb 75g/L,血尿素氮 19.48mmol/L(117m%),NpN102.09mmol/L(143mg%),肌酐 618.5μmol/L(7.6mg%),钙 2.47mmol/L(9.9mg%),磷 2.74mmol/L(8.58%),CO_2CP 19mmol/L。尿比重固定在 1.006～1.010,肌酐清除率为 6.82ml/分,PSP 15 分,排出<20%。X 线示全身骨质脱钙。拟诊为"晚期慢性肾盂肾炎"及"肾功能不全"。半年来又出现运动性气短。同时发现血压升高到 21.3/14.7kPa(160/110mmHg),X 线片及心电图显示左心室肥大。两个月来食欲不振,并时有恶心、呕吐。此后精神日渐不支,嗜睡。一周来因患"感冒",上述症状加重,每天呕吐 3～4 次,大便时干时稀,未见脓血。尽管进水量正常,但尿量减少并有排尿灼热感及面部浮肿。

既往史:患者学龄前曾有反复发作的咽痛史,7 岁时患"风湿热",同年做扁桃体切除。

体格检查:患者极度衰弱;苍白、消瘦、精神萎靡,反应迟钝,但意识清楚。面部轻度水肿,皮肤、黏膜未见出血点,体温 37.2℃,血压 20/15.32kPa(150/115mmHg),脉搏 96 次/分,心界向左扩大,心前区可闻Ⅲ级吹风样收缩期杂音。肺(—),肝轻度增大,有触痛。腹软，左下腹有轻度压痛。双侧肾区轻度叩击痛。无病理反射。

眼底检查示血管反射增强，有交叉压迫现象，以及视网膜、乳头水肿。

实验室检查：

(1) 血液检测：RBC 2.5×10^{12}/L，Hb72g/L，WBC 9.2×10^{9}，中性粒细胞85%，血细胞压积 21%。NPN 191.3/mmol/L（268mg%），肌酐 1387.9μmol/L（15.7mg%），磷3.07mmol/L（9.5mg%），钾 4.9mmol/L，Cl^- 77mmol/L，CO_2CP 17mmol/L，Na^+ 116mmol/L。

(2) 肾功能检查：尿比重固定在1.008～1.010，PSP 15min=0%，尿蛋白(++++)，尿中有大量脓细胞、白细胞及管型。X线片示全身骨质脱钙。颅骨明显脱钙，骨板几乎消失。多数骨呈骨膜下吸收现象。骨盆和两腿血管显示钙质沉着，未见病理性骨折。

住院经过：入院后，虽经积极治疗，但病情仍继续恶化，曾多次出鼻血。至9月20日，血压升至 33.3/17.3kPa（250/130mmHg），NpN 为 202.7mmol/L（284mg%），肌酐为1405.1μmol(16.8mg%)，CO_2CP下降为8mmol/L，并有几次癫痫样痉挛发作，逐渐进入昏迷，9月30日死亡。

尸检发现患者为晚期慢性肾盂肾炎并有急性发作改变。甲状旁腺增大，主细胞增生。全身骨质普遍脱钙。骨质变软，易用刀切开。全身小动脉变粗、变硬，中膜及内膜下有钙质沉着。左心室肥厚扩大。结肠黏膜有溃疡形成，右肺下叶呈支气管肺炎变化。

【讨论内容】

(1) 简述该病例的发展经过。

(2) 该病例有哪些主要表现？是怎样发生的？

（金海燕 冯大明）

第五节 病 例 五

一般资料：患者男性，52岁。

主诉：上腹部不适10年，加重4年，进行性消瘦4月，恶心、呕吐、神志恍惚、烦躁不安3天。

现病史：10年前，因上腹部不适，伴有隐痛及食欲不振，入住某医院。住院检查肝大，肋缘下1cm，肝功能正常，经护肝治疗好转出院。4年前，上述症状加重，并伴有皮肤、巩膜黄染，进食时上腹部不适感加剧，腹胀，有时伴恶心、呕吐，便稀，症状反复持续至今。近4个月来，病人呈进行性消瘦，四肢无力，面色憔悴，皮肤粗糙，皮肤、巩膜黄染加深，鼻和齿龈出血，时有血便。3天前，因吃牛肉后出现恶心、呕吐、神志恍惚、烦躁不安，急诊入院。

既往史：患者自年轻时起，性喜饮酒，日饮酒量均在半斤以上，长年不断。既往无疟疾史，亦无血吸虫疫水接触史。

体格检查：神志恍惚，步履失衡，烦躁不安，皮肤、巩膜黄染，腹壁静脉怒张，面部及胸部有蜘蛛痣。腹稍隆，肝可触及，质硬，边缘较纯。脾大，在肋缘下4～5cm，质较硬，有腹水征。心肺无特殊发现，食管吞钡X线显示食管下段静脉曲张。

实验室检查：黄疸指数24单位、谷丙转氨酶120单位、脑磷脂胆固醇絮状试验(++)、麝香草酚浊度试验 15 单位、血氨 88.08μmol/L(150μg/L)。

住院经过：入院后，经补液，静脉注入葡萄糖、谷氨酸钠，酸性溶液灌肠，限制蛋白饮食，补充维生素及大量抗生素等治疗措施抢救后，神志逐渐清楚，病情好转。5 天后，患者大便时突觉头晕、虚汗、乏力、继之昏厥厕所中。被发现时患者面色苍白，脉搏细速(112 次/min)，血压降至 8.0/5.33kPa(60/40mmHg)，经输血、补液抢救后，血压回升，病情似有好转。次日，患者再度出现神志恍惚，烦躁不安，谵妄。检查时发现双手有扑翼样震颤，大便呈柏油样。随后发生昏迷，血压 20.0/8.0kPa(150/60mmHg)，瞳孔中度散大，对光反射减弱，皮肤、巩膜深度黄染，黄疸指数 60 单位，谷丙转氨酶 160 单位，血氨 105.70μmol/L(180μg%)。经各种降氨治疗后，血氨降至 62.83μmmol/L(107μg%)，但上述症状无明显改善，病人仍处于昏迷状态，随即静脉滴注左旋多巴。经过一周的降氨和静滴左旋多巴治疗，症状逐渐减轻，神志缓慢恢复，于住院后第 47 天，临床症状基本消失，患者出院休养。

【讨论内容】

(1) 你对本病的初步印象是什么？有哪些诊断依据？

(2) 病人主要临床症状产生的病理基础是什么？

(3) 针对病人主要临床表现采用的治疗措施的理论依据何在？

(金海燕　孙文清)

第二十章　制剂与处方

第一节　药物的剂型与制剂

药物是指用来预防、治疗和诊断人或动物以及其他疾病的化学物质。药物按其来源、化学组成和成分可分为无机药品类、有机药品类、植物性药品(包括生物碱、黄酮类、甙、萜、有机酸、糖、蛋白质、氨基酸、油脂等)和其他药品(如抗生素、激素、维生素、生化药品和生物制品等)四大类。原料药物不能直接供临床使用,常根据医疗上的需要,把原料药物加工制成为可供临床应用、便于保藏的药品。

所谓剂型是指为了发挥药物最大的疗效、减少副作用及毒性,便于应用及贮存运输,根据药物的性质、用药目的及给药途径,将原料药加工制成适宜的给药形式,如注射剂、片剂、糖浆剂、气雾剂、植入剂等。药典是一个国家药品规格标准的法典。由国家编撰,并由政府颁布施行,具有法律性的约束力。药典收载功效确切、副作用较小、质量较稳定的常用药物和制剂,并规定其质量标准制备要求、检验方法、作用与用途、用法和用量等,以作为药品生产、检验和使用的依据。制剂则根据药典、制剂规范或其他现成的处方,将原料药物按照某种剂型制成具有一定规格,可直接用于防病治病或诊断疾病的药物制品,如氯霉素片、苯巴比妥片、黄连素片等。

常用剂型按形态可分为液体剂型、半固体剂型、固体剂型和气体剂型四类以及新剂型。液体剂型包括注射剂、溶液剂、芳香水剂、合剂、糖浆剂、混悬剂、乳剂、酊剂、醑剂、流浸膏剂、煎剂、洗剂等,半固体剂型包括软膏剂、硬膏剂、糊剂、浸膏等,固体剂型包括片剂、散剂、冲剂、胶囊剂、丸剂、膜剂、栓剂等,气体剂型包括气雾剂、吸入剂等。近年来,新型剂与新制剂及原有制剂的改进得到很大发展,如透皮吸入剂型、精密给药系统和定向药物制剂等。

一、液体剂型

(一) 注射剂(injection, Inj.)

直接注入人体组织或血管等部位的灭菌制剂。习惯上把大容量注射液(100ml以上)称之为输液,容量小(20ml以下)的注射液称微针剂,其特点是药物不经消化系统和肝脏代谢而注入组织和血管内,因此剂量准确,作用迅速,药效可靠,特别适用于急救和胃肠道功能障碍的患者。也适用于某些口服无效(如青霉素钾和钠),胃肠道刺激性大(如酒石酸锑钾)以及需要注射于局部发挥作用的药物(如盐酸普鲁卡因等)。

注射剂剂型有以下几种:

1. 溶液型的注射剂　亦称注射液。系将药物配成水性或非水性溶液,罐装于安瓿或小瓶而成的灭菌制剂。凡能溶于水而在水中稳定的药物则制成水溶液,如盐酸普鲁卡因;对水不溶性药物或注射后要求延长其作用者则可制成油溶液如复方黄体酮注射液,有些油中不溶解或在水中溶解度较小或不稳定的药物制成非水溶媒或复合溶媒的注射液,常用的非水溶媒有乙醇(10%～50%)、甘油(15%～35%)、1,2-丙二醇(10%～30%)等,多数用它们与水的复合溶媒。如氢化可的松注射液，以稀乙醇为溶剂。

2. 注射用粉剂 亦称粉针，系将灭菌的粉末状药物，在无菌条件下装入安瓿或其他适宜的容器中，临用时加适当的注射用溶媒完全溶解或混悬后供注射用，如多数抗生素药物，在水中溶解而又不稳定的其他药物也可制成粉针；胰蛋白酶等生化药品，为了防止其受热分解，大多用冷冻干燥法制成干粉剂。

3. 混悬型注射剂 系不溶性药物或注射后要求延长药效的药物，借助于助悬剂制成水或油混悬液，用前摇匀使用，如醋酸可的松油注射液。

4. 乳浊型注射液 系水不溶性液体药物加适量乳化剂制成微细而又稳定的灭菌乳浊液，如胶丁钙注射液，静脉用脂肪乳剂。

5. 其他 还有供临时溶解用的注射用片剂，延长药效的植入微囊剂以及供急救用的带注射器的针剂等均属相同给药途径的灭菌制剂。

输液是指静脉滴注输入大容量注射液，偶尔皮下给药。一次用量在100ml，一般在500～1000ml，有时每日用量可达2～3L。在医疗上主要用于调整体内水、电解质的平衡，提供碳水化合物、脂肪、氨基酸等营养成分以及增加血浆渗透压。一般分电解质输液、营养输液以及渗透输液等三大类。①电解质输液，最常用的是氯化钠注射液(0.45%～5%)临床上电解质多数使用复方盐溶液，常用有复方氯化钠注射液(即林格液：钠147，钾4，钙5，氯156mmol/L)和复方乳酸钠注射液(钠130，钾4，钙3，氯109，乳酸根28mmol/L)。②营养输液，主要用于提供患者的营养成分，其中包括碳水化合物、脂肪和氨基酸类输液。近年还出现了全胃肠外营养液，即完全从胃肠外供给病人所需的全部营养成分。③渗透压输液，是一类提高或维持血浆渗透压的制剂。在临床上主要用作高渗利尿水剂静脉注射后，在血液中形成高渗透压，使组织中水分渗透到血管，达到组织脱水消肿作用。常用制剂有20%甘露醇注射液，25%山梨醇注射液。血容量扩充剂是一类水溶性高分子胶体溶液，利用其产生胶体渗透压和能延长滞留在循环系统中的特性，临床上用来代替血浆增加血容量，暂时维持血压、防止休克，但不能代替全血。常用制剂有右旋糖酐-70，右旋糖酐-40，羟乙基淀粉注射液和聚氧化明胶注射液等。

注射用水习惯上指不含热源的注射用蒸馏水，也包括反渗透法制得的无热源水，一般用作注射液或其他注入体内液体剂型的赋形剂。药用纯水系指供配制内服，外用制剂的纯水。

(二) 溶液剂(liquor，Liq.)

溶液剂指非挥发性化学药物以分子或离子状态分散在水中，供内服或外用的澄明溶液，但溶媒也有采用水醇混合溶剂的。其特点是以量取代称取，服用方便，特别是对小剂量药物的量取更有意义。如醋酸洗必泰溶液、新洁尔灭(苯扎氯铵)溶液、稀盐酸等。

(三) 芳香水剂(aqua aromatica)

芳香水剂指芳香挥发性药物(多半为挥发油)的近饱和水溶液，一般用作芳香矫味剂。贮存易氧化变质，应新鲜配成，常用有薄荷水、樟脑水、桂皮水等。

(四) 合剂(mistura，Mist.)

合剂指一个制剂中含有多种药物的液体药剂的通称，一般供内服用。它包括不同的分散体系，例如三溴合剂是真溶液型，胃蛋白酶合剂是胶体溶液型，白色合剂是悬浮液型。

(五) 糖浆剂(syrupus，Syr.)

糖浆剂指含药物或不含药物(只作矫味用)的高浓度蔗糖溶液剂型，其用途为内服。许多中药常将其浸出物制成单味或复方糖浆剂。常见的含糖浆药如枸橼酸哌嗪糖浆、复方咳必清糖浆等，矫味糖浆如单糖浆、橙皮糖浆等。后者常用作儿科液体药剂的赋形剂。

（六）乳剂（emulsum，Emul.）

乳剂是由两种互不相溶的液体，经乳化后将一种液体分成极小的液滴并均匀分散于另一种液体中而成的体系。成细滴状的液体称分散相，包在外面的液体称连续相或分散介质。乳剂分为水包油型（O/W 型）与油包水型（W/O 型）两类。前者如鱼肝油剂、静脉乳剂等，可供内服、静脉注射或外用。后者如苯甲酸苄酯乳剂，主要供外用。乳化剂通常是表面活性物质或天然胶类物质。

（七）酊剂（tinctura，Tr.）

酊剂指药物尤指植物药用规定浓度的乙醇浸出或溶解而制成的澄清液体制剂，亦可由流浸膏稀释制成。一般每 100ml 相当于剧毒生药 10g 或普通液体剂型如合剂等。

（八）醑剂（spiritus，Spir.）

醑剂指含芳香挥发性药物的醇溶液，含醇量一般比酊剂高，含药量一般为 5%～10%，应密闭贮存于阴凉处，如亚硝酸乙酯醑。

（九）混悬剂（suspension，Susp.）

混悬剂一般系指药物以分子或离子形式分散的供内服外用的澄明溶液，供滴眼或滴鼻用的澄明溶液或混悬液分别称滴眼剂和滴鼻剂。滴眼剂又称眼用溶液或眼药水，是专门用于眼部疾患的液体剂型。滴眼剂一般作为杀菌、消炎、收敛、扩瞳、缩瞳、局麻、保护等用途，用于眼疾的治疗和检查。如硫酸阿托品、硝酸毛果芸香碱等。滴鼻剂是滴入鼻腔起局部治疗作用的液体剂型，多供局部消毒、收缩血管、消炎等用途。将药物常配成水、丙二醇或液状石蜡溶液。常用的滴鼻液如盐酸麻黄碱滴鼻剂、鼻眼净（萘甲唑啉）滴鼻剂。

（十）流浸膏（liquid extract，Liq. Ext.）

流浸膏指药材用适当溶媒浸出其中的有效成分，浸出液蒸去部分或全部溶媒而制成的液体剂型。其浓度除另有规定外，一般为每毫升相当于原药材 1g，主要用途是调配其他制剂，例如调配合剂、酊剂、片剂。流浸膏因含有原药材中的各种有效成分，能呈现原药材的综合疗效，代表原药材的药理作用。这一点往往与某一种单一成分的药理作用有所不同，常用如颠茄流浸膏，益母草流浸膏。

（十一）煎剂（decoctum，Dec.）

煎剂系指用水煎煮的生药煎出液，中草药常用这种剂型，须新鲜制备。

（十二）洗剂（lotio，Lot.）

洗剂指供涂敷于皮肤表面用的外用液体药剂。可分为溶剂型、混悬液型和乳浊液型制剂。分散媒通常用水或乙醇，如炉甘石洗剂、硫磺洗剂。

二、半固体剂型

（一）软膏剂（unguentum，Ung.）

将药物加入适宜基质中制成的具有适当稠度的膏状外用剂型。常用基质有油脂性（如凡士林）、乳剂型（含水包油型和油包水型两种）和水溶性（如聚乙二醇）三类。软膏主要用于局部皮肤或黏膜上，起保护、润滑和治疗的作用，多用于亚急性及慢性皮肤病。但透皮吸收软膏虽应用于皮肤表面，却可经透皮吸收后起全身治疗作用，如硝酸甘油软膏用于心绞痛。

此外，一般将供眼用的软膏剂特称为眼膏剂（oculentum，Ocul.）。眼膏剂系指专供眼用的细腻（颗粒小于 50μm）的无菌软膏，如醋酸泼尼松眼膏、四环素眼膏、红霉素眼膏等。

（二）糊剂（pastura，Past.）

糊剂指含有较大量粉末成分的软膏剂。具有较大稠度和吸水能力，可以吸收分泌物呈现干燥作用。性质较缓和，刺激性小，涂布于皮肤表面，起保护创面及软化痂皮作用，适用于亚急性或慢性皮肤炎症，对结痂、轻度渗出等病变均适用，毛发丛生处不宜应用。常用的有氧化锌糊剂。

（三）硬膏剂（emplastrum，Empl.）

硬膏剂指将药物于与固体或半固体黏性基质混合，摊涂于裱被材料上制成的供贴敷于皮肤上的外用剂型。硬膏剂贴于皮肤时，由于其封闭性强，可阻止皮肤内水分及热的散失，促进角质层软化和药物渗入皮肤，产生如消炎、止痛的疗效，甚至影响到关节、肌肉、脏器等。常用的如伤湿止痛膏。

（四）浸膏（extract，Extr.）

浸膏指将药物浸出液浓缩后的粉状或膏状固体剂型，除特别规定外，浸膏的浓度每克相当于 2～5 克原生药，如颠茄浸膏。

三、固体剂型

（一）片剂（tabella，Tab.）

片剂是药物经加工压制成片状的剂型。形状有圆形、椭圆形、菱形或三角形等。主要优点是含量准确，释药规律可控制，药物稳定性好，携带和服用方便。缺点是儿童和昏迷病人不易吞服，制备或贮存不当会逐渐变质，含挥发性成分的片剂贮存久时含量下降。片剂按用药要求与用法不同，可分为：内服片、舌下片与颊片、阴道用片、植入片等。

1. 内服片

(1) 普通片，包括不含包衣的压制片及包糖衣或可溶性薄膜衣的压制片，后者适用于有不佳臭味、有刺激性及易潮解、变色、分解变质的药物；

(2) 特殊释药规律的片剂，有肠溶衣片、缓释骨架片、渗透泵片、含致孔剂的不溶薄膜衣片、不同释药速度的多层片等。其中肠溶片很常用，适用于有些药物易被胃液破坏，或对胃部有刺激性或要求在肠部发挥疗效等情况，所用肠溶材料如邻苯二甲醋酸纤维素包衣。其他几种控释或缓释片剂多为长效制剂。

2. 舌下片与颊片 是指置于舌下或颊腔使用的一种小片剂，其特点是能在舌下黏液中溶解而吸收，药效快而无首过作用。如硝酸甘油片。

3. 口含片 指置于口腔缓慢溶解的片剂，片型一般比内服片要大而硬，但嗅、味均适口。多用于口腔、咽喉的局部疾患，起到消炎、润喉、止咳之疗效。如度米芬喉片。

4. 嚼用片 是指一种在口内嚼碎后下咽的片剂，其大小与一般片剂同，多用于治疗胃部疾患，如氢氧化铝凝胶片。

5. 阴道片 多为消炎杀菌或杀精子药，片中常含泡腾剂，使用后与水作用产生大量泡沫。

6. 植入片 通常为纯粹药物制成适当形状的无菌片剂，用手术植入皮下，使药效延长几个月或几年，多为难溶的激素类药物。如睾丸素植入片。

此外，还有注射用片、纸型片剂、兽用片等。应注意的是内服片与外用片不得混用。

（二）散剂（pulvis，Pulv.）

由一种或一种以上药物细粉均匀混合而成的干燥粉末剂型，供内服或外用。凡有刺激性、臭味、腐蚀性、易吸湿而变质或挥发性药物都不宜制成散剂。内服散剂如七星散、钙铋镁散；外用散剂如冰硼酸、痱子粉。

（三）冲剂（granula，Gran.）

由中药汤剂改革而来，指药物浸出物或药物细粉制成干燥颗粒状的内服剂型，又称颗粒剂。如感冒退热冲剂，复方羊角冲剂，罗汉果冲剂。

（四）胶囊剂（capsula，Caps.）

将药物分剂量填充在空胶囊内而成的剂型。其特点为可以掩饰药物不良臭味；且不含黏合剂，胃内崩解快。但因胶囊在胃中溶解时局部浓度过高而刺激胃黏膜，故胶囊剂一般不适合儿童和消化道溃疡患者服用。胶囊剂分硬胶囊和软胶囊两种。硬胶囊如氯霉素胶囊、四环素胶囊；软胶囊又称胶丸如鱼肝油胶丸。

（五）丸剂（pilula，Pil.）

系指一种或多种药物细粉（100 目以上）或药物提取物加适当黏合剂制成的圆球形或椭圆形的固体制剂，根据所用黏合剂不同而有水丸、蜜丸、糊丸、蜡丸、滴制丸等。如六味地黄丸、维生素 AD 滴丸剂。

（六）膜剂（membrana，Membr.）

将药物与高分子材料一起加工制成的一种薄膜状剂型，适用于剂量很小的药物。膜剂可供口服、舌下含服、口腔黏膜、皮肤、眼、阴道等多种给药途径使用。例如速效硝酸甘油膜剂（舌下用）、外用避孕膜、速释缓释舒喘复合膜等。

（七）栓剂（suppositorium，Supp.）

将药物与基质混合制成的供塞入体腔道（主要是肛门、阴道）使用的一种固体剂型。其形状与重量因腔道不同而异。栓剂按其作用分为两类：①起局部作用的栓剂，如治疗痔疮的肛门栓，避孕用阴道栓等。这类栓剂能使药物分散在腔道黏膜表面，产生局部作用；②通过腔道黏膜吸收进入血循环，起全身治疗作用的栓剂。某些对胃黏膜有刺激性的药物如阿司匹林，可被胃酸、消化酶破坏的药物如红霉素等以及不能吞服的病人、小儿均可考虑用栓剂给药，并且由于直肠中血管分布的生理特点，可使栓剂中一半以上的药物不经肝脏直接进入大循环，可减少药物在肝脏中的代谢。但栓剂存在使用不方便、不易贮存、吸收不稳定以及成本较高的缺点，应用受到一定的限制。

四、气 体 剂 型

（一）气雾剂（aerosolum）

将药物与抛射剂（如二氯二氟甲烷）同包装在带有阀门的耐压容器中，使用时以雾状的形式喷出的剂型。由于喷出的雾粒属气溶胶分散系，故又称气溶胶。可作为呼吸道吸入给药或皮肤黏膜给药的剂型，还可作空间消毒用。优点是作用部位准确、起效快、剂量小；缺点是使用时剂量难以掌握准确，应用过量，还可能因抛射剂的渗漏而失效。常用制剂如醋酸氢化可的松气雾剂、异丙肾上腺素气雾剂。

（二）吸入剂（inhaltion）

指气体分散于气体介质的剂型，如氧化亚氮吸入麻醉、亚硝酸异戊酯玻璃囊吸入剂，与气雾剂的差别在于此类药物因蒸气压较高，具挥发性，它们被吸入的是药物的蒸气，而不是药物液体的微小粒子。

五、药物新剂型与新制剂

（一）透皮吸入剂型

透皮吸入剂型指某些应用于皮肤表面的剂型，其中药物透过皮肤，吸收入血循环产生全身治疗作用，这样的吸收方式称透皮吸收。其特点是：①药物本身不应有刺激性和过敏性；②一般不宜用于速效制剂，而适于制成长效制剂。因为透皮吸收速度较慢、起效迟，但作用持续时间长；③皮肤给药方便，病人乐于使用，且可避免口服给药的某些不良因素及肝脏首过效应。目前应用于透皮吸收的剂型有两类，即软膏剂和具有控速释药体系的剂型。前者如硝酸甘油软膏，主要用于治疗和预防心绞痛，应用时涂敷于皮肤表面（常在胸部）。控速释药体系的剂型又称透皮治疗体系（TTS），如防治晕动病的东莨菪碱制品。该剂型有控释和骨架扩散控释两类，这种结构按制定的速度恒定释放出药物。

（二）精密给药系统

精密给药系统是将药物封闭在不溶性多聚物（如硅橡胶、聚乙烯类）中成管形、壳形或膜状，内含药物和适当的载体，用药后，药物分子透过多聚物壁或膜释放到体液或组织液。其特点是能够长期地、恒速地以精密的剂量给予人体药物，保持基本恒定的血药水平或局部浓度而呈现疗效。并且大多应用于靶部位。属于精密给药系统的有含各种性激素和皮质激素的皮下置入剂，含孕激素的宫内节育器、阴道环。控速释药的透皮剂型也可归于此类。

（三）定向药物制剂

定向药物制剂药物经过物理化学方法处理，制成某种新制剂，进入体内能明显地浓集在预定的靶组织，这种手段称为药物定向化，所制成的药物及其制剂统称为定向药物制剂。其优点是增强药物对靶组织的亲和性与选择性，提高疗效，降低剂量，减少毒性。使药物定向的方法有两种：①药物本身具有特殊结构，对组织有定向作用。如血卟啉光敏剂能导向潴留在肿瘤细胞；②借助于对靶组织具有亲和性或特异性的载体。如单克隆抗体、脂质体等。此外胶体、粗分散系统如悬浮剂、乳剂、微囊、溶胶往往具有定向于某些脏器组织的特性。

第二节 老幼剂量的计算方法

通常所说的剂量，是指成年人（18～60 岁）的一次平均口服用量。60 岁以上，一般用成人剂量的 3/4。小儿用药量有多种方法计算，如按体重折算法、简易快速计算法和按体表面积计算法等。其中以体重折算法在临床上最为常用。

一、按体重折算法

有许多药品需按体重计算小儿剂量，特别是一些药品、急救药品和抗生素等，用药量要求比较准确。如红霉素口服是25～50mg/(kg·d)，分3～4次服。另有一心算公式由成人剂量来推算小儿剂量：

小儿剂量＝成人剂量×小儿体重(kg)/100

若知道儿童年龄(或月龄)又不便直接进行称量体重时，小儿体重可由年龄(或月龄)按以下公式进行估算：

6月　　体重(kg)＝月龄×0.6＋3

7～12月　　体重(kg)＝(月龄－6)×0.5＋6×0.6＋3

1岁以上　　体重(kg)＝年龄×2＋8

例如：磺胺嘧啶的小儿剂量为0.1～0.2g/(kg·d)，如以0.15g/(kg·d)计算，6岁儿童每日剂量即：

6岁儿童体重(kg)＝6×2＋8＝20kg

则磺胺嘧啶的每日剂量应为20×0.15＝3g

二、简易快速计算法

有的药品未规定小儿剂量，或未记清按体重计算的小儿剂量，可用成人剂量来折算。公式如下：

1岁以内剂量＝0.01×(月龄＋3)×成人剂量

1岁以上剂量＝0.01×[(年龄＋2)/2]×成人剂量

这种方法可直接按月龄、年龄计算，而不需要计算体重。并且此法还可适用于药物的各种剂型、规格。注意使用简易公式时，出生至1个月按1个月计，余类推，1岁以上者按实足年龄计。

例1：阿司匹林，成人每次用0.5，6个月和6岁小儿的剂量各为：

6个月的用量是　　0.01×(6＋3)×0.5＝0.045

6岁的用量是　　0.01×[(6＋2)/2]×0.5＝0.2

例2：复方氨基比林注射剂每支2ml，每次成人注射1支，若为11个月或11岁小儿用药，则：

11个月的用量是0.01×(11＋3)×1＝0.14支(0.28ml)

11岁的用量是0.01×[(11＋2)/2]×1＝0.65支(1.3ml)

一般药品还可根据药典所列出的老幼剂量折算表作为用药剂量参考。

三、按体表面积计算法

本法适用于任何年龄(包括小儿和成人)，而且精确。特别是对于抗癌药、抗生素、强心苷……药物，以及小儿输液，现认为按体表面积用药(mg/m^2)比按体重用药(mg/kg)更为合理。

体表面积不易测定，一般可根据体重和体型按以下公式近似地推算：$A=R\times W2/3$

式中A是体表面积(m^2)，W是体重(kg)，R为体型系数，人体的R值为0.1～0.11，高而瘦者及青春发育期者取0.11，矮而胖者及婴幼儿取0.1。例如4岁儿童体重约15kg，体

表面积实测约 $0.62m^2$，如按上式计算也很接近。

$$A=0.1\times152/3=0.61m^2$$

对我国儿童来说，建议采用以下临床折算简式，可以由体重估算体表面积，也可由年龄估算体表面积。

$$A(m^2)=0.035\times W+0.1$$

$$A(m^2)=(n+5)\times0.07(\ n\ 为足龄)$$

同上例，按体重估算，$A=0.035\times15+0.1=0.625\ m^2$。以年龄直接估算，$A=(4+5)\times0.07=0.63m^2$，均为接近。

第三节　处　方　学

一、处方的种类与意义

广义地说，配制任何药剂的书面文件皆可称为处方。处方按其性质分为法定处方、协定处方、医生处方以及单方、验方和秘方。

法定处方：主要指药典、部颁标准收载的处方。它具有法律约束力，在医生开写法定处方或配制制剂时均需照此规定。

协定处方：是由药剂人员与医师协商制定的处方，很多医院有自己的协定处方，它适合大量配制，提高工作效率。

医生处方：指医师根据病人的病情需要，向药房提请和发给病人药剂的书面凭证。

单方、验方和秘方：验方是民间积累的经验处方，简单有效；单方一般是比较简单的验方，往往只有一、二味药，多由口头传授；秘方一般指秘而不宣的验方或单方。

处方作为医疗和药剂配制的书面文件，它具有法律上、技术上和经济上的意义。由于处方的开写和调配差错造成医疗事故，医师或药剂人员负有法律上的责任。处方的技术意义在于它写明了药物的名称、数量、制成何种剂型及用量用法等，保证了药剂的规格和安全有效。从经济观点看，按照处方来检查和统计药品的消耗量，尤其是贵重药品、毒药及麻醉品，供作报销及采购的依据。

二、医生处方的结构及内容

医生处方应有一定的结构及内容，完整处方可分为六部分，依次排列如下：

(1) 医疗单位全称。

(2) 处方前记：包括病人姓名、性别、年龄、处方日期、门诊或住院号、科别等。

(3) 处方头：凡处方都以 R 或 Rp. 起头，来源于拉丁文“Recipe”，有“取”的意义，即“取下列药品”。

(4) 处方正文：为处方的主要部分，包括药物的名称、剂型、规格和数量。

(5) 用药方法：通常以 sig(拉丁文 signare 的缩写)标志。包括一次用量、次数和给药途径。

(6) 医师签名、配方人签名以示负责。

三、处方书写注意事项

(1) 处方须用钢笔或毛笔书写，要求字迹清晰，内容正确无误，措辞不能含糊，不要涂改，若必要时须经处方医师在涂改处签字，以明职责。

(2) 处方前记各项中，如姓名、年龄、性别、日期都要如实填写，尤其是儿童年龄要写具体，如几月，几岁。因为性别、年龄是药剂人员核对剂量的主要依据。处方日期对于某些毒、剧药物使用时极为重要，甚至要求写出处方的具体时间，因病情随时变化，原处方不一定适用，以防差错。

(3) 处方正文于用药方法的要求

1) 药品记载在前，规格或剂量记载在后；药名要求用中文、拉丁文或英文书写，但同一处方上若有多个药品，不得中英文混用；若用拉丁文书写药名时应使用名词单数属格(第二格)；药名(不论由几个单词构成)或制剂名字母一律大写。

2) 药名：原则上要求写出全名，若使用缩略名时，以不致引起误解为原则。但毒、剧药及麻醉药名一律写出全名。亦不能使用化学符号如 NaBr，NaCl 等。

3) 药名规格、剂量的数目一律用阿拉伯数字书写。计量单位如为克(g)或毫升(ml)，可省略不写；若采用其他单位如毫克(mg)，国际单位(U)等，则必须写出。数字若用小数时，小数点必须加零，如“0.3”不得写成“.3”；整数后如无小数，则必须加小数点和零，如“3.0”不得写成“3”，以示准确。

4) 一次处方药量应根据病情需要和药物性质酌定，一般应开 2～3 天量；麻醉药、催眠药一般开一天量，最多不超过三天量；每次剂量不应超过药典规定的数量。毒、剧药应严格控制，每次剂量不应超过常用剂量，毒药总量不得超过一日极量，限剧药总量不得超过两日极量(外用药例外)。医师对超极量所致后果应负全责，若有意使用，需在剂量后加惊叹号“!”并签名，否则药师有权拒绝发药。

5) 处方中每一横行第一个字母需对齐。

(4) 如遇紧急病人需急速给药者，可在处方笺左上角标记“Cito!”或“Stat!”。药师遇到标有上述字样的处方应提前发药。

(5) 同一处方中几种药物合用时需考虑配伍禁忌问题。

(6) 处方写完后，需仔细检查、核对无误后才签名，交给病人去药房取药。

四、处方的一般写法

(一) 总量法

溶液剂、合剂、糖浆剂、酊剂、软膏剂和外用不分包散剂等剂型规格上不分一次用单量，每次用单量要临时从总量中分出，因此采用总量法开写。即给药时在药名后开写出总量，用法上说明每次分量和次数。

中文格式：

R
药名及剂型 浓度－总量
用法：用药次数，每次量，给药途径

外文(英文、拉丁文)格式：

R
剂型、药名 浓度－总量
用法(sig.)每次量 途径次数

注意：

(1) 糖浆、酊剂、口服合剂因药典已规定其统一浓度，故此项可免写；

(2) 有时浓度可写在药名、剂型之前；

(3) 外用必须注明，口服免写；

(4) 用药时间特殊者如睡前、饭前、饭后注明在给药途径之后。

例 1:为一消化不良病人开稀盐酸合剂(Mist. acidium hydrochloricum dilutum)处方,每日三次,每次 10 毫升,饭后服用。

R
稀盐酸合剂 100.0
用法:每日三次,每次 10.0,饭后服用
R
Mist. Acidi Hydrochlorici Diluti 100.0
Sig. 10.0 t. i. d. p. c.

例 2:为某失眠患者开 10%水合氯醛溶液(Sol. Chiorali Hydras)处方,规格 60.0 毫升/瓶,每次 10.0 毫升,睡前服。

R
水合氯醛溶液 10%—60.0
用法:每次 10.0,睡前服用
R
Sol. Chlorali Hydratis 10%—60.0
Sig. 10.0 h. s

(二) 单量法

片剂、注射剂、内服可分包的散剂、丸剂、胶囊剂等剂型的特点是每次用的单量是独立可分的,如片剂每片单量是一定的,每次服用一片或几片都行。因此要采用单量法开写。即每个制剂有一定的规格和含量,写在"×"号的左边,总量(个数)写在"×"号的右边,用法上写每次用量和给药次数。

格式上争议颇大,为教学方便,暂统一如下:

中文格式

R
药名及剂型 规格(单量)×总个数
用法:每日次数,每次量,给药途径

外文格式

R
剂型 药名 规格 (单量)×总个数
用法(sig.),每次量,给药途径, 每日次数

注意:

(1) 药典规定含有固定成分和含量的复方制剂,可以不必写出含量,如复方阿司匹林;

(2) 需要皮试的注射剂如青霉素、链霉素、细胞色素 *c*、破伤风抗毒素等必须注明皮试(A. S. T.);

(3) 制剂规格常为毫克/片,克/片,克/毫升/支,毫克/毫升/支,单位/毫升/支等,处方上只写含量。

例 3:为某痢疾患者开黄连素片(Tab. berberinum),常用量每次 0.1g,一天三次,开三

天量。黄连素片规格有 50mg/片，0.1g/片。

R
黄连素片 0.1×9
用法：每日三次，每次 0.1

R
Tab. berberini 0.1×9
Sig. 0.1 t. i. d.

例 4，为某扁桃体炎患者开青霉素 G 钠注射剂（Inj. penicillinum G natricum）处方，每次肌注 40 万单位，每日两次，三天量，规格 40 万 U/支、80 万 U/支。

R
青霉素 G 钠注射剂 40 万 U×6
用法：每日两次，每次 40 万 U，肌注（皮试后）

R
Inj. penicillini G natrri400,000u×6
sig. 400,000U i. m. b. i. d. (A. S. T)

表 3-20-1　处方中常见拉丁文简缩字表

分类	拉丁文缩写	中文意义	分类	拉丁文缩写	中文意义
药物制剂	Amp.	安瓿剂	给药次数和给药时间	a. c.	饭前
	Caps.	胶囊剂		a. m.	上午
	Emui	乳剂		b. i. d.	每日二次
	Extr.	浸膏		h. s.	睡前
	Inj.	注射剂		p. c.	饭后
	Lot.	洗剂		p. m.	下午
	Loz.	喉片		q. d.	每日一次
	Mist. (Mixt)	合剂		q. o. d.	隔日一次
	Ocul.	眼膏剂		q. i. d.	每日四次
	Ol.	油剂		q. 4. h.	每四小时一次
	Past.	糊剂		q. 6. h.	每六小时一次
	Sol.	溶液剂		q. 8. h.	每八小时一次
	Syr.	糖浆剂		q. m.	每晨
	Tab.	片剂		q. n.	每晚
	Tr.	酊剂		S. O. S.	必要时用
	Ung.	软膏剂		st. (stat.)	立即
				t. i. d.	每日三次
剂量单位	gtt	滴	其他	a a.	各
	g 或 gm	克		ad.	加至
	U	单位		Aq. dest.	蒸馏水
	μg	微克		Co.	复方的
	mg	毫克		et.	及
	ml	毫升		No.	数量
给药途径	i. m.	肌肉注射		Rp.	请取
	i. v.	静脉注射		S 或 sig	注明用法
	p. o.	口服		Prim. vie	首剂
	p. r.	直肠给药			
	s. c.	皮下注射			
	i. v. gtt	静滴			
	us. ext	外用			

五、处方练习题(用中文或拉丁文对照开)

(1) 为一急性肾盂肾炎患者开硫酸庆大霉素(gentamicini sulfas)注射液,每次肌注 8 万单位,每天二次,三天用量。(规格:4 万 U/ml、8 万 U/2ml)。

(2) 为一大叶性肺炎患者开青霉素 G 钠(penicellinum G natricum)注射剂的治疗处方,每次 80 万 U,每天四次,三天用量。(规格:40 万 U、80 万 U/安瓿)。

(3) 为一 8 周岁患儿开急性细菌痢疾治疗处方,复方新诺明(sinominum compositum)糖浆剂,成人每次 5～10ml,每天二次,三天量。

(4) 开写治疗流行性脑脊髓膜炎处方,磺胺嘧啶(sulfadiazium)片,每次 1g ,每日 4 次,首剂加倍,三天量。并同服等量碳酸氢钠(natrii bicarbonas)片(规格:均为 0.5g/片)。

(5) 为一剧烈干咳患者开复方可待因(codeini Co.)糖浆治疗处方,每次 5 ml,每日二次,饭前服,开三天量。

(6) 为一眼病患者开盐酸四环素(tetracyclini hydrochloridi)眼膏剂,供眼用(pr,ocul),(规格:0.5%的 2.0g/支),开 4.0g。

(7) 为一青光眼患者开硝酸毛果芸香碱(pilocarpini natras)药液,滴左眼和右眼(O. L. et O. D.)0.5%的药液,开 10ml。

(8) 为一 8 月龄肺炎患儿开硫酸庆大霉素注射剂(Inj. gentamycinum sulfas)处方,儿童剂量 3000～5000U/(kg · d),开三天量,每天二次,规格 2 万 U/ml,4 万 U/ml。

(9) 为一位 5 岁患儿开哌哔嗪片(Tab. piperazinum)驱虫治疗处方,小儿剂量 75～150mg/(kg · d),每晚(q. n.)服一次,连服二晚,规格 0.25g/片,0.5g/片。

(张海涛　涂　剑　谢志忠)